Janet Balaskas · Yehudi Gordon
Alles über die Wassergeburt

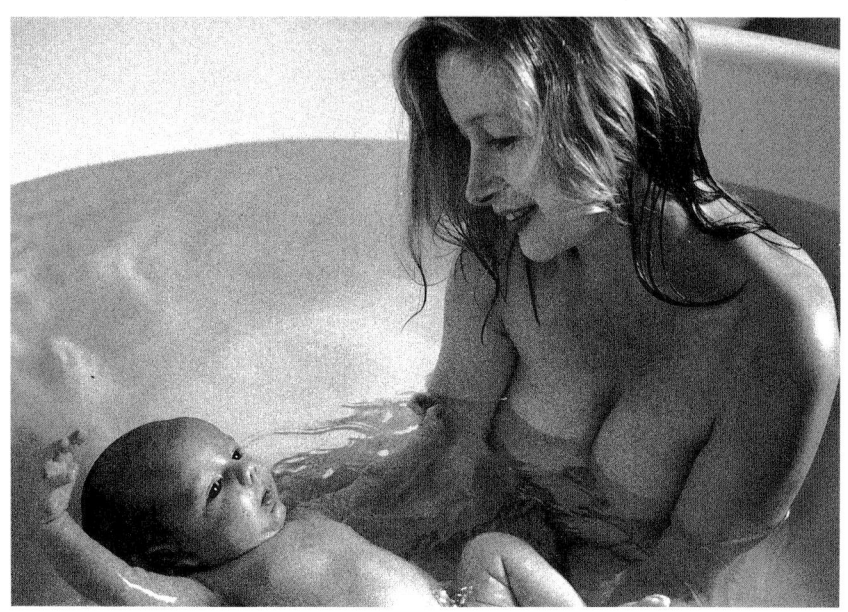

Entspannung im Wasser, zwei Wochen nach der Geburt

Hebammen helfen
Frauen tun
Väter sind

Janet Balaskas
Yehudi Gordon

Alles über die Wassergeburt

Der umfassende Ratgeber
für werdende Eltern

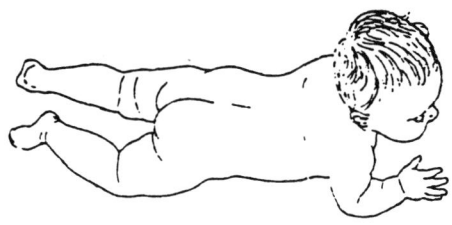

Kösel

Übersetzung aus dem Englischen: Maria Andreas, München.
Die Originalausgabe erschien unter dem Titel »Water Birth.
The concise guide to using water during pregnancy, birth and infancy«
bei Thorsons, an Imprint of HarperCollinsPublishers, London.

ISBN 3-466-34354-2

Copyright © 1990 by Janet Balaskas und Yehudi Gordon.
© 1996 für die deutsche Ausgabe by Kösel-Verlag GmbH & Co., München.
Printed in Germany. Alle Rechte vorbehalten.
Druck und Bindung: Kösel, Kempten.
Fotos: © 1990 by Gena Naccache.
Umschlag: Elisabeth Petersen, München.
Umschlagmotiv/Baby: Image Bank, München (Elyse Lewin).
Umschlagmotiv/Wasser: Mauritius Bildagentur, Mittenwald.

1 2 3 4 5 · 00 99 98 97 96

Gedruckt auf umweltfreundlich hergestelltem Werkdruckpapier
(säurefrei und chlorfrei gebleicht)

Inhalt

Geleitwort zur deutschen Ausgabe von *Gerd Eldering* 9
Vorwort von *Janet Balaskas* 10
Vorwort von *Yehudi Gordon* 13

1 Warum Wasser? 15

Wasser und Geburt – Geschichte einer Idee 18
Säugetierinstinkte und Fortpflanzungsverhalten 20
Wassersäuger 22
Delphine und Schwangere 25

2 Wasser und Leben 29

Unser Leben beginnt im Wasser 29
Das Wasser in unserem Körper 29
Die Aquasphäre 30
Wasser als Symbol 31
Wasserrituale bei der Geburt 34

3 Die Wirkung von Wasser bei Wehen und Geburt 36

Was geschieht, wenn die Mutter ins Wasserbecken steigt? 37
Schwerkraft und Auftrieb 38
Die Ursache von Wehenschmerz 41
Wie sich die Schmerzwahrnehmung im Wasser ändert 42
Das Wichtigste im Überblick 45

4 Wasser in der Schwangerschaft 49

Baden zu Hause 49
Die meditativen Kräfte des Wassers 54
Gefühle in der Schwangerschaft 58
Bewegung im Wasser 62
Kleines Wasserübungsprogramm 68
Beckenbodenübungen 95

5 Wehen und Geburt 99

Der Entschluß zur Wassergeburt 100
Sie und Ihr Baby am Geburtstermin 102
Sie und Ihr Baby vor Beginn der Wehen 103
Das Ende der Schwangerschaft 104
Die Phasen der Geburt 105
Wie das Baby Wehen und Geburt erlebt 144
Die Rolle des Vaters bei der Geburt und danach 149

6 Nach der Geburt 158

Die ersten drei Monate 159
Eigene Bedürfnisse stillen 160
Das Baby nach der Geburt 161
Wenn das Baby schreit 166
Wie Wasser nach der Geburt helfen kann 167
Baden mit dem Baby 169
Stillen im Wasser 173
Wie lange das Bad dauern darf 173
Aus der Wanne steigen 174
Wenn das Baby wasserscheu ist 174
Eigene Ängste 175
Babymassage 176
Erste Schwimmerfahrungen 180

7 Für Partner, Hebammen und Ärzte

Ein Wasserbecken zu Hause aufstellen 190
Die Installation eines Beckens in der Klinik 192
Notwendige Ausstattung für eine Wassergeburt 195
Temperatur 195
Die Benutzung des Wasserbeckens 196
Wann Wasser nicht angezeigt ist 204
Der Rücken – der wunde Punkt einer Hebamme 206
Das Recht der Eltern auf eine Wassergeburt 211

Anhang

Die Autoren 212
Dank 213
Anmerkungen 214
Das Aufstellen eines transportablen Wasserbeckens 216
Adressen 219
Literatur 222
Register 223

Geleitwort zur deutschen Ausgabe

In den letzten Jahrzehnten hat die Geburtshilfe eine erhebliche Veränderung erfahren. Zunächst stand erhöhte Sicherheit im Vordergrund, doch durch die Möglichkeiten der modernen Technik verloren die Geburtshelfer zunehmend das Verständnis für die Bedürfnisse von Mutter und Kind. Zu Beginn der 80er Jahre fand allmählich ein Umdenken statt. Es entwickelte sich eine familienorientierte Geburtshilfe, in der die Eltern den Ablauf der Geburt mitbestimmen konnten, und Ärzte und Hebammen übernahmen mehr und mehr auch eine beratende Funktion.

Im Rahmen der Neubesinnung konnten auch Wassergeburten möglich werden. Sie bergen – unter der Voraussetzung, daß es sich um eine unkomplizierte vaginale Geburt handelt – nach dem heutigen Erkenntnisstand kein erhöhtes Risiko in sich. Dies wurde anhand einer Studie über 1000 Wassergeburten nachgewiesen. In der Frauenklinik Bensberg sind mittlerweile mehr als 2000 Wassergeburten ohne Komplikationen erfolgt, so daß diese »Methode« zur Routine wurde. Erforderlich ist jedoch eine besondere Erfahrung der Geburtshelfer.

Das vorliegende Buch von Janet Balaskas und Yehudi Gordon bietet Eltern und Fachpersonal reichhaltige Informationen und Anregungen zur Durchführung einer Wassergeburt. Diese trägt, neben den unschätzbaren Vorteilen für die Mutter, dem Leboyer'schen Ansatz einer sanften Geburt Rechnung, nämlich, dem Kind den Übergang in den neuen Lebensbereich zu erleichtern. Das Buch soll keine »strenge Gebrauchsanweisung« darstellen, sondern es erweitert und bereichert den Grundgedanken der selbstbestimmten sanften Geburt, wobei zu hoffen bleibt, daß viele Ärzte und Hebammen sich mit dieser »Methode« auseinandersetzen werden, um den Respekt vor dem natürlichen Vorgang Geburt neu zu gewinnen.

Dr. med. Gerd Eldering
Chefarzt der Frauenklinik des Vinzenz Pallotti Hospitals in Bensberg

Vorwort

Janet Balaskas

Frauen auf der ganzen Welt haben in den letzten Jahrzehnten zunehmend erkannt, daß sie sich der technologischen Geburtshilfe nicht auszuliefern brauchen; sie entdecken neue Wege, um in der Schwangerschaft ihre eigenen Kräfte zu mobilisieren und selbständig zu gebären. Wo immer das der Fall ist, verlaufen die Geburten einfacher, die Zahl der Eingriffe nimmt drastisch ab, und weniger Babys benötigen Intensivversorgung. Niemand bestreitet den Segen der modernen Geburtshilfe bei komplizierten Geburten, doch die Gefahren routinemäßig vorgenommener Eingriffe, die den hochsensiblen physiologischen Geburtsprozeß stören, zeichnen sich immer klarer ab.

Heute bemühen wir uns um ein tieferes Verständnis dafür, was eine Mutter braucht, um Zugang zu ihren instinktiven Fähigkeiten, zu ihrem ureigenen Potential zu finden, und wie sich diese Erkenntnisse dann umsetzen lassen, um die bestmögliche Umgebung und Atmosphäre für eine natürliche Geburt zu schaffen. Dieses Buch beschreibt, wie Mutter, Vater und Baby die Heilkräfte des Wassers in der gesamten Primärphase des Lebens nutzen können – in der Schwangerschaft, bei der Geburt und bis zum Ende der Säuglingszeit.

In den letzten Jahren geriet die gesamte »Geburtsszene« in helle Aufregung über die rasante Verbreitung von Geburtsbecken. 1987 entwarf mein Mann Keith Brainin für das Active Birth Centre (Zentrum für aktive Geburt) ein transportables Wasserbecken, das in jeden Kofferraum paßt. Damit stand Wasser theoretisch in jedem Geburtsumfeld zur Verfügung. Seit damals haben wir aufgrund der großen Nachfrage zahlreiche Geburtsbecken produziert, sowohl transportable als auch fest installierte. Sie sind in ganz Großbritannien und sogar in Nachbarländern ständig in Betrieb, in den unterschiedlichsten Situationen, bei Hausgeburten wie in staatlichen und privaten Kliniken.

Bei meinen eigenen vier Schwangerschaften waren mir sowohl Schwimmen als auch Yoga unverzichtbare Hilfen. Als ich zum ersten Mal in den 60er Jahren Fotos von Moskauer Müttern sah, die im Wasser ihre Wehen verarbeiteten, ihr Baby zur Welt brachten und stillten, war ich wie viele andere Frauen außerordentlich fasziniert.

Meine erste Erfahrung mit den geburtsfördernden Kräften des Wassers machte ich 1978 bei der Hausgeburt von Iasonas, meinem dritten Kind. Es war ein heißer Sommertag, und im Frühstadium der Wehen ging ich mit meiner Hebamme ins nächste Schwimmbad zum Schwimmen. Das Gefühl, das ich im Wasser hatte, blieb mir bei der Geburt gegenwärtig. Ich konnte jederzeit die Augen schließen und mich daran erinnern, wie das Wasser meine Haut gestreichelt hatte; dadurch konnte ich mich entspannter dem Öffnungsprozeß meines Körpers überlassen. Für mich war das ein außerordentliches Erlebnis, und die Geburt von Iasonas verlief in der Folge sehr leicht.

Als dann 1988 mein Sohn Theo kam, waren seit Iasonas' Geburt zehn Jahre vergangen, und ich konnte als »Risiko-Fall« gelten: Ich war 42, hatte einen negativen Rhesusfaktor und war drei Jahre zuvor an der Gebärmutter operiert worden. Darüber hinaus war mein Baby ungewöhnlich groß – Theo wog, wie sich herausstellte, bei der Geburt fünf Kilo. Für mich eine Menge triftiger Gründe, um mich für eine Geburt zu Hause zu entscheiden, wo ich ein Wasserbecken zur Verfügung hatte und dazu die Geborgenheit, Zuwendung und die vertrauten häuslichen Annehmlichkeiten, die mir die besten Chancen auf eine normale Geburt versprachen, gleichzeitig aber auch die beruhigende Nähe eines Arztes, falls ich ihn benötigen sollte. Michel Odent war mein Geburtshelfer, und weibliche Gesellschaft hatte ich in meiner wunderbaren Tochter Kim (die damals 12 Jahre alt war) und meiner lieben Freundin Carole Eliott, einer erfahrenen Mutter und Großmutter und begnadeten Hebamme. Als ob das nicht schon genug des Guten wäre, verwandelte Keith unser Schlafzimmer in die Traum-Umgebung für Theos Geburt.

In der Ecke unter dem Dachvorsprung, neben dem Fenster, stand ein rundes Becken, gefüllt mit Wasser, still und blau. Neben dem Becken brannte ein Feuer im Kamin, und vor dem Bett war gerade genug Platz, daß ich mich bequem bewegen konnte.

Am Abend vor Beginn der Wehen ließen wir das Wasser einlaufen. Ich verbrachte mehrere Stunden darin und badete im Licht des Vollmonds, das durch das Fenster schien. Ich spürte, wie mir das Wasser half, alle meine Kräfte und Energien zu wecken, die ich brauchen würde. Ich schlief tief und fest, und als ich aufwachte, war ich voller Kraft und Vertrauen, entspannt und bereit für die Geburt.

Gegen Abend wurde es ernst mit den Wehen. Wie es für eine vierte Geburt typisch ist, verliefen die Wehen von Anfang an sehr intensiv und schmerzhaft. Wie die meisten Frauen konnte ich es kaum erwarten, in das ruhige Becken in der abgedunkelten Ecke des Raums zu steigen. Kaum war ich im Wasser, fühlte ich mich wie verwandelt. Mein schwerfälliger Körper wurde leicht, und ich konnte mich gut bewegen und verschiedene Haltungen einnehmen. Ich empfand es als eine ungeheure Erleichterung, mein Gewicht nicht mehr tragen zu müssen. Der intensive Schmerz am Höhepunkt der Wehen war immer noch da, aber ich konnte viel leichter durch die Wehen »durchgehen«. Am bemerkenswertesten war die Bewußtseinsveränderung. Ich hörte auf zu denken, war in einem zeitlosen Ozean, völlig dem Rhythmus der Wehen hingegeben.

Es kam mir vor, als seien nur Minuten vergangen, als ich hörte, wie Michel mir vorschlug, ich solle doch das Becken verlassen. Tatsächlich hatte ich über zwei Stunden im Wasser verbracht. Da Theo so groß war, sollte ich zur Geburt die Schwerkraft optimal nutzen. Keith stützte mich von hinten in einer stehenden Hocke, und so wurde Theo neben dem Feuer im Kamin geboren. Trotz seiner Größe blieben wir beide unversehrt, und dank der weichmachenden Wirkung des Wassers hatte ich noch nicht einmal einen Riß.

Nach der Geburt lebten wir alle mehrere Tage lang in einem Zustand der Ekstase, wie oft nach einem solchen Erlebnis. Bis zum Ende seiner Säuglingszeit haben Theo und ich beim Baden zu Hause und im Schwimmbad immer eine besondere Nähe zueinander genossen.

Nicht nur meine eigenen Erfahrungen haben bei mir einiges in Bewegung gebracht, sondern auch die Berichte anderer Frauen, die während der Wehen und der Geburt in den Genuß eines Wasserbeckens kamen. Die meisten äußerten sich geradezu euphorisch über die Hilfe, die das Wasser für sie bedeutete, und viele der Hebammen und Ärzte, die diese Geburten miterlebt haben, teilen die Begeisterung der Mütter.

Mit den Jahren tauchten viele neue Fragen über die praktische Handhabung eines Wasserbeckens, den möglichen Nutzen und eventuellen Risiken auf. In unserem Zentrum erreichten uns dazu fast täglich Anfragen von Eltern und Hebammen. Die Beschäftigung mit diesen Fragen gab mir den Anstoß, gemeinsam mit Yehudi Gordon dieses Buch zu schreiben, als Ratgeber für Eltern, Hebammen und Geburtshelfer. Wir hoffen von ganzem Herzen, unser Buch möge dazu beitragen, daß das Hilfsangebot Wasserbecken für Wehen und Geburt immer mehr Verbreitung findet und daß sich die Eltern von uns anregen lassen, auch in der Schwangerschaft und nach der Geburt die wohltuenden Kräfte des Wassers mehr zu nutzen.

Yehudi Gordon

Der Plan, ein Buch über den Einfluß des Wassers in der Primärphase des Lebens, von der Empfängnis an bis zur Geburt und in die Säuglingszeit hinein, zu schreiben, war für mich der Anlaß, meiner eigenen emotionalen Beziehung zum Wasser nachzugehen. Die Erinnerungen an meine Kindheit in Südafrika sind voller Bilder, wie ich in Pools, Flüssen und dem warmen Wasser des Indischen Ozeans schwimme. 1970 flog ich mit meiner Frau Wendy, die gerade im sechsten Monat schwanger war, nach Moçambique, wo wir zwischen den Korallen, Fischen, Haien und Tümmlern vor der Insel Bazaruto tauchten. Damals hätte ich mir nicht träumen lassen, daß ich in zehn Jahren Michel Odent in Pithiviers besuchen und auf der Entbindungsstation ein Geburtsbecken in Aktion sehen würde. Ich half Michel, sein neues Becken in die Klinik zu tragen, und sofort nach meiner Rückkehr nach London war mein nächstes Ziel, auch in unserem Geburtszimmer ein Wasserbecken zu installieren. Das war eine der wichtigsten und besten Entscheidungen, die ich als Geburtshelfer je getroffen habe.

Wasser hat die verfügbaren Hilfen, die die Frauen und ihre Familien während eines der wichtigsten Ereignisse in ihrem Leben unterstützen, um eine neue Dimension bereichert. Weil Wasser die Schmerzen der Wehen und der Geburt so wirksam lindert, ist Pethidin, ein Narkotikum zur Schmerzbekämpfung, seit 1982 ganz aus unserer Entbindungsstation verschwunden. Wasser hat bei uns also eine wichtige Rolle dabei gespielt, gesundheitliche Risiken während der Wehen zu verringern und dafür zu sorgen, daß Mütter und Babys wach und aufmerksam den Moment der Geburt erleben und ihre ersten Stunden des Zusammenseins genießen können.

Auch auf die Hebammen und Geburtshelfer, die in der geburtshilflichen Abteilung des Hospital of St. John and St. Elizabeth arbeiten, übt Wasser einen starken Einfluß aus. Das Becken wirkt beruhigend auf alle, die mit Wehen und Geburt zu tun haben, und hilft uns, uns an unserem Beruf zu freuen. Wasser ist wie eine natürliche Erweiterung der Techniken, die die Hebammen seit Jahrtausenden anwenden, und verstärkt die seit jeher innige, einfühlsame Beziehung zwischen Mutter und Hebamme, den warmen Strom von Mitgefühl. Dauern die Wehen lang, oder drohen sie mit ihrer Gewalt die Gebärende zu überwältigen, wird Wasser zum gefahrlosen, aber wirkungsvollen Medium, in dem die Mutter zu ihren tiefsten Energiequellen finden und ihre Ängste loslassen kann.

Bei den meisten Geburten genügt Wasser, um technologische Eingriffe zu vermeiden. Damit wird das Wasserbecken für die Hebamme zum neuen Verbündeten in einer kritischen Zeit, in der es aussieht, als wolle die moderne medizinische Geburtshilfe die Kontrolle über den Geburtsvorgang übernehmen.

Das erste Becken, das wir in unserer Klinik aufstellten, war flach und eng, und wir merkten bald, daß Weite und Tiefe des Wassers entscheidende Faktoren waren. Die Mutter muß ganz eintauchen können, damit sie den Auftrieb, der die Schwerkraft von ihr nimmt, voll nutzen kann. Um ihr ein Gefühl der Sicherheit und schützenden Geborgenheit zu vermitteln, darf das Becken aber auch nicht zu groß sein.

Die meisten Frauen nutzen Wasser während der Wehen zur Entspannung und Schmerzlinderung; nur eine Minderheit entschließt sich dazu, auch für die Geburt im Becken zu bleiben. Die Tendenz scheint zu immer längeren Aufenthalten im Wasser zu führen, vor allem nach der Geburt, wenn sich die Frauen entspannen und ihr Neugeborenes liebevoll willkommen heißen. Die erstaunlichen Kräfte des Wassers machen dem neugeborenen Baby den Übergang zwischen Mutterleib und dem Leben auf dieser Welt leichter. In den Monaten nach der Geburt schließen an diese ersten Erfahrungen oft das gemeinsame Baden zu Hause und das Schwimmenlernen an.

Unsere Herkunft ist das Meer, und in unseren Körperzellen tragen wir das innere Meer immer noch in uns. Obwohl die Heilkräfte des Wassers seit Jahrtausenden geschätzt werden, ist ihre Mithilfe bei der Geburt relativ neu. Ich bin den beiden Pionieren der Wassergeburt, Igor Tscharkowskij und Michel Odent, für ihren Mut und Weitblick dankbar, Wasser und Geburt miteinander zu verbinden. Ich bedaure immer wieder, daß meine drei Kinder nicht das Privileg hatten, im Wasser geboren zu werden, aber ich freue mich, daß diese Chance heute einer neuen Generation von Müttern und Babys offensteht. Ganz sicher wird dadurch der natürliche Energiefluß in der Primärphase des Lebens unterstützt, und wie tief und nachhaltig Mutter und Kind dadurch beeinflußt werden, ist gar nicht abzuschätzen.

1
Warum Wasser?

Wir erleben heute im menschlichen Verhalten ein außerordentliches Phänomen, für das es in der Vergangenheit keine Vorläufer gibt. Zum ersten Mal treffen in vielen Ländern Frauen die bewußte Entscheidung, sich für die Wehen ins Wasser zurückzuziehen und auch dort zu gebären. Wasser spielte bei Geburten schon immer eine gewisse Rolle; Hebammen wissen, daß ein warmes Bad bei einer langen oder schwierigen Geburt helfen kann. Doch mit Ausnahme eines südpazifischen Inselstammes, dessen Frauen ihre Babys im flachen Meerwasser zur Welt bringen, wird vor 1960 nirgendwo in der Geschichte von Müttern berichtet, die mit Absicht im Wasser geboren haben. Zwar haben uns durch mündliche Überlieferung Legenden und Berichte über Wassergeburtspraktiken bei den Maori, bei Indianerstämmen Panamas und bei den alten Griechen erreicht. Auch wird erzählt, daß im alten Ägypten einige Priester im Wasser geboren wurden, doch durch geschichtliche Belege lassen sich diese Legenden nicht untermauern.

Rückbesinnung auf alte Geburtshilfepraktiken?

Dennoch übt die Vorstellung, sich während der Wehen in einem Becken mit warmem Wasser zu entspannen, weltweit auf immer mehr Frauen große Faszination aus. Viele fühlen sich während der Wehen stark zum Wasser hingezogen. In der Endphase der Wehen bevorzugen es zwar die meisten Frauen, das Wasserbecken zu verlassen, doch manche verspüren einen natürlichen, instinktiven Wunsch, im Wasser zu bleiben und dort zu gebären. Und doch ist die Wassergeburt bei den Frauen in Stammesgesellschaften, die in großer Nähe zur Natur leben, unseres Wissens nach nicht üblich. Wir können uns fragen, warum dieses neue Phänomen gerade in den höher industrialisierten Ländern auftaucht, wo sich moderne Geburtshilfepraktiken am stärksten durchgesetzt haben.

In der heutigen Zeit findet in der »Geburtsszene« ein radikaler Wandel statt. Viele Eltern und Mediziner haben den Glauben an die routinemäßige technologische Geburt verloren. Die moderne Geburtshilfetechnik hat unbestreitbar ein bewundernswertes Sicherheitsnetz für auftretende Probleme geschaffen. Doch alle Beteiligten erkennen auch immer deutlicher die Risiken,

Auswirkung moderner Geburtshilfepraktiken

Nachteile und Konsequenzen, die entstehen, wenn der normale Geburtsablauf gestört wird. Der ganze »Rattenschwanz« von Eingriffen, die oft aufeinanderfolgen, wenn medizinische Techniken nicht korrekt angewandt werden, hat weltweit zu einem Anstieg der Zangen- und Kaiserschnittgeburten geführt.[1] Daraus ziehen viele Frauen die Konsequenz: Sie lehnen das Angebot einer High-Tech-Geburt ab und entscheiden sich für die aktive Geburt. Über die Nachteile, die es für Gebärende hat, wenn sie während der Wehen in der Rückenlage oder einer halb zurückgelehnten Position verharren müssen, ist man sich heute in weiten Kreisen einig[2] (s. Tabelle auf S. 39 f.).

Wir haben beobachtet, wie sich Frauen verhalten, wenn sie sich frei bewegen und ihren Instinkten folgen können, und konnten daraus viel über die normale Physiologie der Geburt lernen (s. S. 40). Die wichtige Rolle, die die Schwerkraft bei der Geburt zu spielen hat, wird neu entdeckt und umfassender verstanden.[3] Wir lernen ebenfalls, daß Menschen wie andere Säugetiere das Bedürfnis nach Rückzug, Dunkelheit und Ungestörtheit teilen, wenn sie gebären.[4] Im Schutz einer Umgebung, die diese Eigenschaften aufweist, zum Beispiel zu Hause oder im wohnlichen Geburtszimmer einer Klinik, verlaufen die physiologischen Prozesse fast immer effektiver. Alle Säugetiere brauchen diese ungestörte Intimsphäre und Geborgenheit, um die Hormone zu produzieren, die den Geburtsvorgang erleichtern – Frauen sind da keine Ausnahme[5] (s. S. 21). Ein Wasserbecken fördert bei der Mutter dieses Gefühl der Ungestörtheit; damit hat sie ihren eigenen kleinen Bereich, in dem sie sich entspannen und den unwillkürlichen Kontraktionen hingeben kann, die ihre Gebärmutter öffnen und ihr Kind hinausschieben. Das Wasser bietet der Gebärenden Hilfe und Schutz; sie hat darin mehr Kontrolle über ihren Körper und kann sich freier bewegen, Störungen oder Ablenkungen sind weniger wahrscheinlich.

Geburtserfahrungen des Kindes

Die Linderung der Schmerzen und eine größere Ungestörtheit sind zwei mächtige Faktoren, die die Frauen heute motivieren, sich bei der Geburt dem Wasser anzuvertrauen. Zwar ist es wichtig, die Geburt ohne feste Vorstellungen, wie das eigene Baby zur Welt kommen soll, auf sich zukommen zu lassen, dennoch ist die zweite wichtige Person, die zu berücksichtigen ist, das Kind. Die gesamte Schwangerschaft hindurch ist das Baby ein Geschöpf des Wassers. Bei der Geburt laufen dramatische Veränderungen ab, das Neugeborene tritt in eine Welt, in der es spürbar der Schwerkraft ausgesetzt ist, es atmet Luft und fröstelt unter den kühleren Temperaturen. Die Geburt ist ein einschneidendes, manchmal auch gefahrvolles Ereignis für das Kind. Es verläßt die Geborgenheit des Uterus, wird durch Muskelkontraktionen zusammengedrückt und durch den engen Geburtskanal gepreßt. Und draußen stürmen gleich die neuen Empfindungen von Körpergewicht, Licht, Geräuschen und Gerüchen auf seine Sinnesorgane ein. Es muß atmen lernen, wird von der pulsierenden Nabelschnur und seiner ununterbrochen sprudelnden Versorgungsquelle, der Plazenta, abgeschnitten, muß die Brust suchen und zum ersten Mal daran saugen – das alles gehört zu diesem dramatischen Übergang, der stattfindet, wenn das Baby den Schutz des mütterlichen Körpers verläßt.

Wir wissen mittlerweile, daß Kinder zu diesem Zeitpunkt äußerst empfindlich und aufnahmefähig sind und ihr Leben lang von diesen frühen Erfahrungen beeinflußt werden können. Aus diesem Grund spricht die Wassergeburt viele Väter und Mütter an, die ihrem Baby diese Erfahrungen so angenehm wie möglich machen wollen. Das Kind wird in ein vertrautes Medium, das Wasser, hineingeboren. Die Temperatur ist ähnlich wie die Körpertemperatur, die neuen Empfindungen von Licht, Berührung und Lauten sind abgemildert. Der erste Kontakt zwischen den Eltern und ihrem Baby außerhalb des Mutterleibs findet statt, solange die Mutter, das Baby und manchmal auch der Vater sich noch im Wasserbecken befinden. Der Eintritt in die neue Welt kann weniger abrupt und sanfter verlaufen.

Die Anwendung von Wasser bei den Wehen und der Geburt ist verständlicherweise besonders bei Frauen beliebt, die sich für eine Hausgeburt entschieden haben, denn zu Hause ist es meist einfacher, die gewünschten Bedingungen zu schaffen. Aber auch viele Geburtshäuser und Kliniken stellen Wasserbecken bereit, um es den Müttern, die sich eine natürliche Geburt wünschen, zu erleichtern, auf medizinische Hilfen und Eingriffe zu verzichten. In der Klinik ist das Wasserbecken ein Refugium vor aufdringlichen Geräuschen, Licht und anderen Störungen, während gleichzeitig die Sicherheit der Geburtshilfe-Technologie für den Fall eines Problems gegeben ist.

In der Schwangerschaft und auch nach der Geburt trägt Wasser viel zum allgemeinen Wohlbefinden bei: Auf angenehme Weise kann sich die werdende Mutter Bewegung verschaffen, zur Ruhe kommen und sich entspannen, was ihrer Gesundheit guttut. Babys finden das Herumplanschen im Wasser wunderbar; es kann ihre Lebensfreude steigern, den Schlaf verbessern und eine gesunde Entwicklung fördern.

Wasser und Geburt – Geschichte einer Idee

Igor Tscharkowskij

Die Idee, Wasser könnte die ideale Umgebung für die Geburt sein, wurde von dem Pionier Igor Tscharkowskij, einem russischen Forscher und Schwimmlehrer in Moskau, in den 60er Jahren entwickelt.

Tscharkowskij erforschte zunächst die Fähigkeit von Säugetieren, sich dem Lebensraum Wasser anzupassen (s. S. 25). Er fand heraus, daß verschiedene Säugetiere dressiert werden konnten, ihre Jungen im Wasser zu gebären und zu säugen, und beobachtete, daß Wasser die Geburt erleichterte und die Entwicklung der Neugeborenen beschleunigte. Als seine Tochter als Frühgeburt zur Welt kam, schuf er für sie ein Wasserumfeld, das den Mutterleib ersetzen sollte. Obwohl die Ärzte erst daran zweifelten, daß das Kind überleben würde, trat eine erstaunliche Besserung seines Zustands ein. Es verbrachte dann einen großen Teil seiner frühen Kindheit im Wasser, da es seinen Vater ins Schwimmbad begleitete. Tscharkowskij stellte fest, daß seine Tochter sich im Verhältnis zu den Gleichaltrigen ungewöhnlich rasch entwickelte, erkannte das großartige Potential des Wassers, frühkindliches Leben zu fördern, und begann, sich für die Wassergeburt beim Menschen zu interessieren.

Im Bad seines eigenen Hauses installierte er ein gläsernes Becken, das tief genug war, daß eine Frau während der Wehen fast ganz im Wasser untertauchen konnte. Im Lauf der Jahre leistete er vielen Müttern Geburtshilfe, die ihr Baby in diesem Becken zur Welt brachten. Einige dieser frühen Wassergeburten wurden fotografisch dokumentiert und im Westen veröffentlicht, wo sie großes Interesse weckten.[6] Frauen, die die Fotos sahen, waren von der Schönheit des Anblicks fasziniert, wenn eine nackte Mutter ihr Neugeborenes in den Armen hält und es unter Wasser zum ersten Mal an der Brust saugt.

Frédérick Leboyer

In den späten 60er Jahren führte der französische Geburtshelfer Frédérick Leboyer eine Neuerung ein: Unmittelbar nach der Geburt tauchte er das Neugeborene in ein warmes Bad. Sein Anliegen war es, den Übergang vom Mutterleib in die Welt für das Baby so sanft und leicht wie möglich zu machen. Das Buch *Geburt ohne Gewalt* und das Video *Geburt mit Leboyer. I Geburt* zeigen Leboyer, wie er ein gerade geborenes Baby behutsam und langsam badet.[7]

Im Film ist auch zu sehen, wie das Kind mit einem seligen Gesichtsausdruck lächelt, noch nicht einmal eine Stunde nach der Geburt. Die Aufnahmen hatten damals eine überwältigende Resonanz und lösten auf der ganzen Welt die Wende zu einer sanfteren Geburt aus. Die Zeit war reif. Die Sinneswahrnehmungen und Bedürfnisse des sensiblen Babys rückten in den Mittelpunkt der Aufmerksamkeit. Leboyers späterer Film, *Geburt mit Leboyer. III Wellen des Lebens*, setzt Wasser visuell und klanglich als poetische Metapher für die Wellen der Wehen ein, anfangs als plätschernden Bach, zum Schluß als reißende Flußströmungen und riesige Flutwellen des Meeres, die dem ersten Schrei des Neugeborenen vorausgehen.[8]

Der Pionier des Westens für die Anwendung von Wasser während der Wehen und bei der Geburt ist der französische Geburtshelfer Michel Odent. Als er auf der Entbindungsstation der Klinik in Pithiviers das erste Wasserbecken installierte, suchte er vor allem nach einer Möglichkeit, den Müttern zu helfen, mit ihren Schmerzen fertigzuwerden und eine Störung des Geburtsverlaufs durch Medikamente zu umgehen. In den 70er Jahren schuf er in Pithiviers den heute berühmten »primitiven« Geburtsraum. Dieser hatte überhaupt keine Ähnlichkeit mit einem herkömmlichen Kreißsaal. Hier sollten die Mütter die Freiheit haben, während der Wehen ihren eigenen Instinkten zu folgen, ohne gestört oder abgelenkt zu werden. Der Raum war in dunklen Farbtönen und warmen Erdfarben gestaltet, schwere Vorhänge sorgten für gedämpftes Licht. Der einzige Einrichtungsgegenstand war eine niedrige Plattform, die mit weichen Kissen bedeckt war, damit es sich die Mutter in jeder Lage bequem machen konnte. 1977 installierte Odent in einem Nebenraum ein einfaches, rundes Planschbecken, damit die Mutter auch im warmen Wasser liegen konnte.[9] In den nächsten fünf bis sechs Jahren benutzten Tausende von Frauen dieses Becken. Es erwies sich als besonders nützlich, wenn die Wehen sehr schmerzhaft waren oder lang dauerten. Das Eintauchen in warmes Wasser bewirkte oft, daß sich der Muttermund rasch auf volle Weite öffnete. Manchmal zogen es die Frauen vor, auch zur Geburt selbst im Wasser zu bleiben; bis 1983 gab es hundert Wassergeburten.

Michel Odent

Odent beobachtete, daß die Mehrzahl der Frauen zur Geburt selbst das Wasser lieber verließen. Er betonte, daß das Becken angeboten würde, um die Wehen zu erleichtern, nicht mit der bewußten Absicht, zur Wassergeburt anzuregen. Doch manchmal kam es spontan zur Geburt im Wasserbecken, und Odent erkannte, daß weder die Wehen noch die Geburt unter Wasser mit speziellen Risiken behaftet waren.[10]

Die BBC drehte in der Entbindungsstation von Pithiviers einen Dokumentarfilm, der auch eine Geburt im Wasserbecken zeigt und 1982 gesendet wurde. Dieser eindrucksvolle Film bewegte die Gemüter und löste breites Interesse am Einsatz von Wasser bei Geburten aus. In den 80er Jahren wurden auf der ganzen Welt immer mehr Geburtsbecken eingerichtet. Unser persönliches Interesse wurde 1982, durch eine Begegnung mit Michel Odent, geweckt. In Neuseeland gründete die »Delphinfrau« Estelle Myers ein Wassergeburtszentrum, und auch in den USA fanden die ersten Wassergeburten statt. Bis 1987 wurden weltweit schätzungsweise 3000 Babys im Wasser geboren. Seit dem Beginn der 90er Jahre gewann das Wasserbecken bei werdenden Müttern rasch große Popularität.

Säugetierinstinkte und Fortpflanzungsverhalten

Das Verhalten von Säugetieren

Als Menschen gehören wir zu den Säugetieren, und wie andere Säugetiere auch haben wir eine Wirbelsäule und ernähren unseren Nachwuchs aus besonderen Milchdrüsen.

Alle Säugetiere, auch wir Menschen, teilen miteinander ein recht ähnliches Fortpflanzungssystem. Es beruht auf dem Zusammenspiel der Hormone aus der mütterlichen Hypophyse und den Eierstöcken, die den sogenannten Ovarialzyklus steuern. Im Reproduktionsverhalten und der Schwangerschaftsdauer bestehen zwischen den einzelnen Säugetierarten erhebliche Unterschiede. Nach der Geburt jedoch werden alle Säugetiere von der Milch genährt, die aus den Milchdrüsen der Mutter fließt; die Zusammensetzung der Milch variiert wieder je nach den Bedürfnissen der einzelnen Arten.

Das Sozialverhalten der Säugetiere ist recht unterschiedlich, doch die Nahrungsabhängigkeit der Jungen von ihrer Mutter führt zu einer engen Bindung zwischen Mutter und Kind, die im allgemeinen die ganze primäre Lebensphase bis zum Ende der Säuglingszeit andauert.

Die Säugetiere haben die ganze Welt erobert. Sie besitzen eine erstaunliche Fähigkeit, sich den verschiedensten Umweltbedingungen anzupassen, und haben eine unglaubliche Vielfalt an Formen und Verhaltensmustern entwikkelt. Jeder größere Lebensraum der Erde, an Land wie im Wasser, ist von Säugetieren besiedelt. In den letzten 70 Millionen Jahren haben sich Säugetiere auf das Leben am Boden, unter der Erde, in Bäumen und in der Luft ebenso spezialisiert wie auf Lebensräume im Meer oder Süßwasser. Bemerkenswert an den Säugetieren ist ihre Fähigkeit, sich durch entsprechende Verhaltensmuster und physiologische Adaptionen auch auf extreme Lebensbedingungen einzustellen.

Der holländische Biologe Cornelius Naaktegeboren weist auf die enorme Fähigkeit der Säugetiere hin, im Kampf ums Überleben und die Erhaltung der Art ihr Fortpflanzungsverhalten spezifischen ökologischen Bedingungen anzupassen.[4]

Wir können uns fragen, ob die starke Tendenz zur Wassergeburt, die bei den Frauen heute zu beobachten ist, nicht als weiteres Beispiel für das Säugetiertalent zur Adaptation an lebensfeindliche Bedingungen gelten kann. Wenn sich die Frauen von der Übertechnisierung der modernen Geburtspraxis überrollt fühlen, verlieren sie ihre instinktive Fähigkeit zu gebären. Unter solchen Umständen brauchen viele Mütter Hilfe, um ihr Kind auf die Welt zu bringen. Die weltweite Zunahme medizinischer Geburtseingriffe, wie zum Beispiel künstliche Weheneinleitung, Kaiserschnitt, Zangengeburt und Dammschnitt, spricht Bände über das Versagen der durchschnittlichen Entbindungsstation, die richtigen Bedingungen zu schaffen, die den Geburtsprozeß erleichtern.

Naaktegeboren hat bei seinen Beobachtungen des Geburtsverhaltens verschiedener Säugetierarten festgestellt, daß alle Tiere während der Wehen das Bedürfnis nach Schutz und Geborgenheit teilen. Wird das Muttertier während der Wehen aus seiner sicheren Umgebung herausgeholt, dann setzen die Uteruskontraktionen gewöhnlich aus. Der Biologe weist darauf hin, daß es für die Frauen Streß bedeutet, wenn sie aus ihrem Zuhause in die ungewohnte Umgebung einer modernen Klinik kommen, was den normalen Wehenverlauf blockieren kann. Diese Unterdrückung der Uterusaktivität ist eine normale, lebensrettende Reaktion, wenn ein Tier von einer Gefahr bedroht wird: Die Wehen hören auf, damit Mutter und Baby fliehen und sich in Sicherheit bringen können. Naaktegeboren betont, daß die Frauen im Prozeß der Zivilisation diese fundamentalen Mechanismen nicht verloren haben. Daß die Wehen schwächer werden, was so häufig passiert, wenn eine werdende Mutter die Klinik betritt, ist laut Naaktegeboren die sinnvolle, gesunde Reaktion des Säugetiers auf eine unvertraute Umgebung. Zwar wird der Wert der modernen Geburtshilfe bei komplizierten oder schweren Geburten oder in Problemfällen durchaus anerkannt, doch viele Frauen empfinden eine Klinik als feindlichen, fremden oder beängstigenden Ort.

Schutz und Geborgenheit bei der Geburt

Das ändert sich mit der Einführung eines Wasserbeckens. Wird das Becken in einem ruhigen, abgedunkelten Raum aufgestellt, verringern sich die Störungen und Ablenkungen, denen sich die Mutter in einer betriebsamen Entbindungsstation ausgesetzt sieht. Sie findet den »Draht« zu ihren Instinkten und die Kontrolle über ihren Körper wieder, die nötig sind, damit sie ihr Baby zur Welt bringen kann. Sie fühlt sich vor den Übergriffen anderer relativ geschützt. Auch auf die Personen, die der Frau bei der Geburt beistehen, übt das Wasser eine beruhigende Wirkung aus. Damit können wir der Frage nachgehen, ob das völlig neue Phänomen, daß Frauen im Wasser gebären, nicht das typische Adaptionsverhalten des Säugetiers ist, mit dem wir auf die neuen ökologischen Bedingungen der modernen, hochtechnisierten Geburtshilfe antworten.

Wassersäuger

Wenn wir Wasser bei der Geburt einsetzen, bekommen wir vielleicht auch wieder Zugang zu tiefer wurzelnden Instinkten, die ihren Ursprung vor Millionen von Jahren in unserer Entwicklungsgeschichte haben. Während die meisten Säugetiere an Land leben und gebären, gibt es seit Jahrmillionen auch Säugetiere, die im Wasser gebären. Das Flußpferd ist der einzige Landsäuger, der seine Jungen im flachen Süßwasser zur Welt bringt.

Anpassung ans Leben im Wasser

Wale und Delphine gehören zur Säugetier-Ordnung der Cetaceen[11], die ausschließlich im Wasser leben und dort auch ihre Jungen bekommen. Sie sind in erster Linie Tiere des Meeres und bevölkern die Ozeane der Welt, aber auch einige tropische Flüsse und Seen. Cetaceen sind eine sehr alte Säugetiergruppe, die sich sehr früh in der Evolutionsgeschichte der Säugetiere von den anderen Arten abgespalten haben und schon vor Jahrmillionen ins Meer zurückgekehrt sind. Sie haben sich dem Leben im Wasser vollständig angepaßt. Beim Schwimmen unter Wasser halten sie über lange Zeiträume den Atem an und atmen, wenn sie an die Oberfläche steigen, durch zwei oben am Kopf sitzende Öffnungen. Sie sind Warmblüter, tragen ihre Jungen im Mutterleib aus, bringen diese im Meer zur Welt und säugen sie mit Milch. Ihr Fortpflanzungsverhalten hat mit dem unseren vieles gemeinsam.

Cetaceen leben meist in Schulen, und Mütter mit Jungen versammeln sich in der Regel in der Mitte einer Schule. Studien über den Großen Tümmler haben gezeigt, daß die Mutter-Kind-Beziehung oft mehrere Jahre hindurch andauert und das Junge bei Schwierigkeiten sogar noch zur Mutter zurückkehrt, wenn es schon voll ausgewachsen ist. Eine solche Schule hat gewöhnlich auch »alleinlebende« Weibchen, die als »Hebammen« Geburtshilfe leisten können und die Männchen abwehren helfen.

Cetaceen werden im Wasser gezeugt; die Tiere paaren sich wie Menschen meist Bauch an Bauch und kommen zum Orgasmus. Buckelwale haben ein sehr auffälliges Paarungsverhalten, bei dem sie regelrecht aus dem Wasser springen. Beobachter haben berichtet, daß Männchen und Weibchen im

Wasser mit großer Geschwindigkeit aufeinander zuschwimmen, sich dann wie Menschen Bauch an Bauch paaren und mit ausladenden, peitschenden Schwanzbewegungen senkrecht nach oben schießen. Während des Höhepunkts schnellen sie mit dem ganzen Körper aus dem Wasser und trennen sich dann, während sie in die Wellen zurücktauchen.

Die Schwangerschaft dauert je nach Art zwischen 11 und 16 Monate. Das »Kalb« ist gut entwickelt und erreicht bis zur Geburt eine stattliche Größe. Die Geburt findet unter Wasser statt und beansprucht 25 Minuten bis zwei Stunden. Meist wird der Schwanz zuerst geboren. Das Neugeborene wird dann von seiner Mutter oder einem helfenden Weibchen zur Wasseroberfläche geschoben, um dort seinen ersten Atemzug zu tun. Der Luftkontakt stimuliert die Öffnung des Blaslochs. Die Nabelschnur reißt von selbst in Nabelnähe ab. Das Baby beginnt sofort zu schwimmen, und innerhalb weniger Stunden werden seine Flossen an Rücken und Brust und die Schwanzflosse hart – kurz nach der Geburt ist es perfekt an sein Leben im Wasser angepaßt.

Stillen im Wasser

Das Junge bleibt wochenlang dicht bei seiner Mutter, in der Nähe ihrer Körpermitte, so daß es von der Wasserströmung, die an ihr entlang fließt, mitgetragen wird. Die Stillzeit ist unterschiedlich, kann aber bei Delphinen bis zu 18 Monate betragen. Die Milch kommt aus zwei Milchdrüsen; das Junge steckt seine Schnauze durch Hautfalten in einen Schlitz, faßt die Brustwarze mit der Zunge und trinkt die Milch.

Heathcote Williams beschreibt die Geburt eines Blauwalkalbs in seinem poetischen Werk *Walnation*:

Elf Monate später:
Die ersten Klänge, die ein Walkalb hört,
ist Gesang.
Die Mutter hebt ihr Neugeborenes empor
und rollt zur Seite,
drückt ihre Milch in sein Maul,
mit Muskeln tief in ihren Brüsten:
Zweimal so reich an Eiweiß wie Menschenmilch,
üppiger als Sahne.

Faszinierende Fähigkeiten der Cetaceen

Wassersäuger sind außergewöhnliche Lebewesen, die eine große Faszination auf den Menschen ausüben. Zwar sind die Meere voll von ihnen (und es wären ohne die kommerziellen Walfänger und Fischer noch mehr), aber bei weitem nicht übervölkert. Viele Forscher glauben, daß die Intelligenz der

Cetaceen der menschlichen gleichkommt oder ihr sogar überlegen ist, vor allem ihre Fähigkeit zur übersinnlichen Kommunikation. Während sich das Gehirn des Menschen über die letzten paar Jahrmillionen hin entwickelt hat, ist das der Wassersäuger schon 15 bis 20 Millionen Jahre alt. Cetaceen verfügen zweifellos über äußerst komplexe, verfeinerte Kommunikationssysteme, haben ein hochentwickeltes Gehör und sind ausgesprochen sensible Zuhörer. Zur Tiefseenavigation setzen sie Schallwellen ein, ihre Gesänge können sie von einem Ende des Ozeans zum anderen senden. Sie benutzen ihre Laute wie eine Art Radar, das den Körper anderer Cetaceen, Fische oder sogar Menschen durchdringt und sie in die Lage versetzt, in ihren Körper »hineinzuschauen« und emotionale Fluktuationen oder physiologische Veränderungen wahrzunehmen. Eine Kommunikation auf dieser Ebene übersteigt alles, was der Mensch erreicht hat.

Cetaceen bewegen sich im Wasser sehr geschickt und sind in der Lage, in äußerst präzisen Formationen zu schwimmen. Sie können mit spektakulären Sprüngen aus dem Wasser herausschnellen und demonstrieren beim Schwimmen und Wellenreiten eine genußvolle Beweglichkeit. Ihre Verspieltheit und Freiheit im Ausdruck ihrer Sexualität sind berühmt; sie verbringen sehr viel mehr Zeit beim Liebesspiel, als für die Fortpflanzung nötig wäre. Ihre Empfindungen muten sehr menschlich an, und sie zeigen große Zärtlichkeit. Sie beschützen einander, helfen sich gegenseitig bei Gefahren oder bleiben lange bei einem verwundeten oder kranken Tier. Sie trauern und beklagen ihre Toten. Ihre Jungen umsorgen sie besonders aufmerksam und schirmen sie mit ihren Flossen vor Feinden ab.

Wassersäuger haben eine wohlwollende, freundliche Beziehung zum Menschen und reagieren nicht einmal aggressiv, wenn sie gereizt werden. Es gibt viele Berichte, wie Wale und Delphine Menschen vor dem Ertrinken gerettet haben.

Die Kommunikation des Menschen mit Delphinen und Walen ist heute Gegenstand vieler Forschungen. An der Nordküste Australiens lebt ein Stamm von Aborigines, die sich »Delphin-Menschen« nennen. Ihre Schamanen locken die Delphine mit Pfiffen an und kommunizieren mit ihnen »von Geist zu Geist«.[12] Viele Menschen glauben, daß wir von Delphinen und ihrer Fähigkeit, ohne Aggression und in wahrer Freiheit und Lebensfreude zu leben, einiges lernen können.

Delphine und Schwangere

Es heißt, Delphine seien von Schwangeren besonders fasziniert, und einige von ihnen scheinen zu spüren, daß sie Menschen während der Schwangerschaft und bei der Geburt besonders helfen können. Vielleicht ist es mehr als nur ein Zufall, daß die griechischen Wörter für Delphin (delphis) und Gebärmutter (delphys) gleich lauten.

Mit ihren natürlichen Echoloten nehmen Delphine das Baby im Leib der Schwangeren wahr. Igor Tscharkowskij besucht jeden Sommer das Schwarze Meer, in dem Delphine in großer Zahl leben. Die Schwangeren, die ihn begleiten, werden dazu ermutigt, mit den Delphinen Bekanntschaft zu schließen und viel Zeit damit zu verbringen, mit ihnen im Meer zu schwimmen. Tscharkowskij ist der Ansicht, daß Delphine zur Entspannung der Mütter und der Babys beitragen. Einige dieser Frauen wurden gefilmt, wie sie im Meer, umringt von »Delphin-Hebammen«, ihr Baby zur Welt gebracht haben. Außer Tscharkowskij haben auch andere Menschen, die mit Delphinen geschwommen sind, über eine »gefühlsverändernde« Eigenschaft dieser Tiere berichtet – unter ihrem Einfluß entspannen sich die Menschen, die ihnen unter Wasser begegnen.[13]

Mit Delphinen schwimmen

Heathcote Williams beschreibt diese Fähigkeit der Delphine, Spannungen von uns Menschen zu nehmen, in seinem Gedicht *Falling for a Dolphin*. Er schildert seine Erfahrungen beim Schwimmen mit einem Delphin und die Hochfrequenz-Vibrationen, die der Delphin seinem Unterwasserbegleiter übermittelt:

Und wenn die unsichtbaren Fasern hochfrequenter Töne dich durchdringen,
scheinen sie dich geschickt zu häuten von ur-uralten Panzerungen,
der Qual der Widersprüche.
Dein Griff, mit dem du das Körbchen menschlicher Wahnideen
so fest umklammerst,
lockert sich ...

Igor Tscharkowskij hat viele Jahre lang über die Beziehung zwischen Säugetieren und Wasser geforscht. Er hat festgestellt, daß sogar Säugetiere wie Katzen, die für ihre Wasserscheu bekannt sind, dazu abgerichtet werden können, ihre Jungen im Wasser zu gebären und zu säugen.[6] Tscharkowskij glaubt, daß sich die enge Beziehung des Menschen zu den Cetaceen durch unsere gemeinsamen Ursprünge im Wasser während unserer Evolutionsge-

25

schichte als Säugetiere erklären läßt. Er weist darauf hin, daß sich Neugeborene im Wasser leichter unabhängig von ihrer Mutter bewegen können als an Land. Ihre Bewegungen sind im Wasser, das ja überhaupt größere Beweglichkeit erlaubt, planvoller, so daß sie längst schwimmen können, bevor sie krabbeln oder laufen lernen. Tscharkowskij zufolge benötigt ein Baby unter Wasser weniger Sauerstoff, da weniger Energie zur Überwindung der Schwerkraft aufgebracht werden muß; es kann mehrere Minuten unter Wasser bleiben, bevor es zum Luftholen auftauchen muß.

Als im Westen erste Videos und Fotos von Tscharkowskijs Wasserbabys gezeigt wurden, die sich wie kleine Delphine unter Wasser tummelten, weckten sie weltweit beeindrucktes Staunen und Interesse. Bei allen extremen und kontroversen Aspekten seiner Arbeit muß man Tscharkowskij zugute halten, daß er Pionierarbeit bei der Wassergeburt geleistet und uns auf die Affinität zwischen Mensch und Wassersäugern aufmerksam gemacht hat. Er hat viele Fragen über den Nutzen und die Bedeutung des Wassers in der Evolution des Menschen – vor allem in der Urzeit unserer Geschichte – aufgeworfen, die noch auf eine Antwort warten.

Wasser und Sexualität

Michel Odent begreift in seinem Buch *Water and Sexuality* den Menschen als ein von Natur aus wassernahes Säugetier.[14] Er führt uns vor, wie viele unserer biologischen Merkmale den Delphinen ähneln – alles Indizien für eine physiologische Anpassung an das Leben im Wasser. Darüber hinaus weist Odent auf die erotischen Kräfte des Wassers und die wichtige Rolle hin, die Wasser in der menschlichen Sexualität spielt, zu der auch die Geburt gehört.

▶ Viele Jahrtausende lang haben unzählige Philosophen und Gelehrte die Natur des Menschen erörtert, ohne zu sehen, daß der Mensch in erster Linie ein dem Wasser angepaßter Primat ist. Die Zeit ist gekommen, um eine völlig neue Sicht des Menschen zu entwerfen.

Mit faszinierenden Argumenten erklärt Odent die mächtige Anziehung, die das Wasser auf den Menschen ausübt. Wenn wir mit Wasser wieder stärker in Berührung kommen, haben wir die Möglichkeit, so Odent, auch uns selbst, unseren sexuellen Instinkten und unserer menschlichen Grundnatur wieder näherzukommen und die Lücke zwischen Instinkt und Vernunft zu schließen. Wenn Wasser das fehlende Bindeglied zu unserer Vergangenheit ist, geben sich die Anziehung, die das Wasser während der Wehen auf die Mütter ausübt, und das Gebären im Wasser klar als entscheidende Schritte in dem aufregenden Prozeß zu erkennen, mit dem die Frauen heute wieder an die alten Gebärinstinkte anknüpfen.

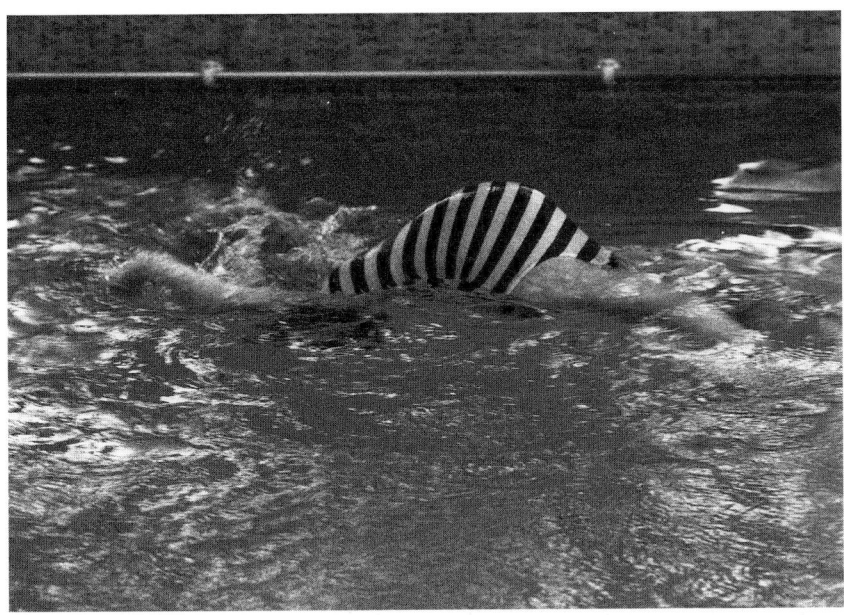

Eine Mutter tummelt sich wie ein Delphin im nassen Element.

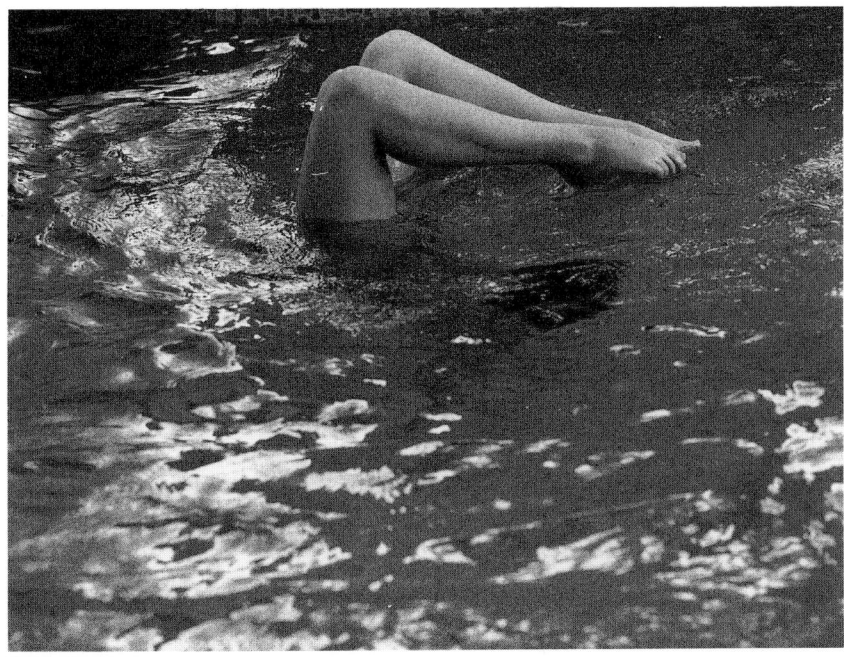

Odent stützt sich mit seinen Theorien auf Autoren wie Elaine Morgan, die eine Alternative zur Darwinschen Evolutionstheorie vorlegte. Ihre Bücher *Kinder des Ozeans* und *Der Mythos vom schwachen Geschlecht* sind eine faszinierende Darstellung der Meerprimatentheorie, wie sie erstmals in den 60er Jahren von Alister Hardy präsentiert wurde.[15] Elaine Morgan bemängelt, daß der Darwinismus weder die weibliche Physiologie noch das Fortpflanzungsverhalten berücksichtige. Ihrer Theorie nach reicht unsere Affinität zum Wasser Millionen Jahre zurück, ins Pliozän, als unsere Primaten-Urahnen an der Küste lebten, halb im Wasser, um der extremen, durch klimatische Veränderungen bedingten Hitze zu entkommen. Als unsere Vorfahren im Meer wateten, begannen sie aufrecht zu gehen, verloren ihre Körperbehaarung und entwickelten wie die Wassersäuger eine Schicht Unterhautfett, das sie vor den kühleren Wassertemperaturen schützte.

Im Licht all dieser Ideen und der positiven Erfahrungen unzähliger Frauen, die die Vorzüge des Wassers bereits kennenlernen konnten[16], stellt die Anwendung von Wasser während der Wehen und der Geburt eine wichtige neue Wahlmöglichkeit dar, die nicht als Modeerscheinung abgetan werden kann.

2
Wasser und Leben

Unser Leben beginnt im Wasser

Die ersten neun Monate unseres Lebens verbringen wir im Wasser. Tief im Körper unserer Mutter werden wir in der wäßrigen Flüssigkeit des Eileiters gezeugt. Mit dem Wasser gehen wir auf eine Reise, die etwa eine Woche dauert und uns vom Zeugungsort in die Gebärmutter spült. Dort nisten wir uns in die weichen, nährenden Wände des Uterus ein, umgeben von seiner Flüssigkeit und dem Blut unserer Mutter, das uns am Leben erhält. Unsere ersten Tage treiben wir in einem weiten, zeitlosen Ozean tief in ihrem Körper. Während unserer embryonischen Entwicklung ähnelt unser Kopfbereich dem eines Fisches im vergleichbaren Stadium. In den ersten acht Lebenswochen durchlaufen wir die evolutionären Stadien von Wasserlebewesen und behalten auch später viele dieser Merkmale bei, während andere sich verändern oder verschwinden.

Zeitloser Ozean tief im Körper

In den folgenden Monaten erleben wir durch das Wasser, das ständig über unsere Haut streicht, unsere ersten Sinnesempfindungen. Die Haut ist das erste Sinnesorgan, das sich im Mutterleib entwickelt. Sie stammt aus demselben Teil des Embryos wie das Gehirn und das Nervensystem. Die Stimulation ihrer empfindsamen Nervenenden durch das warme Fruchtwasser ist gleichzeitig die erste Berührung unseres Körpers, vermittelt uns ein »Ur-Hautempfinden«. Diese Empfindungen helfen uns, ein erstes, primitives Ich-Gefühl zu entwickeln – wer wir sind, wo wir anfangen und enden, wo unsere Begrenzungen liegen und wo unsere Umgebung beginnt.

Das Wasser in unserem Körper

Wasser besteht aus zwei Elementen: Jedes Molekül setzt sich aus einem Sauerstoff- und zwei Wasserstoffatomen zusammen. Seine Form hängt ab von seinem Behältnis, seine Beschaffenheit von seiner Temperatur – es ist

Ohne Wasser kein Leben

Eis im kältesten, Dampf im heißesten Zustand. Wasser ist in uns und rings um uns – das Elixir schlechthin für alles, was lebt.

Der Mensch besteht in der Hauptsache aus Wasser. Es ist die wichtigste wie auch die am reichlichsten vorhandene anorganische Substanz in unserem Körper. Etwa 60 Prozent unserer roten Blutkörperchen, 75 Prozent unseres Muskelgewebes und 92 Prozent unseres Blutplasmas sind Wasser – sogar unsere Knochen enthalten Wasser.

Wasser hat einen entscheidenden Anteil an den Vorgängen, die sich in unserem Körper abspielen. Der Sauerstoff, den wir einatmen, und das Kohlendioxid, das wir ausatmen, lösen sich im Wasser unseres Bluts und werden so zwischen unseren Körperzellen, den roten Blutkörperchen und der Lunge hin und her transportiert. Ohne Wasser könnte keine der lebenswichtigen Reaktionen stattfinden. Es hilft uns bei der Verdauung unserer Nahrung und bei der Ausscheidung unserer Schlackenstoffe. Es erhält unsere Körperwärme und schmiert unsere inneren Organe und Gelenke. Kurz – ohne Wasser kein Leben.

Im Wasser unserer Zellen, unseres Bindegewebes und unseres Blutes sind viele Mineralstoffe gelöst, vor allem Natrium und Chlorid. Damit enthält jede Zelle eine Miniaturausgabe der großen Weltmeere, weshalb unsere Gewebeflüssigkeiten und unser Schweiß auch salzig schmecken.

Die Aquasphäre

Der blaue Planet

Vom Weltraum aus läßt sich leicht erkennen, daß etwa 70 Prozent der Erdoberfläche von Wasser bedeckt sind. Von dort aus erscheint die Erde als tiefblaue Kugel mit weißen Polareiskappen, getupft von zarten, weißen Wolkenfeldern, unter denen die großen Kontinente wie Inseln schwimmen. 97 Prozent unseres gesamten Wasserbestandes sind in den großen Ozeanen enthalten, in denen das Leben vor Jahrmilliarden begonnen hat.

Die Meere pulsieren vor Leben und sind reich an Mineralstoffen und organischen Substanzen. Meerwasser ist die Heimat der Mikro-Flora, der winzigen, im Wasser treibenden Pflanzen, die den Löwenanteil des lebensnotwendigen Sauerstoffs produzieren.

Zwei Prozent des Wassers unseres Planeten sind als Eis oder Schnee in den polaren Eiskappen gebunden bzw. in den Gletschern und dem Eis der hohen Bergketten. Dieses zu ewigem Eis erstarrte Wasser spielt eine entscheidende

Rolle als Temperaturregler der Erde und kühlt zum Beispiel durch die Reflexion der Sonnenhitze.

Das Wasser in Seen und Flüssen macht weniger als ein Prozent aus, der Rest zieht in Form von Regen, Nebel, Wolken und Dampf durch die Atmosphäre. Aus den Ozeanen und Seen verdunstet Wasser, das in einem ewigen, lebenserneuernden Zyklus als Regen wieder auf die Erde fällt.

Das Wasser dient vor allem dazu, das Leben aufrechtzuerhalten, tierisches wie pflanzliches, und den Planeten selbst. Wasser ist für alle Erdbewohner unabdingbar, und so kann auch der Mensch nicht ohne Wasser überleben.

Wasser als Symbol

Die Menschen haben immer am Wasser oder in der Nähe von Wasser gelebt – entweder an Meeresküsten oder an Flüssen. Seit Menschengedenken sind die Meere, Flüsse und Seen als heilig verehrt worden – bis zu unserer industriellen Großverschmutzung. Der indische Ganges zum Beispiel wird von den Hindus als die heilige Mutter betrachtet, und neben ihr zu sterben heißt, mit Gott zu verschmelzen. In den Veden der Hindus wird Wasser »Matritamah« genannt, das Mütterlichste. In allen Kulturen der Welt ist das Wasser wie auch die Erde ein Symbol der Großen Mutter und wird mit der Geburt assoziiert, dem weiblichen Prinzip, dem Schoß des Universums, der *prima materia*.

Wasser durchzieht die gesamte Natur. Es ist immer in Bewegung und spiegelt dabei die Welt wider, verändert seine Farbe im Licht der Sonne oder Sterne. Dieses ewig fließende Element zeigt sich in vielen Gestalten: als klares Wasser, Quellwasser, fließendes Wasser, stehendes Wasser, totes Wasser, Süß- und Salzwasser, spiegelndes Wasser, reinigendes Wasser, tiefes Wasser, aufgewühltes Wasser oder stilles Wasser. Es hat eine Stimme, kann aber auch stumm sein, sanft murmeln, wenn es ruhig fließt, oder toben und donnern, wenn es vom Sturm gepeitscht wird. Wasser besitzt viele Kräfte. Es kann Menschen und Tiere erfrischen und ausgetrocknete Pflanzen zu neuem Leben erwecken. Es kann heilen und reinigen, aber auch zerstören.

Wasser spiegelt die Welt wider

Wasser ist das Symbol für den ursprünglichen Lebensquell, der aller Gestalt, aller Schöpfung vorausgeht. Viele Mythen und Legenden beruhen auf der Vorstellung eines Ur-Ozeans oder Abgrunds von Wasser als Quelle allen Lebens. Die alten Ägypter nannten ihn »Nu«, die Mesopotamier »Apsu«, denen er als Symbol unergründlicher, überpersönlicher Weisheit galt. Es gibt viele Beispiele für Leben oder Schönheit, die aus dem Wasser geboren wird, wie die griechisch-römische Überlieferung der schaumgeborenen Aphrodite und Venus. Die Chinesen betrachten das Wasser als Wohnstätte des Drachens, weil alles Leben aus dem Wasser kommt. Im hebräischen Schöpfungsbild heißt es: »Und Gottes Geist schwebte über den Wassern« (Genesis 1,1), und »die Wasser der Thora« sind die lebenspendenden Wasser des heiligen Gesetzes. Im islamischen Koran wird alles Lebende aus dem Wasser gemacht. Die Maori glauben, das Paradies liege unter dem Wasser, das die ursprüngliche Vollkommenheit symbolisiert.

Wasser ist eine lebenspendende, erquickende Kraft. Das Regenwasser vom Himmel tränkt die Erde und wird auch mit den fließenden Lebenskräften in unserem Körper verbunden: mit Blut, Schweiß und Sperma. In diesem Sinn wird Wasser mit Bewegung, Feuchtigkeit, Blutkreislauf und Lebenssaft gleichgesetzt, im Gegensatz zur Trockenheit und Starre des Todes.

Wasser als Fruchtbarkeitssymbol

Wasser ist auch ein Fruchtbarkeitssymbol. In vielen alten oder Stammessprachen wird dasselbe Wort für Wasser, Fluß und Sperma benutzt, und Regenwasser gilt als Medium der befruchtenden Kraft des Himmelsgottes. Als Tau symbolisiert das Wasser himmlischen Segen auf der Erde oder spirituelle Erneuerung. In Mythen, Legenden und Stammesritualen sind Quellen und Flüsse der Ursprung heiligen Wassers, das mit magischen Kräften die Fruchtbarkeit vermehrt. Die alten Ägypter beten zum Beispiel den Nil als das große Symbol der Geburt, Regeneration und Fruchtbarkeit an, in Gestalt des Gottes Hapi, der Wasser aus zwei Töpfen gießt.

In vielen Religionen ist das Anspritzen mit Wasser oder das Eintauchen in Wasser ein Reinigungsritual. Bei der Taufe zum Beispiel wird mit Wasser der Eintritt in eine neue Gemeinde oder ein neues Leben gefeiert und geweiht. Das Eintauchen in Wasser weckt die Lebenskraft neu und bekommt im Ritual die Bedeutung einer spirituellen Wiedergeburt. In diesem Sinn bedeutet das Wasser eine Rückkehr zum Urzustand der Reinheit; Tod und Vernichtung durch das Wasser führen zur Wiedergeburt und Erneuerung.

In der buddhistischen Philosophie bedeutet das »Überqueren des Bachs«, die Welt der Illusionen hinter sich zu lassen und die Erleuchtung zu erreichen. Manchmal ist Wasser in Form einer Flut oder Sintflut das Mittel, um die Dekadenz eines ganzen Volks zu sühnen (zum Beispiel Noahs Sintflut) und danach eine neue Welt zu erschaffen. In Träumen wird die fließende und sich ständig verwandelnde flüssige Qualität des Wassers oft als Symbol für das kollektive und persönliche Unbewußte gedeutet, auch als die formlose oder motivierende weibliche Seite der Psyche. In der Astrologie stellen die Wasserzeichen Krebs, Skorpion und Fisch die intuitiven, empfindsamen und gefühlvollen Eigenschaften der Persönlichkeit dar.

Ruhiges, klares Wasser ist ein Symbol des Friedens und der Kontemplation. Seit Urzeiten wird Wasser als Orakel zum Weissagen benutzt. Seher haben aus Visionen und Reflektionen im Wasser Schlüsse auf die Vergangenheit und Zukunft gezogen; hier hat auch der heutige Gebrauch von Kristallkugeln zum Voraussagen der Zukunft seinen Ursprung. Wasser hat auch einen Übergangscharakter, und der Zustand ständigen Flusses steht für Veränderung oder Bewegung. Die Überquerung von Wasser bedeutet oft einen Wechsel von einem Erfahrungs- oder Realitätsmodus zum anderen. Wasser kann ein Mittel sein, zwei Seiten voneinander zu trennen. Die Fähigkeit großer Weiser, auf Wasser zu gehen, symbolisiert die Erhebung über die Bedingungen der Erscheinungswelt. Das Tauchen in tiefem Wasser ist eine Art, das Geheimnisvolle zu erforschen und nach den Mysterien des Lebens zu suchen.

Wasser – die Kraft der Schwäche

Im Taoismus symbolisiert Wasser die Kraft der Schwäche und die Macht der Anpassung und Beharrlichkeit, denn Wasser fließt in jeden vorgegebenen Raum und füllt ihn aus. Es vergegenwärtigt die Einheit und das Fließende des Lebens, im Gegensatz zur Abgetrenntheit und Starre des Todes. Wasser ist für die Taoisten der Ausdruck der Doktrin des *wu-wei* – des Nachgebens am Punkt des Widerstands, den es umspült und hinter sich läßt, letzten Endes aber sogar den härtesten Felsen abschleift.

Wasser ruht nie, weder bei Tag noch bei Nacht.
Oben fließt es als Regen und Tau.
Unten fließt es als Bäche und Flüsse.
Wasser tut außerordentlich viel Gutes.
Wird ein Damm dagegen errichtet, bleibt es stehen.
Wird ihm ein Bett gemacht, fließt es darin.
Daher heißt es, daß es nicht kämpft
und doch wie nichts anderes zerstört,
was stark und hart ist.

Lao Tse[1]

Wasserrituale bei der Geburt

Wenn wir der Natur und den Eigenschaften von Wasser auf den Grund gehen und über seine symbolische und kulturelle Bedeutung nachdenken, gewinnen wir viele Einsichten und Hinweise, wie es Frauen während der Schwangerschaft und bei der Geburt helfen kann.

Wasser als Übergang

Die Geburt eines Kindes folgt auf den Blasensprung, bei dem das Fruchtwasser herausfließt und die Gebärmutter sich nach außen öffnet. Wenn ein Baby in einem Wasserbecken geboren wird, bildet das Wasser einen Übergang zwischen der Innenwelt des Mutterleibs und der Außenwelt der Atmosphäre. Für die Mutter ist die Geburt ein Übergangsritus vom Dasein als Frau zum Dasein als Mutter. Sie läßt die Schwangerschaft hinter sich, und ihre Identität verändert sich, so daß mit dem Baby auch eine neue Mutter, ein neuer Vater, eine neue Familie geboren werden. Das Eintauchen der Mutter ins Wasser während der Schwangerschaft, der Wehen und der Geburt hat neben dem praktischen Wert auch eine rituelle Bedeutung, weil es ihre spirituelle und psychische Verwandlung unterstützt. Baden kann als Vorbereitung und als Reinigung vor dem Fest der Geburt erfahren werden.

Die Geburt eines Kindes ist im Familienleben ein heiliges Ereignis. Wenn eine Frau ihre Wehen in einer Umgebung erlebt, die dafür Verständnis und Respekt aufbringt, können alle Anwesenden eine ganz besondere, heilige Atmosphäre spüren. Der starken Energie und der Bewußtseinsveränderung, die während der Wehen auftreten, folgt ein euphorisches Gefühl, das meist mehrere Wochen nach der Geburt anhält.

Geburt als spirituelles Ereignis

Heute erkennen auf der ganzen Welt viele Eltern und ihre Helfer, daß jedes Kind mit Respekt und Feierlichkeit begrüßt werden kann und sollte. Wir zögern nicht länger mit der Aussage, daß eine Geburt auch ein spirituelles Ereignis ist und daß in diesem Sinne die reinigenden und heiligenden Eigenschaften des Wassers von Bedeutung sind.

In den langen Stunden der Wehen, in denen sich der Körper einer Frau öffnet, um zu gebären, erfährt diese Frau einen gewaltigen Bewußtseinswandel. Sie muß ihre Rationalität und die Welt der Erscheinungen loslassen und das Kommando an die unwillkürlichen, instinktiven Regungen ihres Körpers übergeben. Ein ruhiges, warmes Wasserbecken kann diese Art der Selbstaufgabe, auf die es bei der Geburt ankommt, wunderbar erleichtern.

Während der Schwangerschaft wie bei der Geburt kommen die heilenden, belebenden, erfrischenden und kräftigenden Eigenschaften des Wassers sowohl der Mutter als auch dem Baby zugute, und das gilt auch für die ganze Säuglingszeit. Die weibliche Qualität des Wassers hilft der Mutter, Zugang zu ihren ureigensten Kräften zu finden und die harten, maskulinen Kräfte zu entmachten, die seit der Erfindung der Geburtszange vor dreihundert Jahren die Geburt beherrscht haben. Warmes Wasser entspannt, tröstet und beruhigt uns. Das Fließend-Flüssige erfreut unsere Sinne und bringt uns in Einklang mit unserer Sinnlichkeit und Sexualität. Wasser bietet der Gebärenden eine Möglichkeit, wieder zu der ursprünglichen Freiheit ihres Körpers zu finden und die innere Ganzheit und den Frieden zu erfahren, die sie braucht, um ihr Baby zur Welt zu bringen und zu nähren. Wenn eine Frau ein Kind austrägt, gebärt und versorgt, muß sie Zugang zu ihren inneren Kräften finden, um die nötige Energie, Stärke und Ausdauer aufzubringen. Dabei können die elementaren Kräfte der Natur sie unterstützen.

Aus dieser Perspektive können wir allmählich verstehen, warum Frauen, die ihre Freiheit beim Gebären wiedererlangt haben, sich intuitiv zum Wasser hingezogen fühlen und es sich zum Verbündeten bei der Geburt und der Mutterschaft machen. Heute erleben wir eine Zeit, in der viele von uns gern daran glauben möchten, daß die routinemäßige Anwendung der Geburtshilfetechnologie zu einem baldigen Ende verurteilt ist. Die weiblichen und geheimnisvollen Einflüsse des Wassers im Geburtszimmer können vielleicht wirklich, wie die Taoisten glauben, zerstören, was stark und hart ist, und Müttern und Hebammen dabei helfen, sich die Geburt als weibliche Domäne zurückzuerobern.

3
Die Wirkung von Wasser bei Wehen und Geburt

Wohltat für Körper und Psyche

Tausende von Frauen auf der ganzen Welt haben Wasser während der Wehen und der Geburt als hilfreich empfunden, und die Geburtshelfer teilen ihre Begeisterung. In diesem Kapitel untersuchen wir, welche Wirkungen das Eintauchen in Wasser oder eine Hydrotherapie auf die Mutter während der Wehen und der Geburt hat und wie diese Wirkungen auf Körper und Psyche den Geburtsprozeß beeinflussen können. Die zur Zeit verfügbaren Informationen über die Auswirkungen von Hydrotherapie auf die Geburt beruhen auf den Erfahrungen von Müttern und ihren Geburtshelfern sowie auf mehreren Studien. Wir haben festgestellt, daß dort, wo ein Wasserbecken zur Verfügung steht, die Mehrheit der Mütter zu irgendeinem Zeitpunkt während der Wehen und der Geburt sich entscheidet, das Becken zu benutzen, und daß es die meisten Frauen als große Hilfe empfinden.

Im Hospital of St. John and St. Elizabeth sind fünf Geburtszimmer eingerichtet, jedes mit eigenem Bad, und zwei Räume mit speziellen Geburtsbecken, die groß genug sind, daß zwei Erwachsene darin Platz finden und die Frauen während der Wehen ihre Bedürfnisse ausagieren können. Zwei Drittel der Mütter nutzen irgendwann während der Wehen das warme Wasser, und ein Viertel entbinden im Wasserbecken.

Im Active Birth Centre stehen außer fest installierten Becken auch tragbare Geburtsbecken bereit, die bei Hausgeburten und an verschiedene Kliniken in Großbritannien und im Ausland verliehen werden. Sie werden in unterschiedlichen Situationen von Eltern, Hebammen und Ärzten eingesetzt.

Was geschieht, wenn die Mutter ins Wasserbecken steigt?

Gesetz des Auftriebs

Im dritten vorchristlichen Jahrhundert entdeckte der griechische Erfinder und Mathematiker Archimedes das physikalische Gesetz des Auftriebs, auch als archimedisches Prinzip bekannt. Es besagt, daß auf jeden Körper, der vollständig oder teilweise in eine ruhende Flüssigkeit getaucht wird, eine nach oben gerichtete Kraft einwirkt, der Auftrieb. Die Stärke dieser Kraft ist gleich dem Gewicht des Flüssigkeitsvolumens, das der ganz oder teilweise eingetauchte Körper verdrängt. Die Auftriebskraft ist dem schwimmenden Objekt immer entgegengerichtet und steht in Relation zu seinem Gewicht. Das Objekt wird also vom Auftrieb des Wassers getragen.

Wird zum Beispiel ein Schiff zu Wasser gelassen, sinkt es ins Meer, bis das Gewicht des verdrängten Wassers genauso groß ist wie sein eigenes Gewicht. Dann schwimmt es. Wird das Schiff dann mit einer schweren Fracht beladen, sinkt es tiefer, verdrängt mehr Wasser, und die Auftriebskraft nimmt entsprechend zu. Wiegt das Objekt weniger als das Wasser, das es verdrängt, steigt es nach oben wie Holz oder Kork.

Der Flüssigkeitsdruck wird größer, je tiefer das Wasser wird und sein Gewicht entsprechend zunimmt. Dieser mit der Tiefe zunehmende Druck der Flüssigkeit liegt dem Auftrieb zugrunde. Der Druck auf einen untergetauchten Körper ist daher an den Teilen, die am tiefsten untergetaucht sind, am größten.

Wenn eine Frau während der Wehen in ein Wasserbecken steigt, ist die auf ihren Körper einwirkende Auftriebskraft genauso groß wie das Gewicht des Wasservolumens, das ihr Körper verdrängt hat. Diese nach oben gerichtete Auftriebskraft wirkt der Schwerkraft entgegen und trägt den Körper der Mutter mit. Ergebnis ist ein Gefühl der Schwerelosigkeit, das der Mutter eine Ruhepause von den Auswirkungen der Schwerkraft erlaubt. Die Auftriebskraft wird um so größer, je tiefer die Mutter ins Wasser taucht. Daher verringert ein Becken, in dem die Mutter so tief wie möglich eintauchen kann, den Effekt der Schwerkraft wirkungsvoller als eine flache Badewanne.

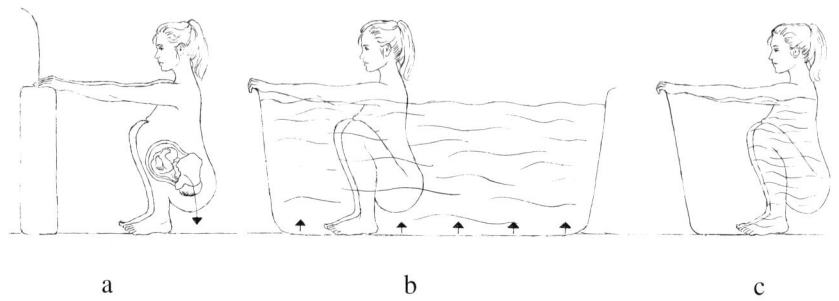

Auftriebskraft

a b c

a) Bei einer aufrechten Haltung unterstützt die nach unten wirkende Schwerkraft das Hinabrutschen des Babys.
b) Im Wasser trägt die nach oben gerichtete Auftriebskraft das Körpergewicht der Mutter.
c) Die Auftriebskraft ist so groß wie das Gewicht des von der Mutter verdrängten Wassers.

Schwerkraft und Auftrieb

Aktive Geburt

Die Schwerkraft spielt bei den Wehen und der Geburt eine sehr wichtige Rolle. Wenn eine Frau eine aufrechte Haltung einnimmt, steht, sitzt, kniet oder hockt, dann arbeitet sie mit der nach unten wirkenden Schwerkraft zusammen (s. Kapitel 5). Liegt sie dagegen flach oder sitzt in einer halb zurückgelehnten Haltung, zieht die Schwerkraft nicht in Richtung des Geburtskanals, den das Baby passieren muß, und auch nicht in die gleiche Richtung wie die Kontraktionen des Uterus, sondern in einem Winkel dazu. Die folgende Tabelle zeigt den Zusammenhang von Körperhaltung und Schwerkraft und erläutert, wie dadurch der Wehen- und Geburtsverlauf beeinflußt werden kann.

	Aufrechte Positionen (Stehen, Knien, Hocken usw.)	**Liegende Positionen** (Rückenlage, zurückgelehntes Sitzen)
1	Die Schwerkraft arbeitet mit.	Die Schwerkraft arbeitet dagegen.
2	Das Gewicht von Körper und Kopf des Kindes drückt gegen den Muttermund. Schnellere Öffnung.	Vom Kopf des Kindes lastet weniger Gewicht auf dem Muttermund. Langsamere Öffnung.
3	Der Uterus neigt sich bei einer Kontraktion nach vorn. Wenn die Frau aufrecht ist und sich nach vorn lehnt, leistet die Schwerkraft den Uteruskontraktionen keinen Widerstand. Die Folge: effektivere Wehen, weniger Schmerz.	Der Uterus arbeitet bei den Kontraktionen gegen die Schwerkraft. Die Folge: weniger wirksame Wehen, mehr Schmerz.
4	Die großen Blutgefäße, die an der Vorderseite der mütterlichen Wirbelsäule entlang verlaufen, werden vom Uterus weniger stark abgedrückt. Dadurch wird der Uterus besser durchblutet und das Kind optimal mit Sauerstoff versorgt. Das Risiko einer Streßsituation für das Baby verringert sich.	Das Gewicht des schweren Uterus lastet direkt auf den großen Blutgefäßen. Das kann den Blutfluß hemmen; dem Baby droht leichter eine Unterversorgung mit Sauerstoff.
5	Die Bänder und Gelenke im Becken sind weniger Druck ausgesetzt, die Schmerzen sind daher geringer.	Der Druck auf Bänder und Gelenke im Becken kann den Schmerz verstärken. Vor allem Rückenschmerzen treten auf, wenn der Kopf des Babys gegen das Kreuzbein der Frau drückt.
6	Bei diesen Positionen ist die Rückwand des Beckens, die durch das Kreuzbein gebildet wird, beweglich. Durch Drehbewegungen erweitert sich der Beckenkanal und paßt sich der Form des heruntergleitenden Köpfchens an.	Das ganze Gewicht der Frau lastet auf dem Kreuzbein. Es ist dadurch unbeweglich; als Folge verengt sich der Beckenkanal und verliert seine Flexibilität.
7	In der Austreibungsphase kann der Uterus in aufrechter Position, vor allem in der Hocke, die größtmögliche Kraft ausüben, um den Geburtsvorgang zu unterstützen.	Liegt die Frau auf dem Rücken, verringert sich die nach unten pressende Kraft auf ein Minimum. Das verlängert die Austreibungsphase.

	Aufrechte Positionen **(Stehen, Knien, Hocken usw.)**	**Liegende Positionen** **(Rückenlage, zurückgelehntes Sitzen)**
8	In diesen Positionen gleitet das Baby in Einklang mit der Schwerkraft den Geburtskanal abwärts. Die Drehung, das Tieferrutschen des Köpfchens und die Geburt sind am einfachsten, wenn der Geburtskanal senkrecht steht.	Der Geburtskanal ist waagrecht. Die Schwerkraft arbeitet im 90-Grad-Winkel gegen das Baby. Die Drehung und das Hinunterrutschen des Köpfchens erfolgen weniger effektiv, die Geburt ist wahrscheinlich schwieriger.
9	Bei den letzten Wehen der Austreibungsphase kann sich das Dammgewebe leichter dehnen. Der Druck ist beim Durchtritt des Köpfchens gleichmäßig um die ganze Scheidenöffnung verteilt. Damit verringert sich die Gefahr eines Dammrisses.	Das Köpfchen des Babys drückt gegen den hinteren Bereich der Scheide oder den Damm. Das erhöht das Risiko einer Verletzung des Damm- und Scheidengewebes und der darunterliegenden Beckenbodenmuskeln.
10	Das Steißbein der Frau ist frei und flexibel: Die Beckenöffnung kann sich vergrößern.	Da das Gewicht der Frau direkt auf dem Steißbein lastet, wird es unbeweglich, so daß die Beckenöffnung sich nicht weiten kann; die Gefahr einer Steißbeinverletzung während der Geburt ist dadurch größer.

Fazit: Frauen sind nicht dazu geschaffen, im Liegen zu gebären. Eine liegende Haltung ist zwar für die Geburtshelfer bequemer, aber für Mutter und Baby am wenigsten effektiv. Die Geburt wird reibungsloser, leichter, sicherer und schneller verlaufen, wenn die Frau eine die Schwerkraft nutzende Haltung einnimmt, um ihr Baby zur Welt zu bringen.[1]

Diese Tatsachen wurden von zahlreichen Studien bekräftigt.[2] Seit Menschengedenken fanden alle Frauen auf der Welt eine aufrechte Haltung bei Wehen und Geburt am angenehmsten und effektivsten. Erst in den letzten 150 Jahren, seit der Erfindung des Gebärbettes, mit der die moderne Geburtshilfe anbrach, kam die Geburt im Liegen in Mode, und die Hilfe der Schwerkraft ging uns beim Gebären verloren. Heute hat sich weitgehend die Einsicht durchgesetzt, daß eine Geburt mit größerer Wahrscheinlichkeit schwierig verlaufen wird, daß Komplikationen zunehmen und Eingriffe öfter nötig sind, wenn die Körperhaltung der Frau der Schwerkraft entgegenarbeitet.

Wenn eine Frau während der Wehen in ein Wasserbecken steigt, wird der Zug der Schwerkraft auf ihren Körper durch den Gegendruck des Wassers zwar stark verringert, aber im Gegensatz zu einer liegenden Position arbeitet der Schwerkraft nichts entgegen. Der Körper der Mutter wird praktisch »schwerelos«; sie kann sich vom Wasser tragen lassen, und es wird für sie viel einfacher, sich zu bewegen und jede gewünschte Haltung einzunehmen. Allein schon das hilft ihr, sich instinktiv zu verhalten und ihren Körper so zu bewegen, daß sich Spannungen lösen können, was die Schmerzen beim Weitwerden des Muttermunds lindert. Dank des Auftriebs kann die Frau sich einfach fallen lassen und braucht weniger Kraft zum Tragen ihres eigenen Körpergewichts; damit steht ihr mehr Energie zur Verfügung, um die Wehen zu verarbeiten, und sie kann sich in den Pausen besser entspannen. Sie kann leicht Haltungen einnehmen, die das Becken öffnen, und sich so bewegen, daß sie das Herabgleiten ihres Babys durch den Geburtskanal unterstützt.

Auftrieb

Es kann vorkommen, daß die Wehen nachlassen und einen Teil ihrer Wirkung verlieren, wenn die Frau in das Wasserbecken steigt. In einem solchen Fall ist es das beste, das Becken wieder zu verlassen und die Schwerkraft möglichst effektiv mitarbeiten zu lassen. Manchmal ist der maximale Druck des kindlichen Kopfes auf den sich weitenden Muttermund einfach notwendig und das Eintauchen ins Wasser eher hinderlich. Am Ende der Wehen, in der Austreibungsphase, kann sich der Preßreflex im Wasser abschwächen, so daß eine abgestützte Hockposition außerhalb des Beckens günstiger ist. Am hilfreichsten ist ein Wasserbecken dann, wenn die Gebärende und ihre Helfer herausgefunden haben, wie sie gleichzeitig die Schwerkraft am besten nutzen können.

Die Ursache von Wehenschmerz

Der Wehenschmerz wird durch vielschichtige Faktoren körperlicher und psychischer Art verursacht. Obwohl die genauen physiologischen Abläufe noch nicht vollständig bekannt sind, wird die Schmerzwahrnehmung der Frau während der Wehen mit Sicherheit durch folgende Faktoren beeinflußt:

Körperliche und psychische Faktoren

❒ Die Intensität und Qualität der Gebärmutterkontraktionen. Der Schmerz kommt von den Muskelfasern und ist auf dem Höhepunkt einer Kontraktion am größten, wenn die Nervenfasern im Uterus durch die Muskelaktivität stimuliert werden. Schmerzhaft ist auch das Dehnen des sich erweiternden

Muttermunds und des unteren Teils der Gebärmutter während der Wehentätigkeit.
- ❐ Die Größe, Form und Lage des Babys im Verhältnis zum Becken der Mutter.
- ❐ Das Verhältnis zwischen Schwerkraft, Uteruskontraktionen und der Haltung der Mutter beeinflußt den Grad des Schmerzes. Die bequemsten Positionen sind meist die, die auch von der Mechanik her am vorteilhaftesten sind. Sie fördern die Wehen und verringern gleichzeitig den Schmerz.
- ❐ Die Dehnung von Bändern, Bindegewebe und Gelenken im Beckenbereich stimuliert die Nerven.
- ❐ In der Austreibungsphase wird Schmerz durch die Dehnung des Gewebes von Vagina, Vulva und Damm ausgelöst, aber auch durch die Lockerung der Beckengelenke.
- ❐ Widerstand oder Blockaden, die auf psychische Faktoren wie Angst, Anspannung oder umgebungsbedingten Streß zurückzuführen sind, können bei der Wahrnehmung von Wehenschmerzen eine Schlüsselrolle spielen. Wenn der Hormonspiegel und das physiologische Gleichgewicht der Mutter gestört sind, nimmt die Muskelspannung zu, ihr Körper produziert eine geringere Menge der als Endorphine bekannten natürlichen Opiate, und der Schmerz wird stärker[3] (s. S. 44).

Die Intensität, mit der eine Frau bei den Wehen den Schmerz erlebt, und ihre Fähigkeit, den Schmerz zu ertragen, hängt von einem komplexen Zusammenspiel aller oben genannten und weiterer Faktoren ab. Das Eintauchen in Wasser kann sämtliche Faktoren stark beeinflussen.

Wie sich die Schmerzwahrnehmung im Wasser ändert

Um zu verstehen, wie Wasser die Wahrnehmung von Schmerz beeinflußt, ist es nützlich, der Übertragung der Schmerzimpulse nachzugehen. Wir haben gesehen, wie bei Wehen und Geburt Schmerz in Uterus, Muttermund, Bändern und Gelenken im Becken, Scheide, Vulva und Damm entstehen kann. Nervenfasern übermitteln den Impuls der vor Ort befindlichen Schmerzrezeptoren zum Hinterhorn des Rückenmarks. Von dort aus werden sie an die Großhirnrinde weitergeleitet.

In den 70er Jahren stellten Wall und Melzack diese Theorie auf, um die Schmerzdämpfung zu erklären.[4]

Die »Gate-control«-Theorie des Schmerzes

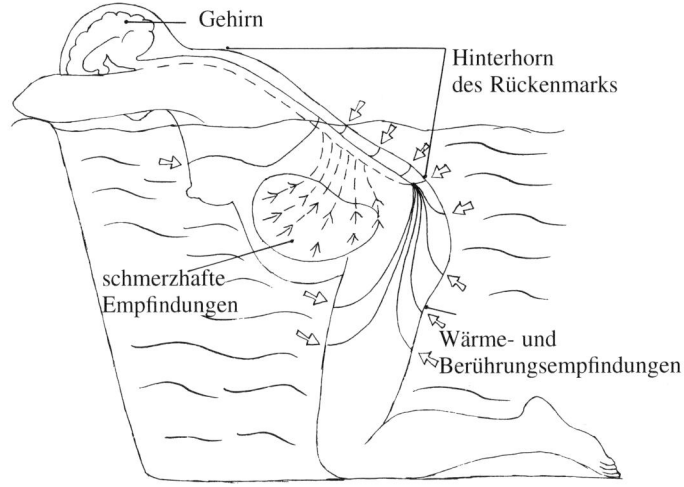

Alle Empfindungen laufen im Hinterhorn des Rückenmarks zusammen. Schmerzempfindungen werden durch die konkurrierenden Wärme- und Berührungsempfindungen auf der Haut der Mutter, die während der Wehen im warmen Wasser eingetaucht ist, gedämpft oder teilweise ausgeschaltet.

a) Schmerzhafte Empfindungen aus Uterus und Becken werden durch Nervenfasern an das Rückenmark und anschließend an das Gehirn weitergeleitet.
b) Das Hinterhorn verläuft das gesamte Rückenmark entlang.
c) Berührungs- und Wärmeempfindungen auf der Haut der Mutter werden über spezifische Nerven über das Hinterhorn an das Gehirn übermittelt.

Das Hinterhorn erstreckt sich über die gesamte Länge des Rückenmarks. Impulse aus sämtlichen Nerven des Körpers, die von Schmerz-, Berührungs- oder Temperaturreizen ausgelöst werden, laufen im Hinterhorn zusammen und werden an das Gehirn weitergeleitet.

Einige der Impulse, die das Hinterhorn erreichen, beschleunigen die Schmerzübertragung, andere hemmen sie. Wieviel Schmerz wahrgenommen wird, hängt von der Zusammensetzung der Impulse ab. Im Hinterhorn befinden sich viele verschiedene Nervenfasern, die Reize mit unterschiedlichen Geschwindigkeiten weiterleiten. Schmerzimpulse werden langsamer übermittelt als zum Beispiel Berührungs- und Druckempfindungen. Da diese Reize das Hinterhorn schneller erreichen als die Schmerzimpulse, glaubt man, daß sie die Schmerzübertragung im Hinterhorn dämpfen können, bevor der Schmerz das Gehirn erreicht. In diesem Sinne schließen sie das »Tor« für die Schmerzempfindungen.

Die Nervenenden in der Haut, die auf Wärme und Berührung ansprechen, werden vom Wasser am ganzen Körper der Mutter stimuliert. Dazu entspannen sich noch die Muskeln der Haarfollikel und setzen angenehme Empfindungen in der Körperperipherie frei. Diese Reize werden genau wie die Schmerzimpulse zum Rückenmark geleitet und verhindern oder bremsen die Übermittlung eines Teils der Schmerzimpulse. Mit anderen Worten: Die angenehmen Empfindungen erreichen das Gehirn schneller und hemmen die Wahrnehmung der schmerzhaften. Das Eintauchen in Wasser stimuliert im ganzen Körper die berührungs- und temperaturempfindlichen Rezeptoren und erzeugt damit eine Basis zahlreicher angenehmer Empfindungen. Darüber lagern sich die Schmerzempfindungen, die um den Zugang zum Rückenmark und Gehirn konkurrieren müssen. Der Schmerz wird teilweise oder ganz »ausgesperrt«.

Schmerz-lindernde Hormone

Das endokrine System von Mutter und Baby setzt während der ganzen Schwangerschaft, bei der Geburt und in der Stillzeit Hormone oder chemische Botenstoffe frei. Bei der Geburt lösen diese Hormone eine Abfolge unwillkürlicher Reaktionen aus, die die Kontraktionskräfte des Uterus in Bewegung bringen, die Wehen in Gang setzen und mit dem Ausstoßen der Plazenta und dem Beginn des Stillens enden. Eines der von der Hypophyse ausgeschütteten Hormone ist das Oxytozin, das die Uteruskontraktionen und den Milchfluß anregt.

Eine wichtige Rolle bei den Wehen spielt auch das Hormonsystem der Endorphine. Sie fungieren als natürliche Schmerzmittel und können auch oxytozinähnlich wirken (also Kontraktionen anregen). Unser Körper ist während der Wehen in der Lage, als physiologische Reaktion auf den zunehmenden Schmerz eine zunehmende Menge Endorphine zu produzieren. Sie werden vom Gehirnstamm und im Hinterhorn ausgeschüttet und binden sich an spezielle Opiatrezeptoren in den Nervenenden, wo sie die Übertragung von Schmerzimpulsen ans Rückenmark und ins Gehirn hemmen oder blokkieren. Am Ende der Wehen nimmt die Endorphinproduktion ab, und man geht heute davon aus, daß der Körper der Mutter dann adrenalinartige Hormone freisetzt (Katecholamine), die die Preßwehen der Austreibungsphase anregen.[5] Falls die Katecholamine schon in einer früheren Phase der Wehen produziert werden – als Reaktion auf Angst, Störung oder Streß –, hemmen diese Hormone die Uteruskontraktionen und verstärken den Schmerz.[3]

Wir können nun schlußfolgern, daß Wasser dem Schmerz von zwei Seiten entgegenarbeitet. Einmal unterstützt es die Schmerzblockade der Endorphine, wenn es auf der Haut der Mutter angenehme Empfindungsreize auslöst, die die Übertragungsleitungen »verstopfen«. Zum zweiten wirkt der Rückzug in die intime Geborgenheit des Wasserbeckens ungemein entspannend – die ideale körperliche und psychische Voraussetzung, um den Schmerz auf ein Minimum zu reduzieren. Wir können daher annehmen, daß das Eintauchen in warmes Wasser denjenigen Teil unseres Gehirns aktiviert, der die unwillkürlichen Abläufe wie Verdauung, Ausscheidung, den sexuellen Orgasmus und eben auch die Uteruskontraktionen bei den Wehen und der Geburt steuert. Das hilft der Mutter, sich aus dem rationalen Denken »auszuklinken« und sich ganz dem instinktiven, »primitiven« Teil ihres Bewußtseins zu überlassen, damit ihr Körper die Vorgänge steuern und sie so ihr Baby leichter zur Welt bringen kann. Ein Wasserbecken ist oft eine der wirkungsvollsten Hilfen für die Mutter, um Kontrolle abzugeben und ihren instinktiven Impulsen freien Lauf zu lassen.

Das Wichtigste im Überblick

Bei der Benutzung eines Wasserbeckens während der Wehen und der Geburt haben die Frauen und ihre Helfer häufig eine ganze Reihe positiver Wirkungen auf Körper und Psyche festgestellt. Sie werden hier zusammenfassend aufgelistet und in Kapitel 5 ausführlicher erklärt.

Größere Bequemlichkeit und Beweglichkeit

Die auftriebsbedingte Schwerelosigkeit verringert die Anstrengung, gegen die Schwerkraft ankommen zu müssen. Im Wasser hat die Mutter größere Freiheit, sich spontan zu bewegen und ihre Haltung zu verändern. Sie kann das Herausgleiten ihres Babys besser unterstützen und die Flexibilität ihres Beckens optimal nutzen. Das ist besonders für Frauen mit Übergewicht oder einem großen Baby von Vorteil – für sie ist es besonders mühsam, sich zu bewegen oder ihre Position zu verändern.

Verringerung des Drucks durch den Bauch

Durch den Auftrieb verringert sich der Druck, den der Bauch selbst ausübt. Dadurch kann der Uterus effektiver kontrahieren, und die Durchblutung wird gefördert, was die Muskeln der Gebärmutter besser mit Sauerstoff versorgt. Das Ergebnis: weniger Schmerz für die Mutter, mehr Sauerstoff für das Baby und damit ein geringeres Risiko für Sauerstoffmangel beim Kind.[6]

»Energiesparen«	Das Wasser hilft der Mutter, ihr Körpergewicht zu tragen, so daß sie ihre Energie nicht für die Schwerkraft einzusetzen braucht; damit bleibt ihr mehr Energie, um die Wehen zu verarbeiten.
Schmerzlinderung	Frauen reagieren unterschiedlich auf Schmerz, und Wasser kann den Schmerz nicht völlig ausschalten. Aber in der Regel dämmt es ihn so ein, daß andere Methoden der Schmerzlinderung unnötig werden.[4,6,7]

Folgende Faktoren beeinflussen im Wasser den Schmerz:
- Besserer Schutz der Intimsphäre
- Größere Beweglichkeit
- Schwerelosigkeit
- Verringerung des Drucks im Bauchraum
- Wärme und taktile Stimulation
- Hormonausschüttung
- Entspannung

Erleichterung einer unkoordinierten Wehentätigkeit	Das Eintauchen in Wasser ist manchmal ein gutes Mittel, um die Öffnung des Muttermunds zu stimulieren, wenn die Mutter Schwierigkeiten beim Übergang in die aktive Wehenphase hat (Eröffnung über 5 cm hinaus), so daß auf wehenanregende Medikamente verzichtet werden kann. Zwar ist das nicht immer der Fall, doch die Möglichkeit, in ein, zwei Stunden die volle Eröffnung zu erreichen, ist immer einen Versuch wert.[7,8]
Sinkender Blutdruck	Der arterielle Blutdruck nimmt ab, wenn eine Frau während der Wehen ins Wasser steigt. Falls der Blutdruck durch Furcht in die Höhe getrieben wurde, kann das Eintauchen in Wasser helfen, ihn wieder zu normalisieren. Darauf kann man sich jedoch nicht verlassen, wenn der hohe Blutdruck durch Prä-Eklampsie bedingt ist.[6,8]
Bewußtseinsveränderung	Bei den meisten Frauen, die das Wasserbecken benutzt haben, wurde beobachtet, daß sich Anspannungen nach dem Eintauchen rasch lösen. Gebärende, die erst verängstigt waren, entspannen sich oft oder werden sogar schläfrig und gleichgültig gegenüber allem, was rings um sie vorgeht. In diesem Zustand wird es möglich, den Bewußtseinswandel einfach geschehen zu lassen, der während der Wehen eintritt. Wenn die Wehen stärker werden, kann die Isolation im Wasser den innerlichen Rückzug der Mutter unterstützen.
Atmung	Die feuchte Luft im Raum mit dem Wasserbecken erleichtert das Atmen, was besonders bei Frauen mit asthmatischer Tendenz hilfreich sein kann.

Im Wasserbecken sind die Frauen merklich weniger gehemmt. Auch kommen sehr selten Verletzungen des Scheiden-, Vulva- und Dammgewebes vor, weil das warme Wasser weichmachend wirkt. Diese Faktoren machen im allgemeinen die letzten Phasen der Geburt einfacher und weniger traumatisch für Mutter und Baby, vorausgesetzt, es gibt keinen Grund, daß die Mutter das Becken verläßt und zur Geburt die Schwerkraft zu Hilfe nimmt (s. S. 132).

Erleichterung der Austreibungsphase und Geburt

Manchmal wirkt das Wasser auf geheimnisvolle Weise. Odent schreibt:

➤ Wir haben zum Beispiel beobachtet, daß manchmal der bloße Anblick und das Plätschern des einlaufenden Wassers als Stimuli ausreichen, um Blockaden abzubauen, so daß die Geburt bereits beginnt, bevor das Becken voll ist.[7]

Nach der Geburt wird das Baby behutsam an die Oberfläche gebracht; es liegt in den Armen seiner Mutter, während sein Körper immer noch unter Wasser und nur Gesicht und Köpfchen über Wasser sind. Das Wasser kann ideale Bedingungen für den ersten Kontakt der Eltern mit ihrem Neugeborenen und für die physiologische Nachgeburtsphase schaffen. Wasser als Übergangsmedium mildert für das Baby die Wucht der ersten Eindrücke von Schwerkraft, Luft, Licht und Geräuschen ab; die Geburt im vertrauten Milieu des Wassers ist daher sanfter.

Erleichterung der Nachgeburtsphase

Wasser hat also bei den Wehen und der Geburt sowohl für die Mutter als auch für ihr Baby beträchtliche positive Auswirkungen; nachteilige Nebenwirkungen scheinen nicht aufzutreten, wenn das Wasserbecken bei einem normalen Wehenverlauf vernünftig eingesetzt wird. Die meisten Befürchtungen über mögliche Nachteile kreisen um das Thema Sicherheit, das in Kapitel 7 abgehandelt wird.

Schlußbemerkung

Infektionen kommen nicht häufiger vor, Dammverletzungen sind seltener; wenn Risse überhaupt auftreten, dann sind sie meist ersten Grades. Bemerkenswert wenige Babys sind bei der Geburt in einem gefährdeten Zustand, nur ein sehr kleiner Prozentsatz braucht nach der Geburt eine Intensivversorgung. Trotzdem ist es wichtig, daß die Erwartungen der Eltern realistisch bleiben und sie die Wassergeburt nicht zu einem neuen Dogma machen. Das ist vielleicht das größte Risiko, das bei der Anwendung von Wasser bei der Geburt droht (s. Kapitel 5).

Ein Wasserbecken beseitigt den Schmerz nicht total wie eine Periduralanästhesie und bringt die Wehen nicht immer so effektiv in Gang wie ein Oxytozintropf. Es gibt Fälle, in denen die Anwendung solcher Geburtshilfemethoden notwendig und angebracht ist – hier wiegt die Notwendigkeit stärker als die Risiken, und das Ergebnis ist in der Regel positiv. Die schlichte Bereitstellung und der vernünftige Gebrauch des ungefährlichen und harmlosen Hilfsmittels Wasserbecken kann einer großen Anzahl von Frauen helfen, medizinische Eingriffe und die potentiell schädlichen Nebeneffekte, die dabei nur zu oft auftreten, zu vermeiden.

Michel Odent kommt zu dem Schluß:

➤ Zur Anwendung von warmem Wasser während der Wehen sind weitere Forschungen nötig, aber wir hoffen, künftige Erfahrungen können bestätigen, daß das Eintauchen in warmes Wasser eine wirkungsvolle, einfache und wirtschaftliche Möglichkeit ist, den Einsatz von Medikamenten und die Rate der Eingriffe bei der Entbindung zu senken.[7]

Seit 1983, als Odent diesen Artikel verfaßte, haben Tausende von Erfahrungen einschließlich unserer eigenen seine Beobachtungen untermauert. Im Bericht des britischen Gesundheitsausschusses über die Entbindungspraxis, der 1992 für das House of Commons verfaßt wurde, heißt es:

➤ Wir empfehlen, daß es sich alle Kliniken zum Grundsatz machen, wo immer möglich dafür zu sorgen, daß die Frauen bei den Wehen und der Geburt die von ihnen bevorzugte Position einnehmen können, *mit der Option eines Geburtsbeckens, wo praktikabel.*[9]

In Großbritannien läßt sich heute also durchaus erwarten, daß in den kommenden Jahren für jede Gebärende als eine von mehreren Wahlmöglichkeiten ein Wasserbecken zur Verfügung steht, und auch in anderen Ländern ist diese Entwicklung nicht mehr aufzuhalten.

4
Wasser in der Schwangerschaft

Wasser kann Ihr Erlebnis der Schwangerschaft auf viele Arten vertiefen. Wenn Sie sich in dieser Zeit mit Wasser näher anfreunden, können Sie, Ihr Partner und auch Ihr Baby nur davon profitieren; das ist der beste Weg, auch während der Wehen, der Geburt und in den Monaten danach Kraft daraus zu schöpfen.

Regenerierendes Heilbad

In diesem Kapitel finden Sie Anregungen für das Baden zu Hause. Dazu gehört auch der Gebrauch von ätherischen Ölen oder Essenzen, die nicht nur angenehm duften, sondern auch therapeutisch wirken. Meditation im Wasser kann Ihnen helfen, innere Ruhe zu finden und als Vorbereitung für die Elternschaft stärker mit Ihren eigenen Gefühlen in Berührung zu kommen. Gleichzeitig intensivieren Sie so die Kommunikation mit Ihrem Baby vor der Geburt. Sie werden erfahren, wie Sie die Kräfte des Wassers zur Entspannung, Visualisierung und Meditation einsetzen können, so daß Ihr Badezimmer täglich zum regenerierenden Heilbad wird, zu einer Oase, in der die Gesundheit sprudelt.

Außerdem haben wir eine kleine Folge von Übungen im Wasser zusammengestellt, die Sie in der ganzen Schwangerschaft und auch danach im Schwimmbad machen können.

Baden zu Hause

Für viele Menschen ist Baden eines der angenehmsten persönlichen Rituale. In der Schwangerschaft ist ein warmes Bad eine wunderbare Möglichkeit, Energie zu tanken, Anspannungen zu lösen und das zusätzliche Gewicht, das Sie tragen, eine kleine Weile lang vom Wasser tragen zu lassen.

Atmosphäre schaffen

Ihr Badezimmer ist ein Refugium, in dem Sie sich ungestört und in Frieden entspannen können. Das läßt sich durch ein paar einfache Dinge unterstützen:

Vorhänge oder Rollos, die tagsüber helles Licht dämpfen, ein wasserdichtes Kissen, um den Kopf bequem anlehnen zu können. Am Abend verwandeln Kerzen die Atmosphäre. Vielleicht besorgen Sie sich einige Pflanzen; ein Kassettenrecorder ist nützlich, wenn Sie beim Baden gern beruhigende Musik hören (allerdings muß er in sicherer Entfernung vom Wasser stehen). Baden reinigt die Haut, macht sie weich und entspannt die Muskeln. Es regt auch den Kreislauf an, fördert den Schlaf und erfrischt Körper und Seele. Gleichzeitig haben Sie dabei eine wunderbare Gelegenheit zur Tiefenentspannung und Meditation und können sich Ihrer inneren Verbindung mit Ihrem Baby bewußter werden.

Aromabäder Der Zusatz von ätherischen Ölen im Badewasser wirkt auf therapeutische Weise entspannend, belebend, regenerierend und heilend. Aromatherapie ist eine Naturheiltradition, die pflanzliche Duftessenzen in Verbindung mit Massage, Bädern oder Inhalationen einsetzt. Die »Essenz« des Baums, der Pflanze oder Blüte wird durch einen Destillationsprozeß extrahiert, wobei ein flüchtiges Öl gewonnen wird, das die Lebenskräfte und Eigenschaften der Pflanze in konzentrierter Form enthält.

Ätherische Öle gelangen über Haut und Lunge in den Blutkreislauf. Wenn sie dem Badewasser zugesetzt werden, dringen sie in die Haut ein, gleichzeitig werden die Duftstoffe eingeatmet. Die Geruchsrezeptoren in der Nase übermitteln die Duftreize an den Teil des Gehirns, der als limbisches System bekannt ist. Es steht mit anderen Gehirnregionen in Verbindung, die viele unserer lebenswichtigen Körperfunktionen beeinflussen, einschließlich des Nerven-, Fortpflanzungs- und endokrinen Systems, das die Hormonausschüttung steuert. Ätherische Öle können sowohl auf den Körper als auch auf die Psyche eine bemerkenswert starke, wohltuende Wirkung ausüben. Sie können beruhigen und entspannen, aufmuntern, den Energiefluß verstärken, den Schlaf fördern, Bakterien angreifen, die Zellproduktion ankurbeln, die Verdauung unterstützen, Verstopfung lindern, den Blut- und Lymphkreislauf anregen und die sexuelle Erregbarkeit erhöhen.

➤ **Wichtiger Hinweis:**
Verwenden Sie ätherische Öle nie unverdünnt. Sie sind sehr konzentriert und sollten mit großer Vorsicht benutzt werden, vor allem in der Schwangerschaft, wenn Sie besonders empfindlich sind und die Wirkung der Öle auch Ihr Baby erreicht. Vermeiden Sie in der Schwangerschaft kräftigere Essenzen wie Rosmarin, Thymian, Basilikum, Gemeiner Salbei, Oregano, Wintergrün, Teebaum, Gewürznelke, Ysop, Myrrhe, Zimt und Poleiminze.

Hunderte von ätherischen Ölen stehen zur Wahl; in der Schwangerschaft und nach der Geburt halten Sie sich am besten an eine kleine Auswahl von Ölen, die sanft in ihrer Wirkung sind. Die in diesem Kapitel empfohlenen Öle können in dieser Zeit unbedenklich zu Hause verwendet werden. Falls Sie aber ein spezielles gesundheitliches Problem behandeln wollen, sollten Sie einen erfahrenen Aromatherapeuten aufsuchen.

Achten Sie beim Kauf darauf, daß die Öle rein und natürlich sind und von einem namhaften Hersteller stammen. Die Preise sind unterschiedlich, manche Essenzen sind relativ teuer. Sie sollten lange haltbar sein, da Sie immer nur ein paar Tropfen davon benötigen.

Folgende aufgelisteten Öle eignen sich hervorragend zur Anwendung in der Schwangerschaft und nach der Geburt:

❐ **Lavendel**
Dieses sanfte Blütenöl wird Ihnen in all den Jahren nützlich sein, in denen Sie Babys und Kleinkinder um sich haben. Es beruhigt, wirkt antiseptisch und regenerierend. Es regt das Immunsystem an und fördert das Zellwachstum; Sie können damit auch Wunden und Verbrennungen behandeln. Lavendelöl kann auch bei Babys eingesetzt werden und hilft Wehenschmerzen lindern (Sie können ein paar Tropfen Öl ins Wasser des Geburtsbeckens geben).

❐ **Rose**
Das wunderbar blumige Rosenöl hebt die Stimmung und wirkt antibakteriell. Es reguliert die weiblichen Sexualorgane, nährt die Haut und ist ein beruhigendes, belebendes Antidepressivum. Für die Gebärmutter ist es nützlich, weil es deren Funktion stärkt und reguliert. Es ist hilfreich bei Depressionen und erlahmter Libido, Übelkeit, Kopfschmerzen und Schlaflosigkeit, sowohl vor und nach der Geburt, und darf auch bei Babys verwendet werden.

❐ **Kamille**
Die heilenden und antibakteriellen Kräfte dieser Pflanze sind bemerkenswert; sie wird wegen ihrer medizinischen Eigenschaften hoch geschätzt. Sie beruhigt und hilft bei der Behandlung von Schlaflosigkeit, nervöser Anspannung, Verdauungsstörungen und Hautproblemen. Eines der besten Aroma-Öle für Babys und Babypflegeprodukte.

❐ **Jasmin**
Dieses köstlich aromatische Öl gilt als Königin der Öle. Es hat eine warm und geschmeidig machende Wirkung auf Nerven und Sehnen, es entspannt, beruhigt und hilft gegen Depressionen. Seine schmerzlindernden Eigenschaf-

ten sind bei den Wehen nützlich. Verwenden Sie Jasminöl als Zusatz für das Badewasser oder ein Basis-Massageöl, und massieren Sie sich damit ab drei Wochen vor dem Geburtstermin den unteren Rückenbereich.

❒ Duftgeranie
Dieses Öl hat ein rosenartiges Aroma und entspannt und belebt. Es regt das Hormonsystem und den Kreislauf an und tut der Haut gut.

❒ Ylang Ylang
Das exotische, fein duftende Blütenöl reguliert den Blutdruck und wirkt beruhigend, antiseptisch und als Aphrodisiakum.

❒ Bergamotte
Dieses Öl hat eine beruhigende und antidepressive Wirkung.

❒ Zitronengras
Das Öl wirkt direkt auf das endokrine System ein, stärkt die Psyche und erfrischt.

❒ Zitrone, Mandarine, Neroli
Diese Öle gehören alle zur Zitrusfamilie und haben eine belebende, leicht anregende und erfrischende Wirkung. Mandarine und Zitrone enthalten Vitamin C und nähren in der Schwangerschaft die Haut. Neroli regt das Wachstum neuer Zellen an und hilft bei der Vorbeugung oder Behandlung von Dehnungsstreifen.

❒ Pfefferminze
Anregend, verdauungsfördernd und kühlend. Pfefferminzöl kann bei Kopfschmerzen oder Verdauungsstörungen helfen und ergibt in der Schwangerschaft bei Hitze ein sehr erfrischendes Bad. Verwenden Sie es nicht, wenn Sie homöopathische Mittel einnehmen, weil Pfefferminze einige dieser Mittel in der Wirkung neutralisiert.

❒ Anwendung ätherischer Öle für Bäder
Lassen Sie das Badewasser einlaufen, geben Sie vier bis sechs Tropfen Öl dazu, und verteilen Sie es mit der Hand. Die Öle sind sehr flüchtig. Um ihre Wirkung voll ausschöpfen zu können, sollten Sie sie dem Wasser erst kurz bevor Sie in die Wanne steigen zusetzen.

Verwenden Sie zu Beginn immer nur ein einziges Öl und experimentieren Sie dann mit zwei oder drei Ölen gleichzeitig, je nach gewünschter Wirkung. Hier einige Anregungen:

Entspannend und erfrischend – Lavendel und Bergamotte
Schlaffördernd und beruhigend – Kamille oder Ylang Ylang und Bergamotte
Kräftigend und anregend – Zitronengras und Lavendel
Gegen Depressionen, stimmungshebend, beruhigend – Rose und Jasmin
Gegen Verstopfung – Zitrone und Lavendel
Als Aphrodisiakum – Ylang Ylang
Gegen Dehnungsstreifen – Lavendel und Neroli
Kühlend – Pfefferminze
Gegen Schmerzen – Kamille und Lavendel oder Geranie

Unterwasser-Massage

Massage im Wasser ist ausgesprochen angenehm und von therapeutischer Wirkung. Während Sie baden, können Sie sich Ihre Brüste massieren: Streichen Sie mit fließenden Bewegungen von den Rändern nach innen zu den Brustwarzen (wie die Speichen eines Rads entlang). Massieren Sie auf diese Weise um die ganze Brust, so daß jeder Teil des »Kreises« bearbeitet wird. Dann massieren Sie den oberen Brustbereich zwischen Brüsten und Schlüsselbein. Beginnen Sie in der Mitte, und arbeiten Sie sich zu den Schultern nach außen. Sie können auch Ihren Bauch massieren: Umkreisen Sie ihn unter Wasser mit behutsamen, fließenden Bewegungen, so daß Sie beim Massieren auch die Gegenwart Ihres Babys spüren. Auch eine Massage der Arme, Beine und Füße ist wohltuend. Wenn eine Freundin oder Ihr Partner Ihnen im Bad Nacken und Schultern massieren kann, anschließend das ganze Rückgrat entlang nach unten, kann das eine sehr positive Wirkung auf Sie haben und Ihr gesamtes Nervensystem stimulieren.

Massage nach dem Baden

Mit denselben ätherischen Essenzen, die Sie als Badezusatz verwenden, können Sie für das Massieren nach dem Baden ein duftendes Massageöl herstellen. Verschütteln Sie sechs Tropfen ätherisches Öl mit 100 ml Basisöl, zum Beispiel Mandel-, Traubenkern- oder Weizenkeimöl. Letzteres ist ein sehr üppiges, nährendes Öl, das für die Haut in der Schwangerschaft ideal ist. Sollten Sie es zu klebrig finden, können Sie es mit Mandelöl mischen. Als Alternative können Sie auch fertige Aromatherapie-Öle für die Schwangerschaft kaufen (s. Adressen). Rosen- oder Kamillenöl in einem leichten Basisöl ergibt ein herrliches Babymassageöl. Nützlich sind Bücher über einfache Massagegriffe in der Schwangerschaft, nach der Geburt und zur Babymassage (s. Literatur und S. 176).

Die meditativen Kräfte des Wassers

Entspannung und Meditation

Für die meisten Menschen ist es ein natürlicher Impuls, Wasser zur Entspannung zu Hilfe zu nehmen; viele ziehen sich in die Badewanne zurück, um abzuschalten, um Probleme zu lösen, vor sich hin zu träumen oder schöpferisch zu denken. Hier können wir allein sein, den Körper los- und den Geist wandern lassen und sinnlich-lustvoll das warme Wasser auf unserer Haut spüren. Wir können dieses Erlebnis mit unserem Partner oder unseren Kindern teilen oder das Bad zum Anlaß nehmen, das Alleinsein in seinen schönsten Seiten zu genießen.

Die Zeit, die Sie im Bad verbringen, können Sie auch kreativ nutzen, um Ihre Fähigkeit zur Entspannung zu vertiefen und durch Meditation geistig zur Ruhe zu kommen. Wenn Sie regelmäßig üben, werden Sie in Ihrer Schwangerschaft den tiefen, positiven Einfluß dieser Praktiken spüren, die Sie auch wunderbar auf die Bewußtseinsveränderung während der Wehen vorbereiten. Nach der Geburt können Sie die Heilkraft des Badens weiter nutzen, um sich und Ihr Baby zu beruhigen und neue Kräfte und Energien zu sammeln (s. Kapitel 6).

Vorbereitung

Nehmen Sie sich eine Stunde Zeit, in der Sie niemand stört und Sie sich entspannen können – am Vormittag, Nachmittag oder vor dem Schlafengehen. Lassen Sie so viel Wasser in die Wanne einlaufen, daß Sie ganz untertauchen können, wenn möglich, auch mit dem ganzen Bauch. Dann können Sie das Gefühl der relativen Schwerelosigkeit, das der Auftrieb verursacht, voll auskosten.

Die Temperatur sollte angenehm sein, warm, aber nicht zu heiß. Dämpfen Sie das Licht; falls Sie möchten, geben Sie ätherisches Öl ins Wasser und legen eine ruhige, meditative Musik auf. Lassen Sie sich langsam ins Wasser sinken und angenehm treiben. Sie können auch Ihre Haare naß machen und mit dem ganzen Kopf ein paar Augenblicke untertauchen (dann sollten Sie allerdings außer Kamillenöl kein ätherisches Öl benutzen, weil es die Augen reizen könnte). Ohrenstöpsel aus Wachs sind nicht notwendig, können aber benutzt werden, falls Ihnen das lieber ist oder Sie nicht ans Tauchen gewöhnt sind (solche Stöpsel sind in der Apotheke erhältlich). Das Untertauchen ist eine sehr nützliche Übung, um Wasserängste zu überwinden. Wenn Sie sich daran gewöhnt haben, mit dem Kopf unterzutauchen, versuchen Sie, Luft ins Wasser zu blasen oder Laute von sich zu geben, bevor Sie wieder zum Atemholen auftauchen. Versuchen Sie auch, unter Wasser die Augen zu öffnen, um im Wasser zu sehen; das ist besonders nützlich, wenn Sie Ihrem Baby später das Schwimmen beibringen wollen (s. S. 180).

Im folgenden Abschnitt schlagen wir Ihnen einige Meditationen vor, die Sie beim Baden bestimmt als bereichernd empfinden werden. Vielleicht möchte sich auch Ihr Partner daran beteiligen. Arbeiten Sie immer ein paar Wochen lang mit einer Meditation, bevor Sie eine andere ausprobieren, um sich die Zeit zu geben, die Erfahrung zu vertiefen. Mit der folgenden entspannenden Visualisierung können Sie sich darauf vorbereiten.

Visualisierung

Lassen Sie sich ins Wasser sinken, und geben Sie sich dem Gefühl der Schwerelosigkeit im Wasser hin. Schließen Sie die Augen, und lassen Sie den Atem fließen. Wenn Sie bereit sind, dann stellen Sie sich vor, daß Sie an einem warmen Sommertag an einen wunderschönen Strand kommen. Unter Ihren Füßen ist weicher, weißer Sand, ringsum wachsen hohe Palmen und andere üppig grüne Pflanzen. Die Blätter bewegen sich sacht in einer sanften Brise, und Sie hören das leise Plätschern der Wellen am Ufer. Stellen Sie sich vor, wie Sie sich mit dem Rücken in den weichen Sand am Wassersaum legen, so daß die Wellen sanft über Ihren Unterkörper gleiten. Spüren Sie die Wärme der Sonne und die weiche Liebkosung des Wassers und der Luft auf Ihrer Haut. Geben Sie sich die Erlaubnis, sich vollständig zu entspannen, während Sie hinaufschauen zum blauen Himmel, auf dem ein paar blütenweiße, wattige Wolken langsam aus Ihrem Gesichtsfeld ziehen. Jetzt stellen Sie sich vor, wie Sie die Augen schließen. Spüren Sie, wie Ihr Körper langsam in das weiche Wasser sinkt, getragen und gestreichelt von den Wellen. Atmen Sie tief, und spüren Sie, daß Sie immer leichter werden, bis es sich anfühlt, als ob Ihr Körper schweben würde, ganz von der Wasseroberfläche getragen, wie ein Baby in der Wiege. In Ihnen steigt ein Gefühl der vollkommenen Harmonie mit der Natur ringsum auf, Sie ruhen im Schoß der Mutter Erde.

Jetzt sind Sie bereit, mit der Meditation zu beginnen.

Atemmeditation

Legen Sie behutsam Ihre Hände auf Ihren Unterbauch. In der chinesischen Medizin heißt diese Stelle »Tantien« oder Zentrum der Energie. Ihre Augen bleiben geschlossen. Atmen Sie langsam durch die Nase ein und aus. Versuchen Sie nicht, Ihren Atem auf irgendeine Weise zu verändern, konzentrieren Sie sich nur darauf, ihn zu beobachten. Wenn Sie ausatmen, werden Sie bemerken, daß sich Ihr Bauch nach unten senkt, während die Luft aus Ihrer Lunge entweicht, so daß sich Ihr Zentrum zu leeren scheint. Am Ende des Ausatmens gibt es eine Pause oder einen leeren, reglosen Raum. Wenn der Atem den Grund des reglosen Raums erreicht hat, warten Sie und lassen es zu, daß der Atem allmählich ganz von selbst wieder einströmt wie ein Geschenk. Während die Luft einströmt, weitet sich Ihr Zentrum und füllt sich. Oben auf der Atemwelle gibt es wieder eine Pause, bis langsam die nächste Ausatmung beginnt.

Setzen Sie diese Meditation fort, und konzentrieren Sie Ihre Aufmerksamkeit auf den Atemfluß. Wenn Gedanken aufkommen, lassen Sie sie zu, und wenn Sie wieder dazu bereit sind, kehren Sie mit Ihrer Aufmerksamkeit zu Ihrem Atem zurück. Vielleicht dauert es Wochen oder sogar Monate, bis Sie Ihre Konzentration aufrechterhalten können. Verzweifeln Sie also nicht, wenn Sie sich anfangs leicht ablenken lassen. Mit dem Üben verbessert sich Ihre Konzentration, und Ihre Meditation vertieft sich. Das wird Ihnen bei den Wehen von großem Nutzen sein, dann, wenn Sie Ihre Gedanken loslassen und ganz in Ihrem Körper sein müssen. Und das ist nicht nur bei den Wehen hilfreich, sondern auch bei vielen anderen Situationen im Leben.

Sie sehen sich selbst und Ihr Baby

Ziel dieser tief entspannenden Meditation ist es, daß Sie nacheinander mit jedem Teil Ihres Körpers in einen entspannenden Kontakt treten; Ihre Aufmerksamkeit wandert vom Scheitel bis zur Sohle, von der vorderen Körperseite zur hinteren. In der Schwangerschaft können Sie diese Meditation

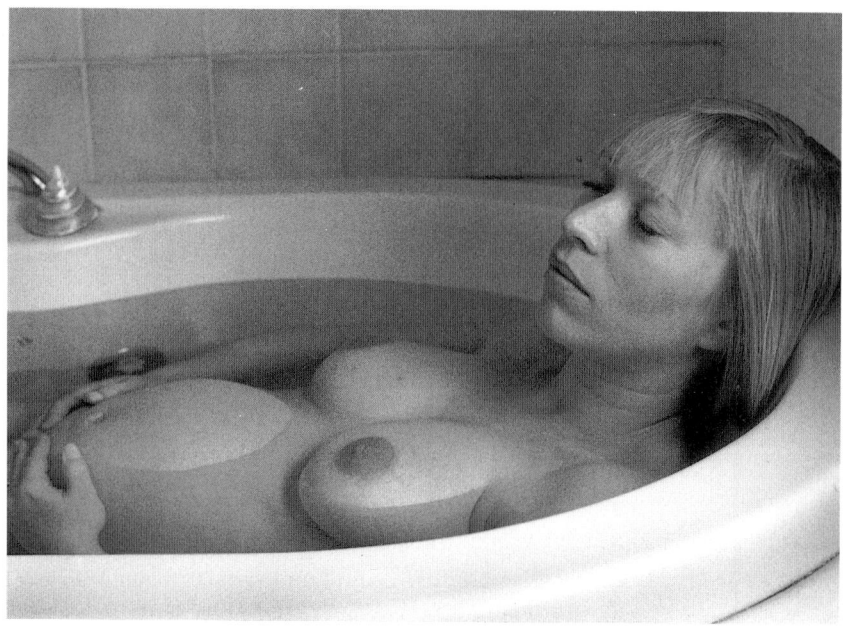

auch benutzen, um sich aller Regionen Ihrer Gebärmutter bewußt zu werden, der Plazenta und sogar Ihres Babys.

Sie liegen mit geschlossenen Augen entspannt im Wasser. Beginnen Sie mit Ihrer Reise durch den Körper, wo Sie wollen, zum Beispiel am Scheitel. Atmen Sie sachte, und lassen Sie den Atem von selbst ein- und ausströmen, während Sie Ihre Aufmerksamkeit auf diesen Punkt richten und dort bewußt jede Spannung loslassen. Gehen Sie nun ganz langsam zum linken Ohr. Konzentrieren Sie sich auf die Form Ihres Ohrs, auf dessen Wärme und Empfindungen, und lassen Sie alle Spannungen im Ohr los. Auf diese Weise wandern Sie durch Ihren ganzen Körper nach unten, über das Gesicht, den Hinterkopf, die Außenseite und Innenseite des Halses, die Außenseite und Innenseite der Brust, die Außenseite und Innenseite des Bauchs, die Außenseite und Innenseite des Beckens, die Beine hinunter bis zu den Zehen. Es ist unwichtig, ob Sie am Scheitel oder im Bauch oder in den Fingern beginnen, solange Sie die Richtung »von oben nach unten« beibehalten und beim Atmen die festgehaltene Energie in Ihrem Körper freisetzen. Manchen Meditierenden hilft es, sich einen weichen, wunderschönen Lichtpunkt vorzustellen, der langsam vom Kopf bis zu den Zehen durch den Körper gleitet.

Wenn Sie Ihren ganzen Körper durchwandert haben, dann konzentrieren Sie sich auf Ihr Baby und machen bei ihm in Ihrer Phantasie genau dasselbe, vom Köpfchen bis zu den Zehen, von der Vorderseite zur Rückseite, von der Außenseite zur Innenseite.

Anfangs sind Sie vielleicht versucht, rasch von einem Punkt zum anderen zu springen. Doch später, wenn Sie sich schon mehr daran gewöhnt haben, bewegen Sie sich vielleicht in viel kleineren, feineren Schritten. Diese Meditation kann fünf Minuten dauern, sich aber auch über eine Stunde oder länger hinziehen, das hängt allein von Ihnen ab.

Den Geist zur Ruhe bringen

Wenn wir zu meditieren beginnen, wimmelt es in unserem Kopf meist nur so vor Gedanken, und es kann uns schwerfallen, diese Gedanken loszulassen. Mit der Zeit kann diese Meditation Ihnen helfen, innerlich zur Ruhe zu kommen und den beglückenden Frieden zu erfahren, den wir finden, wenn der »innere Dialog« in unserem Kopf verstummt. Der Weg dahin führt über zwei Schritte.

1. Entspannen Sie sich im Wasser, und atmen Sie tief und frei. Die nächsten fünf bis zehn Minuten beobachten Sie bewußt Ihre Gedanken, die heraufziehen. Lassen Sie sie zu, aber versuchen Sie nicht, ihnen zu folgen,

sie aufzuhalten oder sie irgendwie zu verändern – bleiben Sie sich nur Ihrer Gedanken bewußt, und beobachten Sie ihr Kommen und Gehen. Machen Sie das zwei Wochen lang täglich, und gehen Sie dann zum zweiten Schritt über.

2 Wenn Sie entspannt sind und Ihre Gedanken beobachten, versuchen Sie, den nächsten Gedanken »einzufrieren« und ihn so lange »anzuschauen«, wie Sie können. Bleiben Sie dabei bewußt und aufmerksam, und wenn der nächste Gedanke auftaucht, tun Sie mit ihm dasselbe. Fahren Sie so fort und frieren Sie die Gedanken gleich bei ihrem Entstehen ein. Mit etwas Übung werden Sie bemerken, daß nicht mehr so viele Gedanken emporschießen, die ruhigen, friedvollen Zwischenspannen zunehmen und Ihr Geist entspannter und gelassener wird.

Wenn Sie Zugang zu den meditativen Kräften Ihres Geistes gefunden haben, werden Sie sich ruhiger fühlen, mehr in Ihrer Mitte sein und innere Harmonie und Gleichgewicht empfinden. Meditation kann von besonderem Nutzen sein, wenn Sie der Geburt oder Ihrer neuen Rolle als Mutter mit einigen Ängsten entgegensehen. Die Fähigkeit, zur Ruhe zu kommen, und sei es täglich auch nur ein paar Minuten lang, ist ein wichtiger Schritt, um diese neue Phase Ihres Lebens akzeptieren und genießen zu können. Meditieren können Sie natürlich »auf dem Trockenen« genauso wie im Wasser.

Gefühle in der Schwangerschaft

Akzeptanz und Auseinandersetzung

Ein Kind zu bekommen ist eine Erfahrung, die Ihr Leben mit Sicherheit bereichern und tief verändern wird. Da kann es nicht ausbleiben, daß es von Anfang an in Ihrem Gefühlsleben turbulenter zugeht. Emotionen fließen wie Wasser, und in der Schwangerschaft sind sie manchmal besonders intensiv.

Wenn Sie viel Zeit mit Entspannung und Meditation im Wasser verbringen, können auch Ihre Gefühle leichter hochsteigen. Im Wasser können Sie ihnen behutsam freien Lauf lassen, so daß Sie zu Ruhe und Gleichgewicht finden, sogar bei großer Aufregung, Schwierigkeiten oder Konflikten. Wasser ist ein weibliches Element, das Ihnen helfen kann, Ihren Intellekt einmal abzuschalten und Ihre intuitiven, mütterlichen Instinkte sich entfalten zu lassen. Die Fähigkeit, die eigenen Gefühle zu akzeptieren und mit ihnen mitzugehen, ist der Schlüssel der erfolgreichen Verwandlung einer Frau zur Mutter. Schließlich befinden Sie sich im Übergang von der Erwachsenen- zur Elternrolle – einer der bedeutendsten Einschnitte im Lebenszyklus jedes Menschen.

Zu den aufregendsten Herausforderungen, vor die ein Kind Sie stellt, gehört es, die dramatischen emotionalen und körperlichen Veränderungen zu verarbeiten, die Sie in sich selbst und in Ihren Beziehungen erleben, und mit der neuen Verantwortung und dem Wandel Ihres Lebensstils fertigzuwerden. Die Schwangerschaft setzt eine ganze Reihe von Emotionen frei, tiefwurzelnde Ängste, Zorn und Panik ebenso wie Erregung und heftige Vorfreude. Die meisten Frauen staunen über die Wucht, mit der die neuen Gefühle in der Schwangerschaft in ihnen aufbrechen. Gut möglich, daß auch bei Ihnen alte Ängste oder Verletzungen und Schuldgefühle aus Ihrer Kindheit, die Sie längst überwunden glaubten, sich wieder regen und nach oben drängen. Jetzt ist die Zeit, solche Themen aus Ihrer Vergangenheit neu zu erforschen, sich mit tiefen, blockierten oder verdrängten Gefühlen auseinanderzusetzen und zu versuchen, gegenwärtige Konflikte zu lösen. Ein Baby zu bekommen kann eine unglaublich heilende und klärende Erfahrung sein, die neue Türen öffnet und Ihnen hilft, loszulassen, was hinter Ihnen liegt – wenn Sie nur bereit sind, es geschehen zu lassen.

Die eigenen Ängste anschauen

Viele Frauen haben große Angst davor, was in der Schwangerschaft auf sie zukommt, und eigentlich ist auch nichts anderes zu erwarten, wenn Sie ein so tiefes und mächtiges Erlebnis wie die Geburt vor sich haben. Sich diese Angst einzugestehen ist der erste und möglicherweise wichtigste Schritt, damit Sie die Schwangerschaft und die Geburt annehmen können. Für manche Männer und Frauen ist das ein sehr einfacher, natürlicher Schritt auf dem Weg zur Elternschaft, für andere aber ist die Angst auf so komplexe Weise mit vorangegangenen Erfahrungen verwoben, daß es schwierig wird, die Gegenwart von der Vergangenheit zu trennen. Falls das auf Sie zutrifft, ist es sehr wichtig, diese Gefühle in der Schwangerschaft auszuloten und auszudrücken, entweder allein oder mit Ihrer Familie, mit Freunden oder mit Hilfe eines professionellen Therapeuten bzw. einer Beratungsstelle.

Die Schwangerschaft ist eine Zeit, in der die meisten Frauen für Veränderungen sehr offen sind. Gefühle sind zugänglicher und können leichter freigesetzt werden. Psychische Probleme lassen sich jetzt womöglich leichter lösen als zu jeder anderen Zeit im Erwachsenenleben.

Vielleicht haben Sie auch eine spezifische Wasserangst, die aus Ihrer Vergangenheit herrührt, oder es hat Ihnen in der Kindheit an Erfahrungen mit

Wasser gemangelt. Beides, insbesondere die Angst vor dem Ertrinken, kann bei dem Wunsch, sich während der Wehen und der Geburt vom Wasser helfen zu lassen, zu starken Konflikten führen. Es ist wichtig, während der Schwangerschaft an solche Gefühle heranzukommen, damit Sie sich davon befreien können und vor dem Geburtstermin dem Wasser vertrauen lernen. Ein weiterer positiver Effekt: Sie übertragen nach der Geburt keine Wasserangst auf Ihr Baby (s. S. 175).

Möglicherweise machen Sie sich darüber Sorgen, daß es Ihrem Baby schaden könnte, wenn Sie in der Schwangerschaft mit sogenannten negativen oder unterdrückten Gefühlen in Berührung kommen. Das ist unwahrscheinlich, da diese Gefühle bereits Teil Ihrer Realität sind, und wenn Sie sie annehmen, verarbeiten und schließlich loslassen können, werden Sie eine neue Stufe der Freiheit erlangt haben, wenn Sie Ihr Baby erstmals in die Arme schließen.

Die Gefühle des Vaters

Männer haben unterschiedliche Wünsche, wie weit sie bei der Schwangerschaft ihrer Partnerin, den Wehen und der Geburt einbezogen werden möchten. Manche wollen an den Ereignissen der Schwangerschaft und Geburt gern teilhaben und ihr Baby aktiv mitversorgen, andere unterstützen ihre Partnerin lieber auf andere Weise. Einige Männer haben Schwierigkeiten damit, die Verantwortung und Herausforderungen der Vaterschaft zu bewältigen, und es ist wichtig, die Tatsache anzuerkennen, daß auch der Vater des Babys schwanger ist!

Väter haben möglicherweise sehr feste Vorstellungen davon, wie ihre Kinder geboren, ernährt und erzogen werden sollen. Das sind Themen, die in der Schwangerschaft diskutiert werden müssen, damit Sie sich beide einig sind und dann entsprechend auf die Bedürfnisse Ihres Babys eingehen. Für die Eltern ist es entscheidend, offen miteinander reden zu können und sich die Zeit zu nehmen, sich zu äußern und dem anderen zuzuhören.

Bei manchen Männern war die eigene Geburt mit Schwierigkeiten verbunden, oder sie kennen Freunde oder Familienangehörige, bei denen es während der Geburt zu Komplikationen kam. In solchen Fällen können in der Schwangerschaft und/oder bei der Geburt Ängste aufbrechen, die die Entspannungsfähigkeit der Frau beeinträchtigen.

Auch wenn diese Ansicht noch keine allgemeine Verbreitung gefunden hat, ist es für den Vater genauso wichtig wie für die Mutter, sich emotional auf die Geburt und die Elternrolle vorzubereiten (s. Kapitel 5).

Ihr Baby während der Schwangerschaft

Babys entwickeln sich in den neun Monaten, die sie im Mutterleib verbringen, sowohl körperlich als auch psychisch. Schon früh sind sie außerordentlich sensibel gegenüber ihrem emotionalen Umfeld. In der Schwangerschaft werden Sie viele Anhaltspunkte bekommen, was für eine kleine Persönlichkeit da in Ihnen heranwächst – wann Ihr Kleines wach ist, wann es schläft und wie es sich bewegt. Die intellektuellen Fähigkeiten Ihres Babys entwickeln sich bereits jetzt, und beim Schlafen erlebt es REM-Phasen (REM = Rapid Eye Movement, schnelle Augenbewegung), die wir mit Träumen in Verbindung bringen. In der Spätphase der Schwangerschaft verbringt Ihr Kind bis zu 80 Prozent seines Schlafs mit Träumen (die Traumperioden nehmen im späteren Leben immer weiter ab). Auf psychischer Ebene besteht bereits eine tiefe innere Verbindung zwischen Mutter und Kind. Ihr Baby kann Ihre Stimme identifizieren und erkennt nach der Geburt auch verschiedene Klänge und Musik wieder, die es im Mutterleib gehört hat. Von Anfang an ist es ein Individuum mit eigenem Rhythmus, eigenen Verhaltensmustern, Vorlieben und Abneigungen. Die innere Kommunikation zwischen Ihnen und Ihrem Baby ist ein wichtiger Teil Ihrer Schwangerschaft, der Sie auf Ihre Beziehung zueinander nach der Geburt vorbereitet. Die täglichen Rhythmen, die vor der Geburt im Mutterleib entwickelt werden, setzen sich in der Neugeborenenzeit fort; Sie werden nicht überrascht sein, wenn Sie entdecken, daß Sie Ihr Kind kennen und Ihr Kind Sie kennt. Die Bindung, die nach der Geburt zwischen Ihnen beiden entsteht, hat ihre Wurzeln in dieser frühen Kommunikation, die auf vielfältigen Ebenen abläuft, schon bald nach der Zeugung einsetzt und immer komplexer wird, je weiter Ihr Baby sich entwickelt.

Einige der frühesten Wahrnehmungen Ihres Kindes rühren vom Fruchtwasser her, das die empfindsamen Nervenenden seiner Haut stimuliert (s. S. 29). Da überrascht es nicht, wenn es auf viele von uns noch im Erwachsenenalter so beruhigend wirkt, in warmes Wasser einzutauchen – als ob wir mit jedem Bad in den sicheren Ursprungshafen des Mutterleibs zurückkehrten.

Im Uterus hört Ihr Baby viele Geräusche (s. Babymeditation, S. 70). Es schläft, träumt und reagiert auf die Bewegungen und Rhythmen Ihres Körpers. Ihr Kind registriert die chemischen Hormonbotschaften, die aus Ihrem Blutkreislauf zu ihm gelangen, und Ihren Herzschlag, so daß sich Ihre Gefühle und Stimmungen ihm mitteilen. Es hört die Geräusche, die bei Ihrer Verdauung entstehen. Durch Ihr Blut erhält es die Nährstoffe aus den Speisen, die Sie essen. Es übt Atmen, Saugen, Schlucken und Aufstoßen. Durch Kopfbewegungen, Zappeln, Purzelbäume, Boxen und Strampeln kräftigt Ihr Baby seine Körpermuskulatur.

In der späten Schwangerschaft füllt der Körper Ihres Kindes die Gebärmutter ganz aus, so daß es Ihre Hände spüren kann, wenn Sie es streicheln und massieren (es wird auch durch die Uteruskontraktionen massiert, die immer häufiger und kräftiger werden, je näher die Geburt heranrückt). Es macht Spaß, durch Unterwassermassage in Badewanne oder Schwimmbad mit dem Baby Verbindung aufzunehmen (s. S. 53); diese Erfahrung kann durch eine Meditation noch vertieft werden. [Eine frühe Kontaktaufnahme mit dem Ungeborenen ist auch durch Haptonomie möglich, ebenso die Begleitung des Kindes während der Geburt, A.d.R.]

Bewegung im Wasser

Gesundheit und Vitalität

Sich im Wasser zu bewegen ist eine aufregende und lustvolle Erfahrung, die Ihr Körpergefühl stark verändern kann – vielleicht der Beginn einer neuen Art, gesund zu leben. Sie können diese Folge sanfter Übungen im Wasser während der gesamten Schwangerschaft durchführen. Nach der Geburt werden die Übungen Ihnen helfen, sich wieder zu erholen und auch in den folgenden anstrengenden Monaten Ihre Energie zu bewahren.

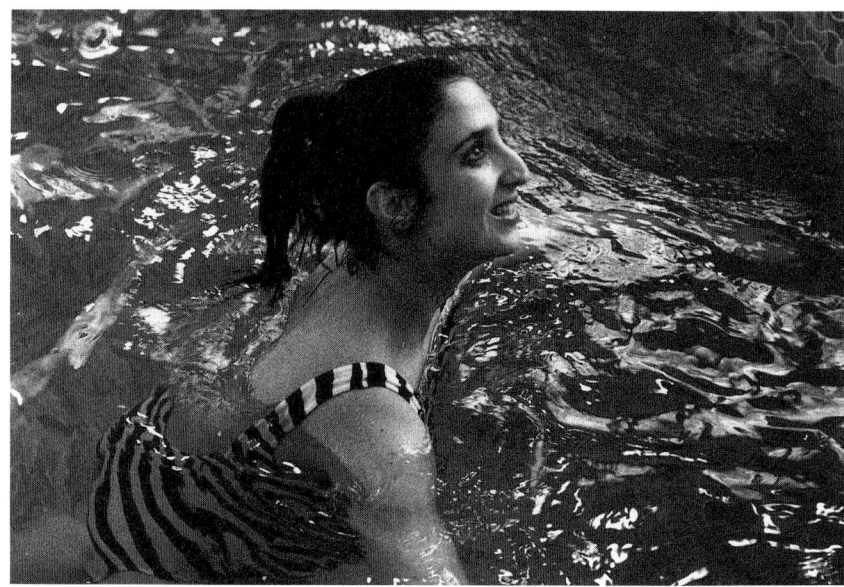

Schwimmen ist in der Schwangerschaft ideal, um den Gesundheitszustand und die Kondition zu verbessern.

Regelmäßige Bewegung ist für Ihre Gesundheit und Vitalität immer wichtig, besonders aber in der Schwangerschaft und der Stillzeit. Dann sind Sie nicht nur für sich selbst verantwortlich, sondern auch für das körperliche und psychische Wohlbefinden Ihres Kindes. Alles, was Sie tun, beeinflußt seine Entwicklung von Anfang an. In der Schwangerschaft kann Wasser zu mehr Energie und einer positiven Einstellung zum eigenen Körper und zum Baby verhelfen. Wenn Sie selbst im Wasser sind – genau wie Ihr Kind –, verstärkt das Ihre Verbundenheit mit ihm. Im Wasser können Sie Ihre mentale Energie auch leichter auf Ihr Baby lenken; seine Gegenwart in Ihrem Körper wird Ihnen besser bewußt.

Wenn Sie sich eine Wassergeburt wünschen oder während der Wehen ein Wasserbecken nutzen möchten, ist Spiel und Bewegung im Wasser die ideale Vorbereitung. Je mehr Zeit Sie im Wasser verbringen, desto besser!

Eine gute Idee ist es auch, in der Schwangerschaft ein paarmal einen Babyschwimmkurs als Gast zu besuchen, damit Sie miterleben können, wieviel Spaß Mütter und Kinder im Wasser haben. Auch das hilft, eventuelle Ängste abzubauen. Ihr Partner kann bei Ihren Übungen mitmachen, später auch bei der Geburt, beim Baden mit Ihrem Baby und beim Babyschwimmen – übrigens eine prima Gelegenheit, andere »Wasserbabys« und ihre Eltern kennenzulernen.

Mit der körperlichen und seelischen Geburtsvorbereitung im Wasser können Sie beginnen, sobald Sie wissen, daß Sie schwanger sind (oder schon vorher), und bis zu dem Tag weitermachen, an dem die Wehen einsetzen.

Sind zusätzliche Übungen »auf dem Trockenen« sinnvoll?

Die Antwort lautet »ja«! Es ist notwendig, zusätzlich ein paar Yoga-Grundübungen zu machen. Spezielle Übungen zur Lockerung des Beckens und Entspannung anderer Körperregionen müssen mit unverminderter Schwerkraft, also außerhalb des Wassers, durchgeführt werden, um voll wirksam zu sein (s.a. Literatur). Sie werden feststellen, daß sich viele der Grundübungen sowohl an Land als auch im Wasser durchführen lassen, und es wäre ideal, beides zu tun. Auch das Spazierengehen an der frischen Luft ist ein ausgezeichnetes Training und eine hervorragende Ergänzung zum Schwimmen.

Atmung und Kreislauf

Sich mit Wasserübungen Gutes tun

Ihr Herz ist der wichtigste Muskel in Ihrem Körper. Schwimmen und Wassergymnastik sind in der Schwangerschaft für Herz und Lunge, das kardio-respiratorische System, einfach ideal. Der Auftrieb verringert Ihr Gewicht, so daß Ihnen Bewegungen, die sonst anstrengend wären, leichtfallen werden. So können Sie Ihre Kondition und Ihre aerobe Kapazität behutsam verbessern, das heißt, die Fähigkeit von Herz und Lunge, Sauerstoff und andere Nährstoffe zu den Zellen Ihres Körpers und auch zu Ihrem Baby hin- und Schlackenstoffe über den Blutkreislauf wegzutransportieren. Auch der Wasserdruck auf der Haut regt den Kreislauf an und verbessert die Atmung.

Elastizität

Die Wärme des Wassers erhöht allgemein die Elastizität der Muskeln und Gelenke. Einige der Wasserübungen zielen auf Dehnung ab, was die Gelenke beweglicher macht und steife Muskeln lockert. Diese Übungen sollten Sie nicht nur im Wasser, sondern auch auf dem Trockenen machen (mehr dazu in: Janet Balaskas, *Aktive Geburt*, s. Literatur). In der Schwangerschaft bedeutet das zusätzliche Gewicht eine Belastung für Ihren Körper, vor allem für die Wirbelsäule, die Hüften, die Gelenke des Kreuz-, Darm- und Schambeins und die Knie. Übungen im Wasser helfen, diese Bereiche zu kräftigen und die Auswirkungen der Belastung zu verringern. Die zunehmende Flexibilität der Gelenke verbessert die Beweglichkeit allgemein, was es Ihnen erleichtern wird, während der Wehen und zur Geburt aufrechte Haltungen einzunehmen, im Wasser wie an Land.

Kraft und Ausdauer

Im Wasser müssen Sie sich ständig gegen den Wasserwiderstand bewegen, der in allen Richtungen wirkt. Aufgrund des Gefühls der Schwerelosigkeit ist es viel einfacher, ohne große Belastung körperliche Ausdauer und Kondition zu verbessern. Wasser übt auf Ihre Muskeln eine sanfte, aber nicht zu unterschätzende tonisierende Wirkung aus. Der Wasserwiderstand massiert, während Sie sich bewegen, Ihren ganzen Körper und regt den Kreislauf an – Sie fühlen sich vitaler, lebendiger und voller Energie. Übungen dieser Art sind einfach durchzuführen und trotzdem äußerst wirkungsvoll. In der Schwangerschaft eignen sich langsame Bewegungen am besten; sie bereiten Sie auf die körperlichen Anstrengungen des Gebärens und der Mutterschaft vor.

Muskel-Fett-Verhältnis

Wassergymnastik hilft, das richtige Gleichgewicht zwischen Fett- und Muskelgewebe zu erhalten. In der Schwangerschaft und Stillzeit sollten Sie keine Diäten machen; Übungen dieser Art tragen dazu bei, nicht benötigte Kalorien zu verbrennen und ihre Ablagerung als Fett, das Sie nach der Geburt vielleicht nur schwer wieder loswerden, zu verhindern. Sie können sich gesund und genußvoll ernähren, ohne übermäßig zuzunehmen, auch in der Schwangerschaft hübsch aussehen und bald nach der Geburt wieder Ihre ursprüngliche Figur zurückerlangen. Für Frauen, die eine schlechte Kondition oder größeres Übergewicht haben oder sich in der Schwangerschaft sehr unwohl fühlen, sind Übungen im Wasser die beste Möglichkeit, sich leicht und anmutig zu fühlen und ohne nennenswerte Belastung Gesundheit und Kondition zu verbessern. Beginnen Sie langsam, steigern Sie Ihr Tempo gemächlich, je nach Ihren Fähigkeiten; Sie werden die Fortschritte bald bemerken.

Haltung
Ihr Körper macht in der Schwangerschaft große Veränderungen durch. Die Übungen helfen der Wirbelsäule, das zusätzliche Gewicht zu tragen, und zielen darauf ab, die Belastung im Kreuzbereich zu verringern und die Bauchmuskeln zu kräftigen, was Ihre Haltung verbessert. An Land wie im Wasser sollten Sie es vermeiden, ein Hohlkreuz zu machen; kippen Sie statt dessen Kreuz und Becken in Gegenrichtung. Achten Sie auch darauf, Ihre Füße parallel aufzusetzen, denn wenn Sie sie beim Stehen, Gehen oder bei den Übungen nach außen drehen, schwächt das den unteren Rückenbereich.

Schlaf, Entspannung und Energie
Regelmäßiges Schwimmen ist eine wirkungsvolle Methode, um in der Schwangerschaft den Schlaf und die Entspannung zu fördern. Nach dem Schwimmen schlafen auch Babys in der Regel tief und fest und wachen nachts nicht so oft auf. Wenn Sie an Müdigkeit, Erschöpfung oder Depressionen leiden, erleben Sie durch Übungen im Wasser möglicherweise einen starken Energieschub. Wasser kann Ihnen helfen, Streß oder Ängste zu bewältigen und sich ausgeglichener zu fühlen.

Schwangerschaftsbeschwerden
Häufige Beschwerden wie Rückenschmerzen, Wasseransammlungen (Ödeme), Schweregefühl oder Übelkeit lassen sich durch Wassergymnastik lindern. Frauen mit hohem Blutdruck machen oft die Erfahrung, daß sowohl sanftes Yoga »an Land« als auch Wasserübungen den Blutdruck senken helfen. Wassertherapie kennt man seit der griechisch-römischen Antike; seitdem nutzt man die Heilkräfte des Wassers in den Bädern und Kurorten, die heute so beliebt sind. Viele der Krankheiten, die in der Schwangerschaft auftreten, lassen sich durch Hydrotherapie behandeln. Doch besprechen Sie das Übungsprogramm unbedingt mit Ihrem Arzt, vor allem, wenn bei Ihnen ein medizinisches Problem vorliegt.

Atmung

Eine gute, rhythmische Atmung ist für die Gesundheit wichtig. Die meisten von uns atmen zu flach und zu schnell. Diese Übungen werden Ihnen helfen, tief und voll zu atmen. Den Atem beim Schwimmen unter Wasser kurz anzuhalten verbessert Ihre aerobe Kapazität. Ihr Sauerstoffbedarf ist im Wasser weit geringer als sonst, weil Sie Ihr Körpergewicht nicht voll tragen müssen. Atmen Sie langsam und rhythmisch, und konzentrieren Sie sich beim Schwimmen oder bei den Übungen auf das Ausatmen, wenn keine anderen Anweisungen gegeben werden.

Körperliche Erscheinung und Sexualität

Weil Wasserübungen dem Körper so gut tun, fördern sie ein Gefühl des Wohlbefindens, eine positive Haltung und ein entsprechendes Selbstbild. Die sinnlichen und erotischen Eigenschaften des Wassers erleichtern uns den Zugang zu unseren Gefühlen und den sexuellen Instinkten, die bei der Geburt und beim Stillen aufsteigen. Wasser hilft Ihnen und Ihrem Baby, die Zeit der Schwangerschaft zu genießen.

➤ Sicher ist sicher:

Lassen Sie sich immer von jemandem begleiten, wenn Sie in der Schwangerschaft schwimmen oder Übungen im Wasser machen. Der Spaß wird größer, wenn Sie mit Ihrem Partner oder in einer Gruppe von Schwangeren üben. Bei Schwangerengruppen sollte immer ein ausgebildeter Rettungsschwimmer anwesend sein.

Nützliche Tips

Wassertemperatur

Das Wasser sollte eine Temperatur von 26 bis 29 °C haben. Heiße Wannenbäder, Sauna oder heiße Jacuzzis sind in der Schwangerschaft nicht zu empfehlen (Jacuzzis mit warmem Wasser durchaus).

Wassertiefe

Die meisten Übungen sollten in schultertiefem Wasser ausgeführt werden. Je mehr von Ihrem Körper dabei unter Wasser ist, desto besser. Frauen mit Wasserängsten beginnen in taillentiefem Wasser.

Badebekleidung

Tragen Sie einen gut sitzenden Umstands-Badeanzug mit Stützkörbchen für die Brüste. Wenn Sie mit Ihrem Baby schwimmen gehen, tragen Sie am besten einen einfarbigen Badeanzug, zum Beispiel in kräftigem Rot oder Blau, damit Ihr Baby Sie im Wasser leicht erkennen kann.

Schwimmhilfen

Schwimmhilfen wie Schwimmbretter oder große Gummireifen können sehr nützlich sein, vor allem gegen Ende der Schwangerschaft, wenn Ihr Körper schwer ist und es schwieriger wird, sich im Wasser treiben zu lassen. Sie können solche Schwimmhilfen in Sportgeschäften kaufen, sie manchmal aber auch im Schwimmbad ausleihen. Ohrstöpsel aus Wachs können Sie in der Apotheke kaufen, falls Sie welche benutzen wollen, nötig sind sie nicht.

Musik

Wir raten davon ab, die Übungen zu Musik zu machen. Es ist besser, wenn Sie Ihrem eigenen inneren Rhythmus folgen, als zu versuchen, mit Musik Schritt zu halten.

Nichtschwimmerinnen

Das Wasserübungsprogramm wird nicht in tiefem Wasser durchgeführt, bei vielen Bewegungen können Sie sich am Rand festhalten. Sie brauchen also nicht schwimmen zu können. Probieren Sie die Übungen anfangs am flachen Ende des Beckens aus, bis Sie entspannter sind und mehr Vertrauen haben.

Wie oft?

Dreimal die Woche wäre ideal, wenn Sie die Zeit dazu aufbringen können. An den Tagen dazwischen sollten Sie ein paar Yoga-Grundübungen machen (s. Literatur).

Bahnenschwimmen

Schwimmen ist in der Schwangerschaft ein ausgezeichnetes Bewegungstraining; Sie können sich vor den Wasserübungen ein paar Bahnen lang warm machen, mit Brustschwimmen, Kraulen oder Rückenschwimmen, je nachdem, was Sie am liebsten mögen. Schwimmen Sie langsam, atmen Sie in einem Rhythmus, der Ihnen angenehm ist, und hören Sie auf, bevor Sie müde werden, oder ruhen Sie sich zwischen den Bahnen aus. Wie viele Bahnen Sie schwimmen wollen, bleibt Ihnen überlassen, solange Sie nicht außer Atem kommen oder ermüden.

Jogging auf die sanfte Art

Im Wasser auf der Stelle oder über die Breite des flachen Beckenendes zu joggen ist viel einfacher als das Joggen »an Land«, bringt Energie und macht Spaß.

Gehen im Wasser

Auch das Herumgehen im Wasser entspannt, ist einfach und tut Ihnen gut.

Spielen

Es macht auch Freude, einfach nur im Wasser herumzutollen; nehmen Sie Ihre Wasserübungen also bitte nicht zu ernst! Verwandeln Sie sich doch manchmal einfach in einen Wal, eine Nixe oder einen Delphin, und überlassen Sie Ihren Körper den Wellen (s. S. 27). Mit ein bißchen Phantasie können Sie das sogar in der Badewanne machen. Und wenn Sie das Glück haben, in der Nähe eines sauberen Sees oder Flusses zu wohnen, sollten Sie das so oft wie möglich ausnutzen.

Kleines Wasserübungsprogramm

1
Tiefe Bauch-
atmung und
Babymeditation

Position

Stellen Sie sich im Nichtschwimmerbereich mit dem Rücken gegen die Wand. Die Füße sollen knapp einen halben Meter auseinanderstehen und parallel aufgesetzt sein. Jetzt beugen Sie die Knie und lassen sich in eine bequeme Hocke sinken, so daß Ihnen das Wasser bis zu den Schultern reicht.

Lehnen Sie den Rücken gegen die Wand, und lassen Sie die Kreuzgegend lang werden, indem Sie die Taille gegen die Wand drücken. Zur Entspannung des Nackens lassen Sie Ihr Kinn auf die Brust fallen. Legen Sie Ihre Hände so um den Unterbauch, als wollten Sie Ihr Baby wiegen.

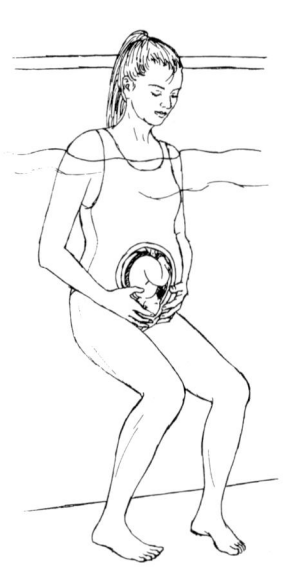

Babymeditation

Tiefe Atmung

Schließen Sie die Augen, und konzentrieren Sie sich auf Ihren Atemrhythmus. Beobachten Sie das natürliche Fließen Ihres Atems.
Fangen Sie damit an, sich jede Ausatmung und jede Einatmung bewußtzumachen. Atmen Sie langsam durch die Nase aus und ein. Konzentrieren Sie sich vor allem auf das Ausatmen. Atmen Sie langsam aus, bis es nicht mehr weiter geht, dann machen Sie eine Pause und warten einfach, bis die Einatmung von

selbst beginnt. Sobald Sie das Gefühl haben, Sie wollen einatmen, lassen Sie den Atem von selbst kommen. Atmen Sie drei, vier Atemzüge auf diese Weise weiter, und beobachten Sie, wie sich dabei Ihr Bauch bewegt. Beim Ausatmen bewegt sich Ihr Bauch von Ihren Händen weg, in Richtung Wirbelsäule. Beim Einatmen bewegt sich Ihr Bauch auf Ihre Hände zu, weg von der Wirbelsäule.

Atmen Sie so noch eine Weile weiter, und übertreiben Sie die Bauchbewegung wie im folgenden beschrieben.

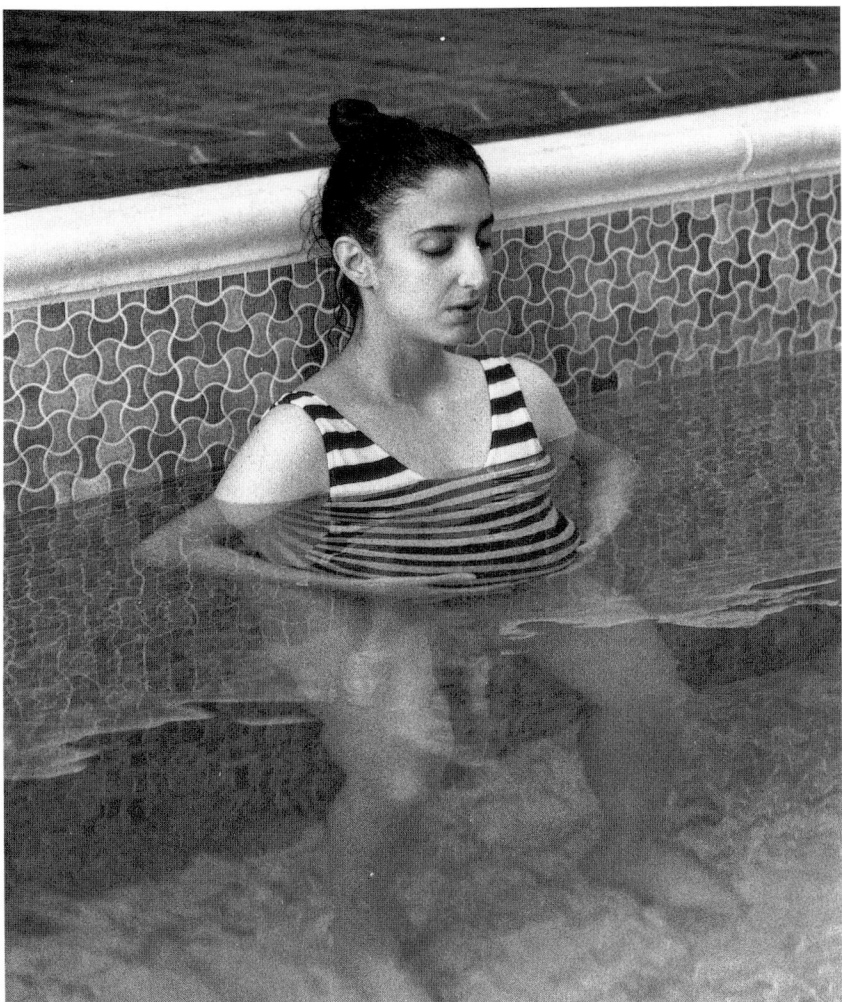

Tiefe Bauchatmung

Beim Ausatmen ziehen Sie bewußt Ihre Bauchmuskeln ein, weg von Ihren Händen, als wollten Sie Ihr Baby näher zu Ihrer Wirbelsäule schieben. Machen Sie eine Pause, und entspannen Sie sich, um einzuatmen. Dabei dehnen Sie Ihren Bauch zu Ihren Händen hin. Atmen Sie weiter, bis die Bewegung harmonisch von selbst kommt (s. Meditation, S. 55). Versuchen Sie dann, durch den Mund auszuatmen und dabei einfache Vokallaute auszustoßen wie AAAH oder OOOH. Das wird Ihnen helfen, bei den Wehen ohne Hemmungen zu stöhnen.

Wirkung
Bei der Tiefenatmung benutzen Sie die Zwerchfellmuskulatur. Deren Bewegung beim Füllen und Entleeren der Lunge ist für den schwankenden Druck auf den Bauch verantwortlich. Beim flachen Atmen benutzen Sie nur die Zwischenrippenmuskeln, die Bewegung findet hauptsächlich im Brustkorb statt. Die Übung zur Tiefenatmung verbessert und vertieft Ihre Atmung und hilft bei der Überwindung ungünstiger Atemtechniken (z.B. der flachen Brustatmung), während sie Sie gleichzeitig auf das Durchatmen bei den Wehen vorbereitet.

Babymeditation im Wasser
In derselben Haltung schließen Sie die Augen, atmen tief und entspannt und konzentrieren Ihre Aufmerksamkeit auf Ihr Baby in Ihrem Bauch. Stellen Sie sich vor, wie es für Ihr Kind sein mag, in Ihrer Gebärmutter im Fruchtwasser zu schweben. Stellen Sie sich das weiche, seidige Gefühl des Wassers auf seiner Haut vor. Stellen Sie sich vor, welche Laute Ihr Baby in Ihrem Körper hört – Ihren Herzschlag, Ihre Stimme, die Luft, die durch Ihre Lungen rauscht, die Nahrung, die durch Ihr Verdauungssystem wandert. Stellen Sie sich vor, wie Ihr Kind nach der Nabelschnur greift und das ständige Pulsieren des Bluts spürt, das zwischen ihm und der Plazenta hin- und herströmt. Erlauben Sie sich, der starken, inneren Verbindung bewußt zu werden, die Sie schon jetzt, lange vor der Geburt, mit Ihrem Kind haben. Schauen Sie den kleinen Körper Ihres Babys an, seine Hände, Füße, die Fingerchen, die Zehen. Stellen Sie sich die winzigen Knochen der Wirbelsäule vor, die runde Form seines Köpfchens und das kleine Herz, das so kräftig schlägt. Während Sie tief ein- und ausatmen, spüren Sie, wie Ihr Baby sich in Ihnen bewegt. Sie wissen, daß Ihr Kind empfänglich für Ihre Gedanken und Gefühle ist und bereits von allem lernt, was Sie tun, Ihre Botschaften aufnimmt und Ihre Berührungen fühlt, von all den Speisen ernährt wird, die Sie zu sich nehmen. Umgeben Sie Ihr Baby mit strahlend weißem Licht und

mit liebevollen Gedanken und Gefühlen, heißen Sie es willkommen, bevor Sie mit dem Übungsprogramm beginnen (s.a. Meditation, S. 55).
Jetzt holen Sie tief Luft, halten sie an, entspannen sich und schweben oder schwimmen ein paar Augenblicke frei mit dem Kopf unter Wasser, als wären Sie selbst noch im Mutterleib. Erst dann machen Sie mit den Übungen weiter. Versuchen Sie, unter Wasser langsam auszuatmen, so daß die Luftblasen blubbern, bis Sie zum Einatmen wieder auftauchen.

Für Ihren Partner
Stellen Sie sich zur Tiefenatmung und Babymeditation hinter Ihre Partnerin an die Wand, so daß sie ihren Rücken gegen Ihren Körper stützen kann. Umfassen Sie sie mit beiden Armen, und legen Sie ihr beide Hände sanft auf den Unterbauch.

Wirkung
Durch diese Meditation werden Sie sich Ihres Babys intensiver bewußt.

Ausgangsposition
Stellen Sie sich in brusttiefem Wasser in einiger Entfernung vom Rand ins Becken. Die Füße stehen im Abstand von etwa einem halben Meter parallel auf dem Boden. Pendeln Sie sich in Ihrer Mitte ein. Kippen Sie Ihr Becken nach vorn, unter den Bauch, um das Kreuz zu entspannen. Entspannen Sie Ihre Arme.

2 Atemkreise

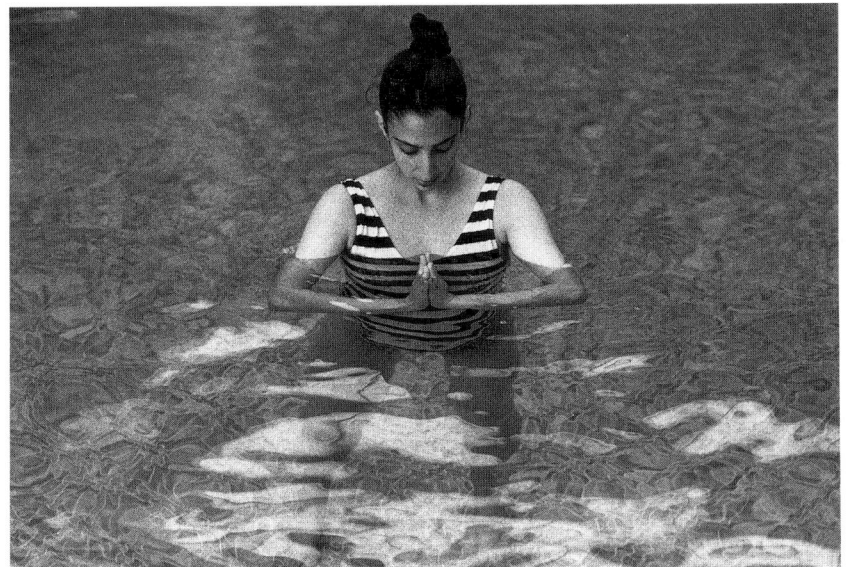

← Ausgangshaltung für Atemkreise

Bewegung

Zum Aufwärmen rollen Sie Kopf und Nacken ganz locker in großen Kreisen, Ihr Körper bleibt dabei ruhig. Machen Sie in jede Richtung drei oder vier vollständige Kreise, lassen Sie alle Anspannung im Nacken los, und kommen Sie mit dem Kopf wieder in die Mitte. Jetzt sind Sie bereit anzufangen.

1 Atmen Sie langsam durch den Mund aus und durch die Nase ein. Legen Sie Ihre Hände aneinander, so daß sich die Handflächen und Finger berühren, etwa zwei bis drei Zentimeter vor Ihrer Brust (s. Foto). Werden Sie sich Ihres natürlichen Atemflusses bewußt.

2 Wenn Sie ausatmen, lassen Sie langsam Ihre Hände nach unten sinken, bis sie den untersten Punkt eines imaginären Kreises berühren. Gleichzeitig bleibt Ihr unterer Rückenbereich lang; Sie beugen die Knie und gehen in eine breite Hocke hinunter.

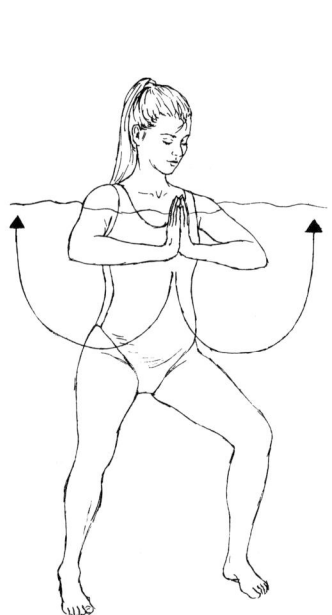

Ausatmen, Knie beugen und Arme senken.

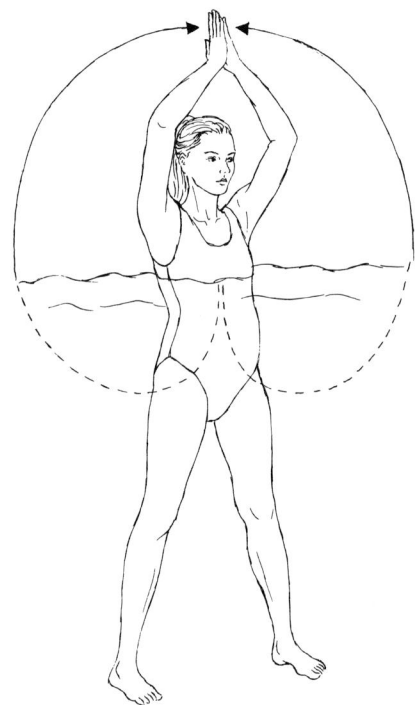

Einatmen, Knie strecken und Arme heben.

3   Beim Einatmen strecken Sie langsam die Arme zur Seite, beschreiben mit ihnen einen weiten Kreis und strecken die Knie, bis Sie stehen. Führen Sie die Handflächen am höchsten Punkt des Kreises sanft zusammen. Wenn Sie wieder mit dem Ausatmen beginnen, senken Sie die Hände langsam vor Ihrem Körper und beugen die Knie, bis Sie den untersten Punkt des Kreises erreicht haben. Führen Sie die Bewegung ganz langsam und anmutig fort, atmen Sie aus, senken Sie die Arme, und gehen Sie auf dem Weg nach unten in die Hocke, atmen Sie ein, stehen Sie auf, und heben Sie die Arme. Vollenden Sie so im fließenden Rhythmus einige Kreise, und entspannen Sie sich dann. Lassen Sie eventuelle Spannungen im Nacken los, indem Sie abwechselnd über die rechte und die linke Schulter schauen. Wenn Sie fitter werden, steigern Sie die Dauer der Übung bis auf zehn Kreise.

Wirkung
Diese Übung erhöht das Volumen Ihres Brustkorbs und verbessert Ihre Atmung. Sie entspannt Nacken und Schultern und die Muskeln, die Ihre Brüste tragen. Sie wirkt beruhigend und trägt zur inneren Sammlung bei.

Ausgangsposition

3 Flügelschlag

Stehen oder hocken Sie in einigem Abstand vom Beckenrand im Wasser, das Ihnen bis zu den Schultern reichen sollte. Stellen Sie Ihre Füße etwa einen halben Meter voneinander entfernt parallel auf. Kippen Sie Ihr Becken nach vorn, um den Kreuzbereich zu dehnen und zu entspannen, und achten Sie darauf, diese Haltung im Verlauf der Übung beizubehalten. Strecken Sie die Arme vor sich aus, die Ellbogen sind durchgedrückt, und legen Sie Ihre Handflächen aneinander. Die Arme sind in Schulterhöhe, knapp unter der Wasseroberfläche.

Ausgangshaltung für den Flügelschlag ➔

Bewegung
Atmen Sie ein, und führen Sie Ihre Arme in einem weiten Kreis langsam zurück, so weit Sie können, ohne sich zu verkrampfen. Bleiben Sie in dieser Haltung, und atmen Sie ein- oder zweimal aus und ein. Spüren Sie, wie sich Ihre Brust vorn weitet und wie Ihre Schulterblätter hinten, in der Rückenmitte, zusammenkommen (s. Abb.).

Atmen Sie aus, und bewegen Sie die Arme langsam wieder zur Ausgangshaltung zurück.

Wiederholen Sie die Übung drei- bis viermal; steigern Sie sich nach und nach auf zehnmal. Sie können die Übung allein oder mit einem Partner durchführen.

Für Ihren Partner

Stellen Sie sich hinter Ihre Partnerin, und massieren Sie ihr als erstes im Wasser die Schultern und den Nacken. Dann atmen Sie in der Ausgangs-

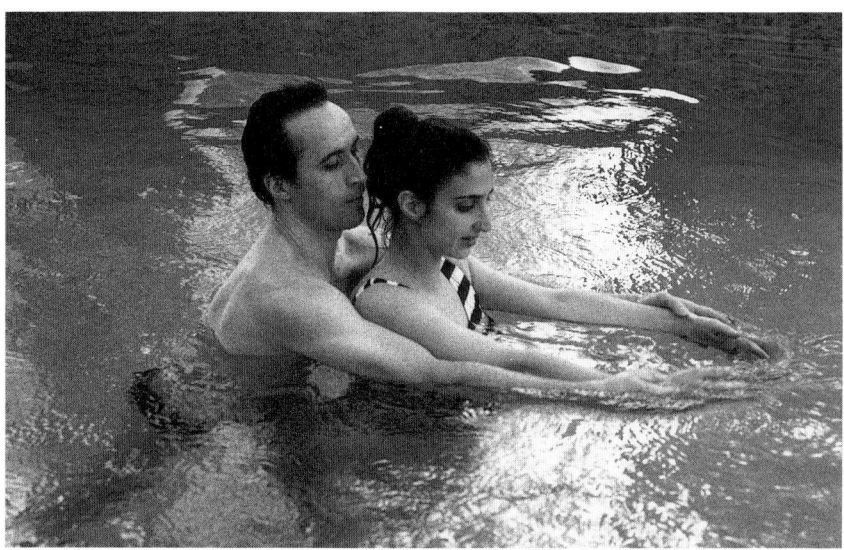

Gemeinsam durchgeführte Übung mit synchronen Bewegungen

position synchron mit ihr (s. Foto). Fassen Sie sie anschließend an den Handgelenken, und führen Sie ihre Hände hinter ihrem Rücken so weit zusammen, wie es ihr noch angenehm ist (s. Abb. gegenüber); die Arme bleiben dabei knapp unter Wasser. Halten Sie Ihre Partnerin in dieser Position, während sie ein paar Augenblicke entspannt atmet, und lassen Sie die Hände dann langsam los. Drei- bis viermal wiederholen.

Wirkung

Diese Übung löst Spannungen im Nacken, in den Schultern, den Armen und in der oberen Rückenpartie. Sie weitet den Brustkorb vorn am Brustbein, erhöht das Brustvolumen, verbessert die Atmung und kräftigt die Muskeln, die die Brust stützen.

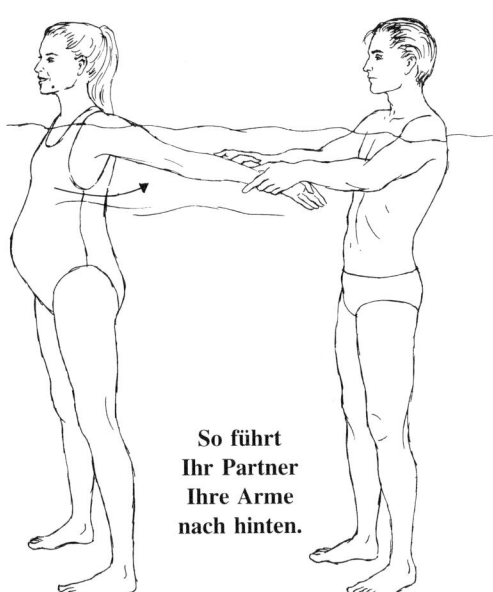

So führt Ihr Partner Ihre Arme nach hinten.

Ausgangsposition
Sie stehen in brusttiefem Wasser, eine Armlänge vom Rand des Beckens entfernt. Die Füße sind geschlossen und parallel zum Beckenrand, an dem Sie sich mit dem gestreckten linken Arm festhalten. Strecken Sie Ihren rechten Arm seitlich aus, mit der Handfläche nach oben, und lassen Sie ihn locker im Wasser treiben.

**4
Dehnung zur Seite**

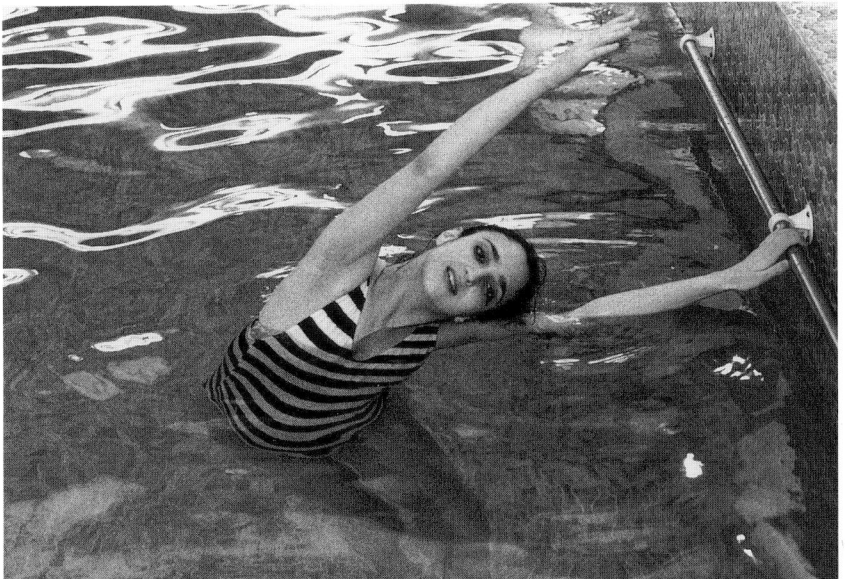

Dehnung zur Seite

Bewegung

1 Füße und Beine bleiben in der Ausgangsposition. Schwenken Sie die Hüfte vorsichtig seitlich zum Beckenrand hin.
2 Dann atmen Sie aus und schwenken die Hüfte langsam vom Rand weg. Gleichzeitig beugen Sie sich seitlich nach links und heben behutsam den rechten Arm nach oben, über den Kopf zum Rand hin. Nicht verspannen oder nach vorn beugen (s. Foto).
3 Beim Einatmen führen Sie den rechten Arm wieder langsam nach unten bis knapp unters Wasser, während Sie die Hüfte zum Rand hin schwenken. Wechseln Sie so in einer durchgehenden, fließenden Bewegung die Richtungen. Wiederholen Sie die Übung langsam und anmutig drei- bis viermal, ohne sich dabei zu überdehnen; mit der Zeit steigern Sie auf zehnmal.
Dann drehen Sie sich um und machen dasselbe auf der anderen Seite.

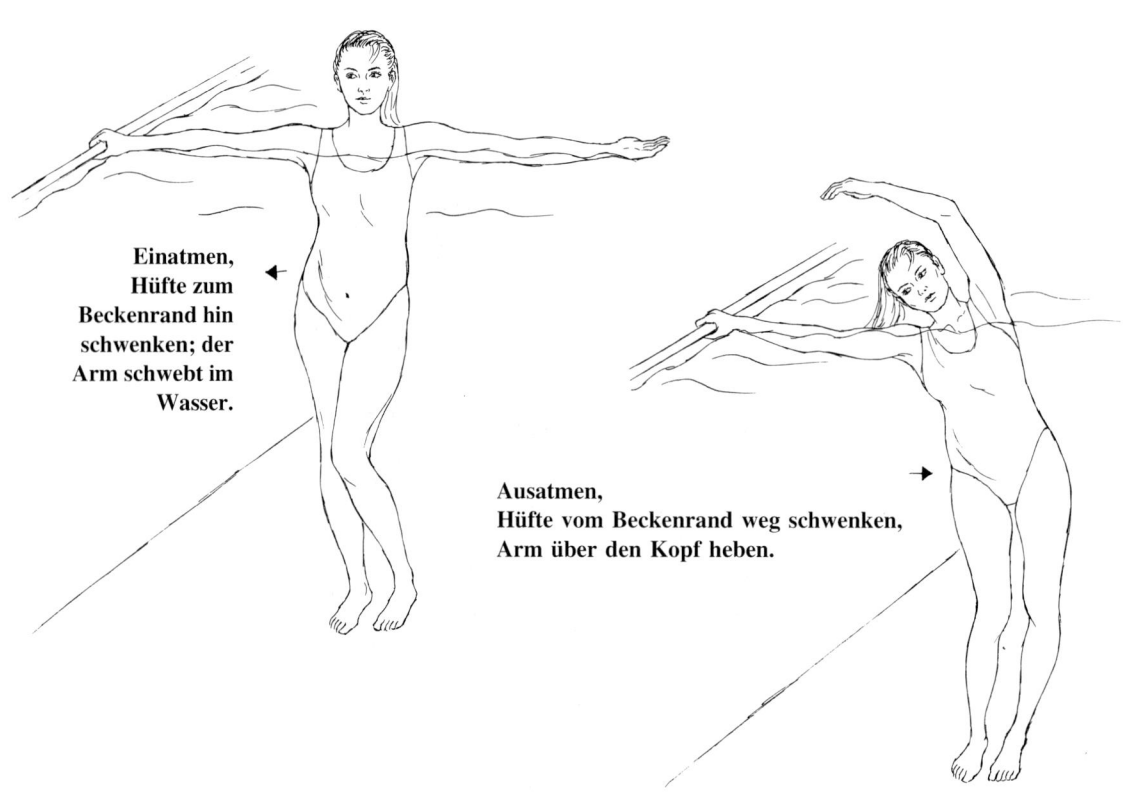

Einatmen, Hüfte zum Beckenrand hin schwenken; der Arm schwebt im Wasser.

Ausatmen, Hüfte vom Beckenrand weg schwenken, Arm über den Kopf heben.

Partner
Stellen Sie sich Ihrer Partnerin gegenüber, und machen Sie diese Übung gemeinsam.

Wirkung
Diese Bewegungen dehnen die Körperseiten und schaffen Ihrem Baby mehr Raum. Gut für die Taille vor und nach der Geburt. Erweitert das Brustvolumen und verbessert die Atmung; gleichzeitig werden die Armmuskeln gedehnt und Verspannungen in Nacken und Schultern gelöst.

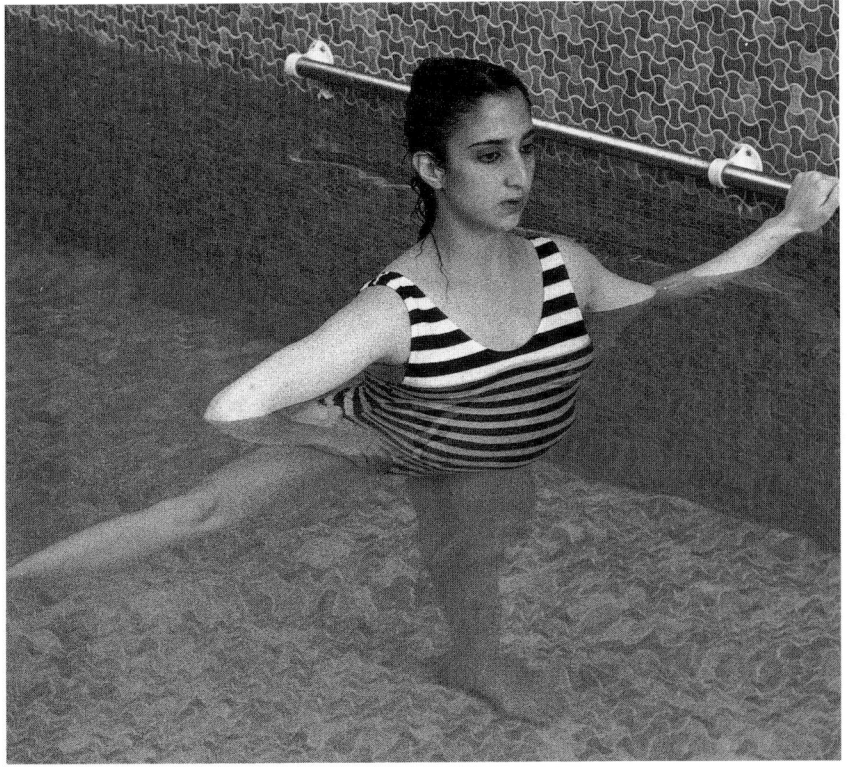

5
Beine heben und schwingen

Bein zur Seite heben.

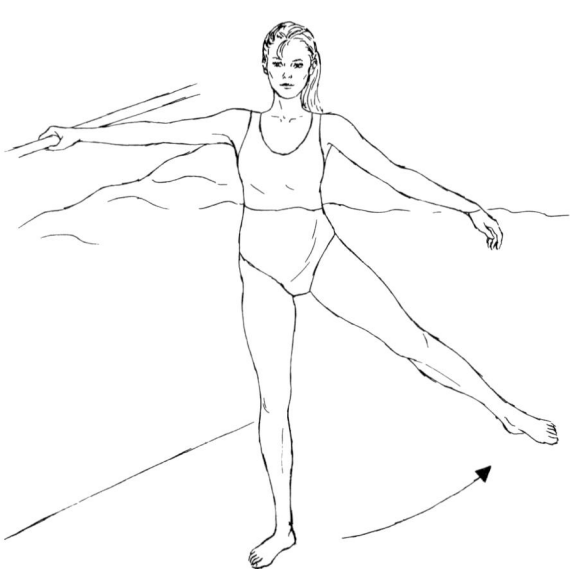

Bein zur Seite heben.

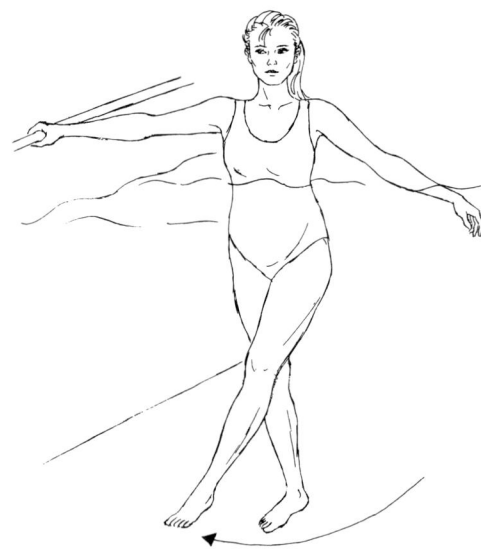

Bein vor dem Standbein zur anderen Seite führen.

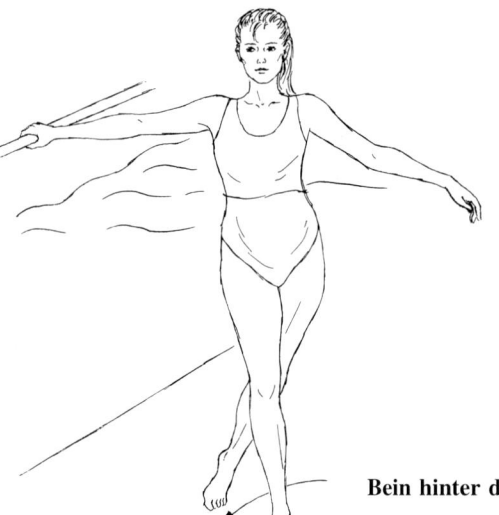

Bein hinter dem Standbein zur anderen Seite führen.

Ausgangsposition

In taillentiefem Wasser stehen Sie eine Armlänge vom Beckenrand entfernt und halten sich mit der linken Hand fest. Ihre Füße sind geschlossen und parallel zum Rand.

Bewegungen

a) Beine seitlich heben

1. Sie stehen auf dem Innenbein (dem linken) und heben das Außenbein (das rechte) so hoch wie möglich zur Seite.
2. Jetzt führen Sie es wieder nach unten, vorn am Standbein vorbei, in Richtung Beckenrand.
3. Heben Sie das Außenbein wieder zur Seite, und führen Sie es nun hinter dem Standbein vorbei in Richtung Rand.
4. Wiederholen Sie diese Bewegungen abwechselnd vor und hinter dem Standbein vorbei drei- bis viermal in einem fließenden Rhythmus; steigern Sie allmählich auf zehnmal.
   Dann drehen Sie sich um und wiederholen die Übung mit dem anderen Bein.

b) Beine schwingen

Sie stehen in derselben Ausgangshaltung wie beim seitlichen Heben der Beine auf dem linken Bein und halten sich links am Beckenrand fest; Ihre rechte Hand schwebt frei im Wasser oder stützt sich auf die rechte Hüfte. Schwingen Sie Ihr rechtes Bein aus der Hüfte nach vorn, so hoch wie möglich. Der Rumpf bleibt dabei aufrecht. Jetzt schwingen Sie das rechte Bein aus der Hüfte nach hinten, so hoch wie möglich (s. Abb. auf S. 80). Machen Sie diese beiden Bewegungen in einem fließenden Rhythmus drei- bis viermal, und steigern Sie sich im Lauf der Zeit auf zehnmal.
Beine wechseln, auf der anderen Seite wiederholen.

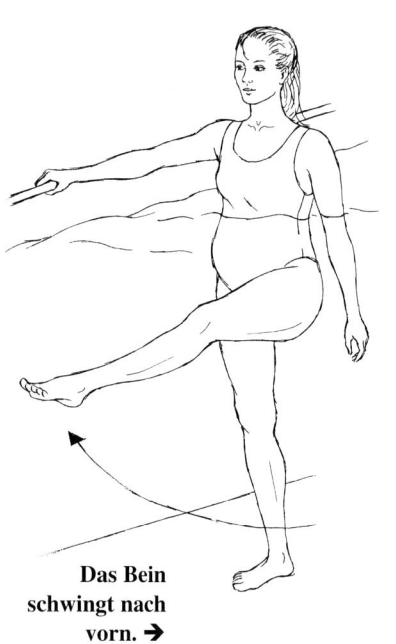

Das Bein schwingt nach vorn. ➔

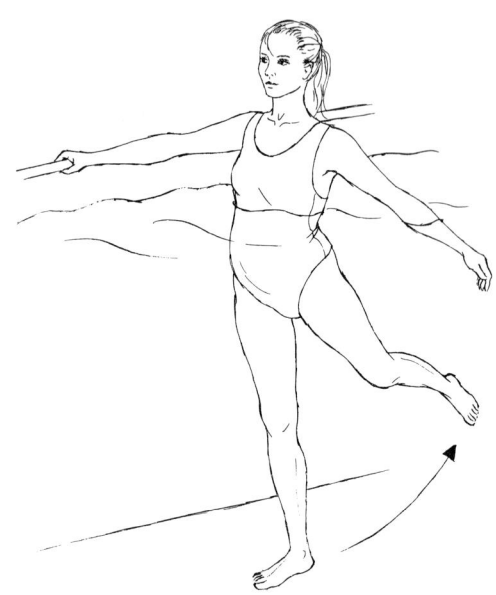

Das Bein schwingt nach hinten.

6
Mit Beinen und Knöcheln kreisen

Ausgangsposition

Diesmal stehen Sie mit dem Rücken zum Beckenrand und mit gespreizten Beinen in taillentiefem Wasser. Halten Sie sich mit beiden Händen am Rand fest, Ihre Füße stehen parallel.

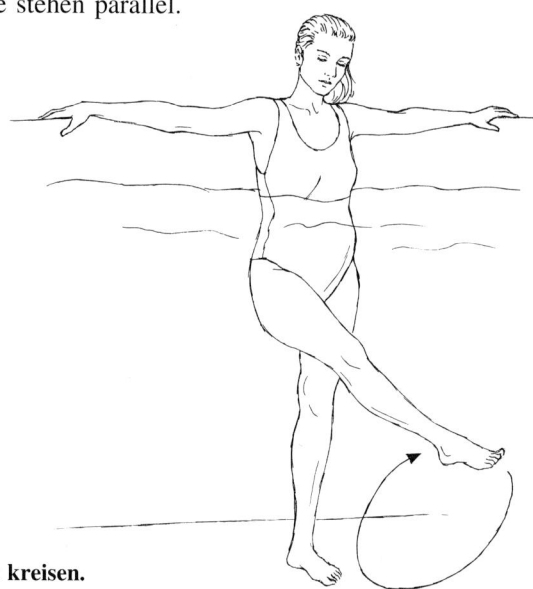

Mit den Beinen kreisen.

Bewegungen

a) Mit den Beinen kreisen

Stellen Sie sich auf das linke Bein, und heben Sie das rechte, das bei der Übung gestreckt bleibt, an. Aus der Hüfte heraus beschreiben Sie damit im Uhrzeigersinn einen großen Kreis (von mindestens einem halben Meter Durchmesser); drei- bis viermal wiederholen. Dann machen Sie drei bis vier Kreise gegen den Uhrzeigersinn.
Jetzt wechseln Sie das Standbein und kreisen mit dem anderen (linken) Bein. Nach und nach steigern Sie sich auf zehn Kreise pro Richtung.

Wirkung

Diese Bewegungen trainieren die Beinmuskeln und Hüftgelenke, verbessern den Muskeltonus und den Bewegungsspielraum ohne Überdehnung.

b) Mit den Knöcheln kreisen

In derselben Haltung heben Sie das rechte Bein und kreisen mit dem Knöchel, erst im Uhrzeigersinn, dann in Gegenrichtung, bis zu zehnmal. Jetzt strecken Sie abwechselnd die Zehenspitzen und die Fersen nach vorn, ebenfalls bis zu zehnmal.
Wechseln Sie das Standbein, und machen Sie dasselbe mit dem anderen (linken) Bein.

Wirkung

Diese Bewegungen erhöhen die Elastizität der Fußgelenke und fördern den Kreislauf und den Rückfluß venösen Bluts zum Oberkörper. Sie verbessern auch die Haltung und werden es Ihnen erleichtern, in die Hocke zu gehen.

7 Becken-Rock'n'Roll

Ausgangsposition

Sie stehen im brusttiefen Wasser, dem Beckenrand gegenüber, und halten sich mit beiden Händen daran fest; strecken Sie dabei die Arme durch. Die Füße stehen knapp einen halben Meter auseinander und sind parallel; die Zehen zeigen zum Rand. Beugen Sie leicht die Knie, der Rücken bleibt gerade.

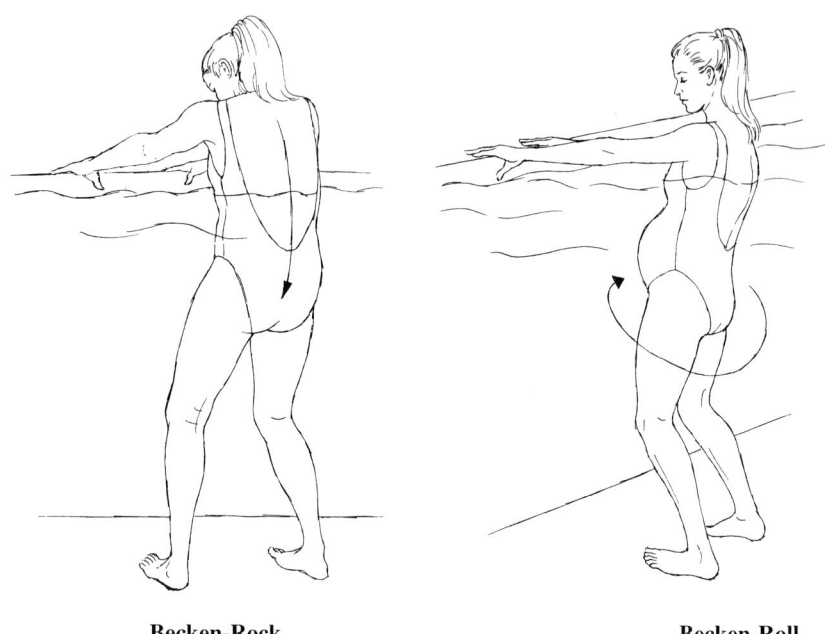

Becken-Rock Becken-Roll

Bewegungen

a) Rock

Lassen Sie beim Ausatmen den Rücken lang werden, das heißt, kippen Sie das Becken nach vorn. Gleichzeitig entspannen Sie den Nacken und lassen den Kopf auf die Brust fallen, so daß der Rücken schön rund wird. Beim Einatmen lassen Sie die Spannung los, kehren zu Ihrer Mitte zurück und richten die Wirbelsäule wieder auf. Machen Sie diese beiden Bewegungen abwechselnd in einem fließenden Rhythmus. Achten Sie darauf, beim Entspannen den Rücken nicht zum Hohlkreuz zu überwölben. Bis zu zehnmal wiederholen.

b) Roll

Bleiben Sie in dieser Haltung, und vergewissern Sie sich, daß Ihre Füße parallel stehen. Jetzt lassen Sie das Becken kreisen, als wären Sie eine Bauchtänzerin; bis zu zehnmal in die eine Richtung, dann in die andere Richtung. Probieren Sie diese Übung auch einmal in seichterem Wasser im Knien und halten Sie sich dabei am Beckenrand fest, wie Sie es vielleicht auch später während der Wehen tun möchten.

Wirkung

Diese Übung kräftigt die Kreuzpartie und die Oberschenkel und bereitet Sie darauf vor, sich während der Wehen unter Wasser zu bewegen. Sie erhöht die Beweglichkeit des Beckens und löst Spannungen in der Beckenregion. Die Kreisbewegungen wirken auf Ihr Baby beruhigend.

Ausgangsposition

Sie stehen in brusttiefem Wasser, dem Beckenrand gegenüber, und halten sich mit der linken Hand daran fest; strecken Sie den Arm dabei durch. Setzen Sie die Füße dicht nebeneinander parallel auf, die Zehen zeigen zum Rand.

**8
Dehnung der
Oberschenkel**

Dehnung des Oberschenkels →

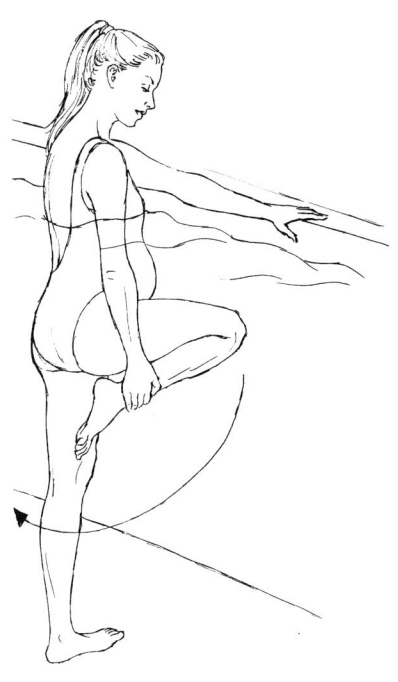

Bewegung

Stellen Sie sich auf das linke Bein; die Zehen zeigen weiter zur Wand.

1 Ziehen Sie das rechte Knie in Richtung Brust, und umfassen Sie mit der rechten Hand den Knöchel.

2 Ohne den Knöchel loszulassen, führen Sie behutsam Ihr Knie nach unten und hinten. Heben Sie den Fuß hinter sich hoch, bis Sie eine angenehme Dehnung im vorderen Oberschenkelmuskel spüren. Heben Sie den Fuß, so hoch Sie können, ohne sich zu überanstrengen (es muß nicht so hoch sein wie auf dem Foto!).

3 Halten Sie sich immer noch am Rand fest, und hüpfen Sie mit dem linken Fuß ein Stückchen weiter vom Rand weg; gleichzeitig beugen Sie sich vor, um die Dehnung sanft zu verstärken. Ihr Standfuß zeigt dabei immer zum Rand.

4 Halten Sie diese Position einige Momente lang, und atmen Sie dabei bedächtig. Dann kehren Sie in die Ausgangsposition zurück und machen dasselbe mit dem anderen Bein.

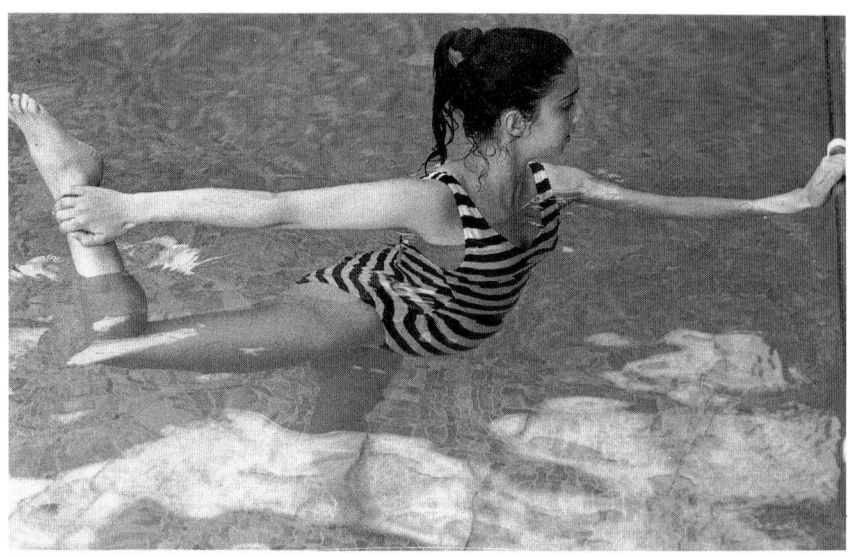

Dehnung des Oberschenkels

Wirkung
Diese Übung kräftigt die Oberschenkel und bringt Spannung in die Muskeln.

9
Wasserbaum

Ausgangsposition
Im brusttiefen Wasser stellen Sie sich im rechten Winkel zum Beckenrand auf, eine Armlänge von ihm entfernt. Die Füße sind geschlossen und parallel. Die Außenkante Ihres rechten Fußes ist parallel zum Beckenrand, und halten Sie sich mit der rechten Hand daran fest; der rechte Arm ist gestreckt. Entspannen Sie Schultern und Nacken.

Bewegung
1 Verteilen Sie anfangs Ihr Gewicht auf beide Beine. Dann stellen Sie sich auf das rechte Bein und vergewissern sich noch einmal, daß der rechte Fuß parallel zum Beckenrand steht und nicht ausgedreht ist.
2 Heben Sie langsam das linke Bein, und winkeln Sie es an. Legen Sie die Fußsohle an Ihren rechten Oberschenkel, und ziehen Sie sie so hoch wie möglich. Umfassen Sie mit der linken Hand den linken Knöchel. Konzentrieren Sie sich bei der gesamten Übung darauf, mit der rechten Ferse einen festen Kontakt zum Boden zu behalten. Suchen Sie Ihr Gleichgewicht, und entspannen Sie sich.

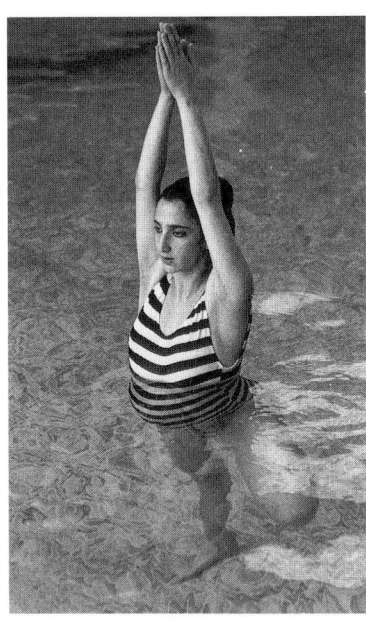

Strecken Sie beide Arme hoch, und legen Sie die Handflächen aneinander.

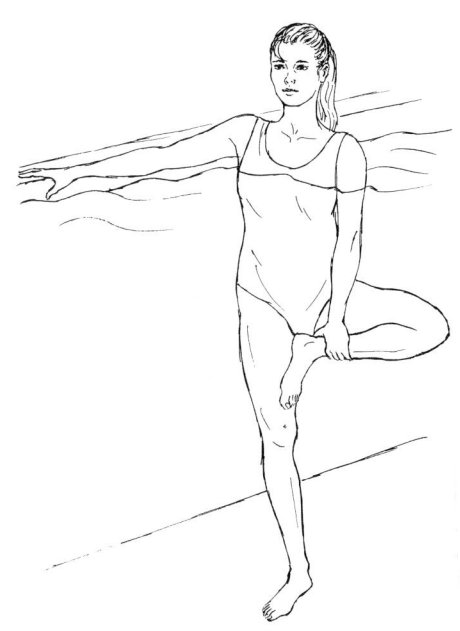

Den Knöchel umfassen.

Richten Sie Ihre Aufmerksamkeit auf Ihr inneres Zentrum und konzentrieren Sie sich entspannt ein paar Augenblicke auf Ihre Atmung, während Sie diese Position halten.

3 Falls Sie das Gefühl haben, es ist leicht für Sie, das Gleichgewicht zu halten (aber nur dann), heben Sie langsam Ihren linken Arm und lassen ihn dicht unter der Wasseroberfläche schweben. Wenn Sie sich sehr sicher fühlen, dann strecken Sie beide Arme langsam hoch über den Kopf und legen die Handflächen aneinander (s. Foto). Ruhig atmen und das Gleichgewicht ein paar Augenblicke halten.

Dann drehen Sie sich um und wiederholen die Übung auf der anderen Seite.

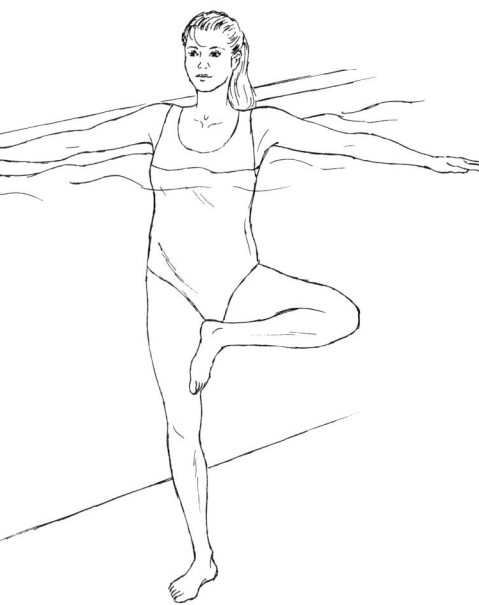

Balancieren Sie, während ein Arm im Wasser schwebt.

Wirkung

Diese Übung beruhigt und führt ins Zentrum, erhöht die Beweglichkeit der Hüftgelenke und verbessert das körperliche und emotionale Gleichgewicht.

**10
Drehung des
Rückens**

Ausgangsposition

Stellen Sie sich in einiger Entfernung vom Beckenrand ins Wasser; Ihre Füße sind einen halben Meter auseinander und parallel. Kippen Sie das Becken nach vorn, um Ihre untere Rückenpartie nach unten zu verlängern. Beugen Sie die Knie, und lassen Sie das Becken nach unten sinken; Ihr Rücken bleibt gerade, das Wasser reicht Ihnen in der gebeugten Haltung bis zu den Schultern. Verschränken Sie die Finger vor der Brust, und lassen Sie die Arme auf der Wasseroberfläche schweben. Entspannen Sie Nacken und Schultern.

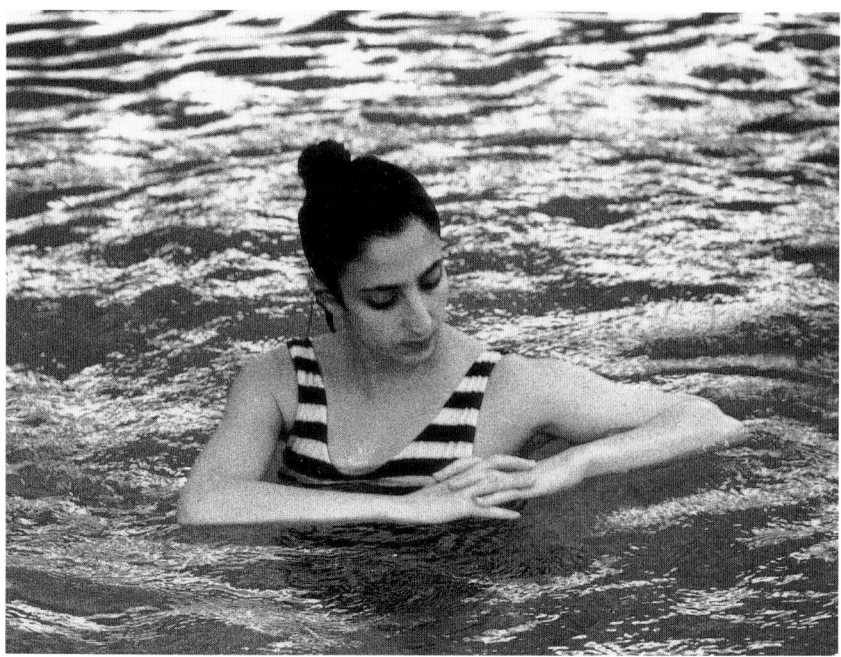

Beginn der Rückendrehung

Bewegung

Achten Sie darauf, daß die Füße parallel bleiben, die Knie gebeugt und die Hüften nach vorn gerichtet. Drehen Sie die Arme und den Oberkörper langsam nach links. Drehen Sie behutsam Ihren Kopf weiter, und schauen Sie über

Ihre linke Schulter, ohne sich zu überstrecken. Halten Sie die Dehnung bis zu zwei Sekunden lang, und drehen Sie sich dann langsam zur Mitte zurück. Entspannen Sie sich, und verlängern Sie wieder Ihren Kreuzbereich nach unten, indem Sie das Becken nach vorn kippen.

Mit parallelen Füßen, verschränkten Fingern, gebeugten Knien und nach vorn gerichteten Hüften drehen Sie nun Arme und Oberkörper langsam nach rechts und schauen über die rechte Schulter. Halten Sie die Dehnung bis zu zwei Sekunden lang, atmen Sie entspannt, und drehen Sie sich langsam zur Mitte zurück.

Wiederholen Sie diese Bewegungen, abwechselnd nach links und nach rechts, drei- bis viermal in einem fließenden Rhythmus, und steigern Sie sich mit der Zeit bis auf zehnmal.

Die Füße bleiben parallel, während Sie den Rücken langsam drehen und über die Schulter schauen.

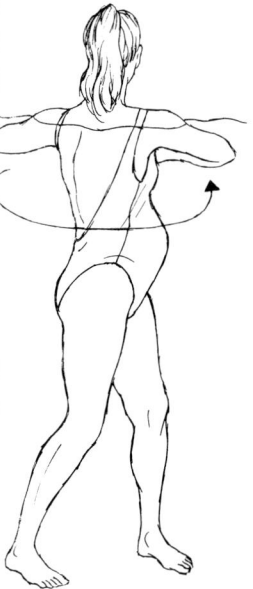

Wirkung
Diese Bewegungen fördern den Bewegungsspielraum und die Flexibilität der Wirbelsäule, schmieren die Gelenke zwischen den Wirbeln und fördern den Fluß der zerebrospinalen Flüssigkeit.

11 Beine weit öffnen

Ausgangsposition
Stellen Sie sich gegenüber vom Beckenrand auf, und halten Sie sich mit beiden Händen daran fest, die Hände sind etwa 50 cm voneinander entfernt. Die Arme sollen gestreckt, aber trotzdem entspannt sein. Kommen Sie mit den Beinen zum Rand und öffnen Sie sie, so weit Sie können, ohne sie zu überdehnen oder die Knie zu beugen (es macht gar nichts, wenn Sie es nicht so weit schaffen wie die Frau auf dem Foto, Seite 88). Strecken Sie behutsam die Fersen nach vorn, um die Rückseite der Beine zu dehnen.

Bewegung
Halten Sie diese Position bis zu zwei Minuten lang, und atmen Sie dabei tief und ruhig weiter. Entspannen Sie sich, lösen Sie jede Anspannung im Nacken, damit Ihr Körper vom Auftrieb des Wassers getragen wird, während Sie in die Dehnung atmen.

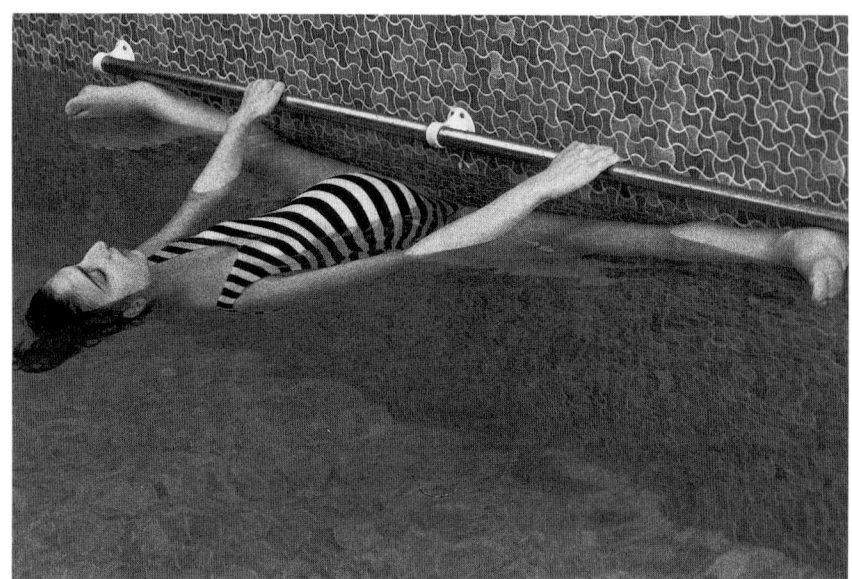

Beine weit öffnen

Wirkung
Diese Übung weitet Ihr Becken und erhöht die Flexibilität der Becken- und Hüftgelenke, während gleichzeitig die Muskeln an der Rück- und Innenseite der Oberschenkel sanft gedehnt werden. Der Kreislauf in den Beinen wird angeregt, ebenso der Rückfluß des venösen Bluts zum Oberkörper.

12 Schneidersitz

Ausgangsposition
Stellen Sie sich gegenüber vom Beckenrand auf, und halten Sie sich mit beiden Händen daran fest – die Hände haben etwa 30 cm Abstand –, und strecken Sie die Arme. Ziehen Sie die Beine an, und legen Sie die Fußsohlen aneinander, so daß die Außenkanten der Füße den Beckenrand zwischen Ihren Händen berühren, dicht unter dem Wasser. Nacken und Schultern entspannen.

Bewegung
Halten Sie diese Position bis zu zwei Minuten lang, und atmen Sie entspannt weiter. Schieben Sie in einer behutsamen, rhythmischen Bewegung Ihr Becken zur Wand und wieder weg, um die Dehnung zu verstärken.

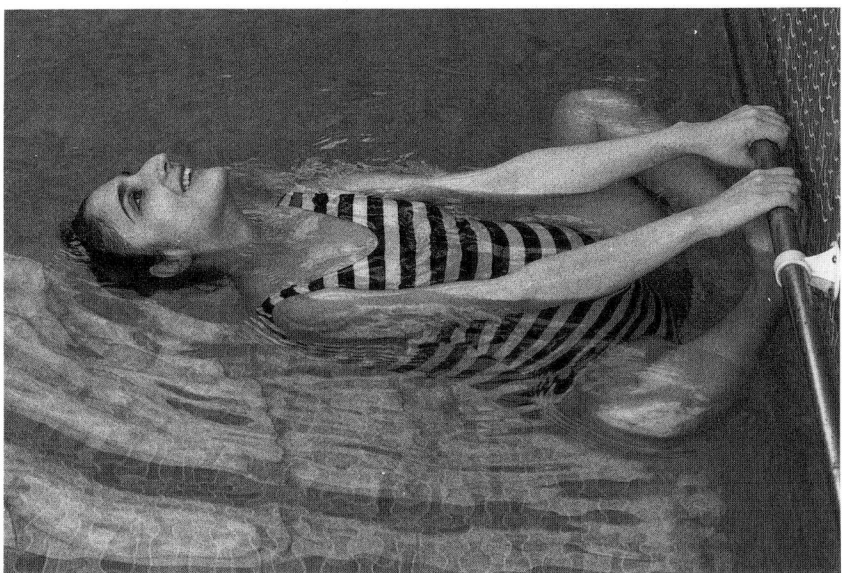

Schneidersitz im Wasser

Wirkung

Diese Übung weitet das Becken und verbessert die Beweglichkeit der Becken- und Hüftgelenke. Sie fördert die Durchblutung im Beckenbereich und entspannt die Muskeln der unteren Rückenpartie und des Beckenbodens.

Ausgangsposition

Sie stehen im flachen Wasser gegenüber dem Beckenrand, eine Armlänge von ihm entfernt. Ihre Füße stehen parallel im Abstand von einem knappen Meter. Halten Sie sich mit durchgedrückten Armen am Rand fest; die Hände liegen etwa 30 cm auseinander.

13 Hocke

Bewegung

1 Mit geradem Rücken und leicht nach vorn gekipptem Becken beugen Sie die Knie und senken Ihr Becken in einer breiten Hocke nach unten, so daß Ihnen das Wasser bis zur Brust reicht. Halten Sie diese Position kurz, und stehen Sie dann wieder auf. Machen Sie diese Bewegung bis zu zehnmal.

2 Halten Sie sich weiterhin fest, setzen Sie die Fußsohlen parallel am Beckenrand auf, und schieben Sie sie weit auseinander, so daß Sie am

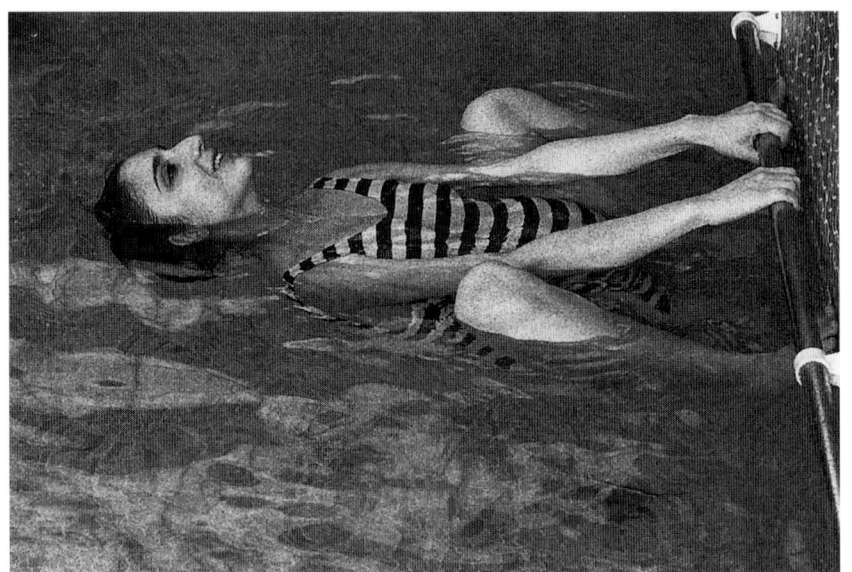

Hocke

Beckenrand hocken. Die Arme bleiben gerade; schieben Sie Ihr Becken näher zum Rand, um die Dehnung in den Hüftgelenken zu verstärken, und lassen Sie dann wieder locker. Entspannen Sie dabei Nacken und Schultern, und atmen Sie normal weiter. Machen Sie diese Bewegung in einem fließenden Rhythmus bis zu zehnmal.

Wirkung
In der Hocke weitet sich der Beckenkanal, der Kreislauf wird angeregt und die Flexibilität und Beweglichkeit aller Beckengelenke verbessert. Die Hocke ist eine ideale Geburtsvorbereitung; Sie können diese Haltung auch während der Wehen und als Geburtsposition unter Wasser einnehmen.

14 Hocke mit Partner

Ausgangsposition
Diese Übung ist wie ein Tanz. Stellen Sie und Ihr Partner sich in einigem Abstand zum Beckenrand einander gegenüber, und fassen Sie sich an den Handgelenken; die Arme sind gestreckt. Öffnen Sie die Beine weit, die Füße sind knapp einen Meter auseinander; sie sind parallel, und die Fußspitzen zeigen nach vorn.

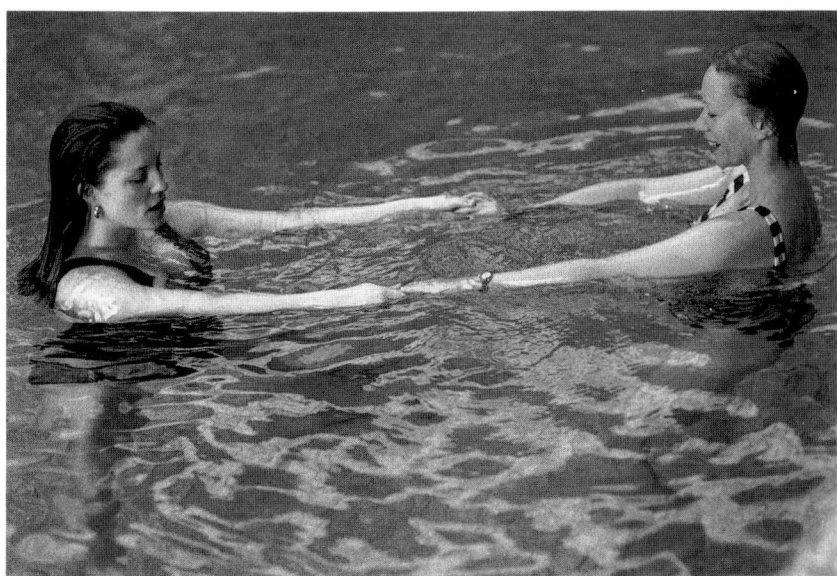

Hocke mit Partner

Bewegung

1. Beugen Sie beide das linke Knie, und verlagern Sie das Gewicht auf den linken Fuß. Gleichzeitig strecken Sie das rechte Bein und drücken die Ferse nach vorn. Sie und Ihr Partner bewegen sich in entgegengesetzter Richtung.
2. Jetzt verlagern Sie beide Ihr Gewicht auf den rechten Fuß und beugen das rechte Knie. Gleichzeitig strecken Sie das linke Bein und drücken die Ferse nach vorn.
3. Setzen Sie diese Bewegung langsam und anmutig fort, verlagern Sie das Gewicht von links nach rechts und beugen und strecken Sie Ihre Beine abwechselnd, immer in Gegenrichtung zu Ihrem Partner. Wiederholen Sie den Wechsel bis zu zehnmal, und vergrößern Sie mit der Zeit den Abstand zwischen Ihren Füßen.

Ausgangsposition

Sie stehen im flachen Wasser mit dem Rücken zum Beckenrand, halten Sie sich daran fest mit zu den Seiten gestreckten Armen. Ihre Füße sind dicht nebeneinander und parallel, im rechten Winkel zum Rand. Entspannen Sie Nacken und Schultern.

**15
Kräftigung der
Bauchmuskeln**

Bewegungen

a) Kniebeugen

1 Halten Sie sich mit beiden Händen gut am Beckenrand fest. Beugen Sie die Knie, und legen Sie die Fußsohlen an den Rand; auch Ihr Rücken berührt ihn.

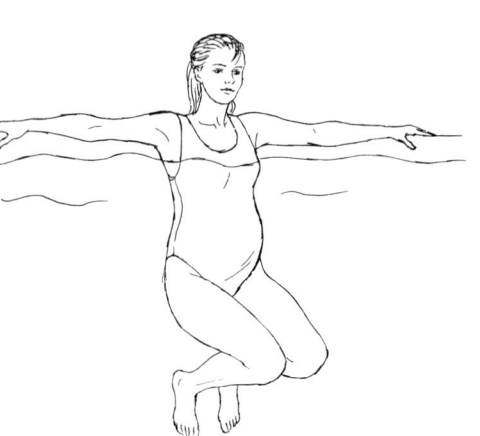

Knie beugen und Fußsohlen an den Beckenrand legen.

2 Öffnen Sie die Beine, um Ihrem Bauch genug Platz zu lassen, und ziehen Sie die Knie zur Brust. Nach der Geburt lassen Sie bei dieser Übung die Beine geschlossen.

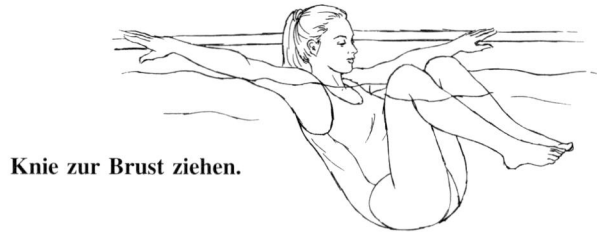

Knie zur Brust ziehen.

3 Strecken Sie Ihre Beine knapp unter der Wasseroberfläche aus. Halten Sie diese Position ein paar Sekunden, und atmen Sie normal weiter.

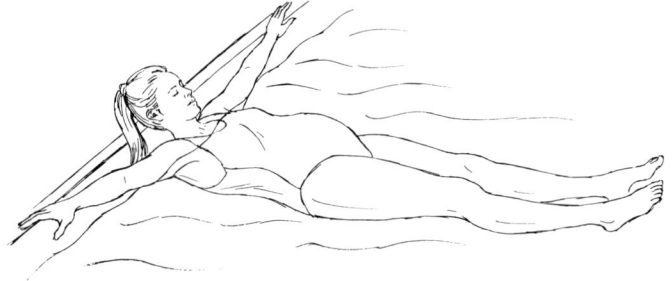

Beine strecken und dicht unter der Wasseroberfläche schweben lassen.

4 Jetzt ziehen Sie beim Ausatmen die gebeugten Knie wieder an und lassen sich langsam in die Ausgangsposition zurücksinken, bis Ihr Rücken und die Fußsohlen wieder den Beckenrand berühren.
Wiederholen Sie während der Schwangerschaft diese Bewegungen langsam drei- bis viermal, nach der Geburt zehnmal.

b) Schere
Sie halten sich immer noch mit beiden Händen am Beckenrand fest und lassen Ihren Körper zur Wasseroberfläche hochtreiben. Hals und Schultern bleiben dabei entspannt. Nun spreizen Sie die Beine, so weit es geht, führen sie wieder zusammen und überkreuzen sie. Machen Sie diese scherenartigen Bewegungen in einem fließenden Rhythmus bis zu zehnmal.

c) Radfahren
Sie bleiben in der Rückenlage und halten sich am Beckenrand fest wie bei Übung b. Dann treten Sie mit den Beinen Kreise, als ob Sie im Wasser radfahren wollten. Machen Sie das ein paar Minuten lang.

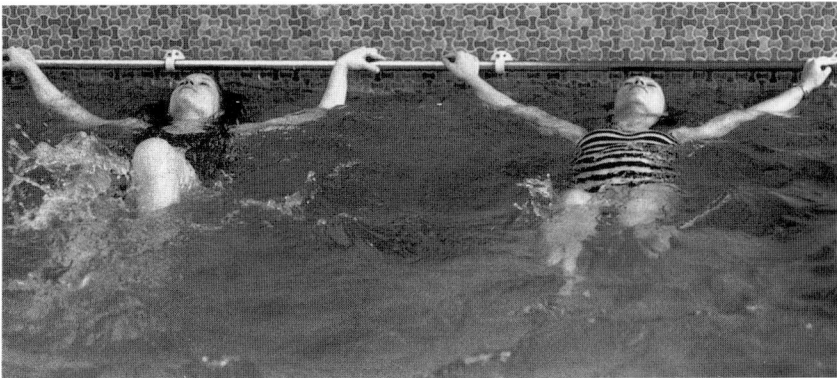

Radfahren

d) Strampeln
Drehen Sie sich auf den Bauch. Halten Sie sich mit gestreckten Armen am Beckenrand fest, die Hände sind etwa 30 cm auseinander. Zu Beginn der Übung lassen Sie sich einfach im Wasser treiben; vielleicht ist dabei ein Schwimmbrett angenehm, das Sie sich unter die Hüften schieben. Entspannen Sie den Nacken, und wenn Sie mögen, tauchen Sie mit dem Gesicht ins Wasser ein, und drehen Sie den Kopf nur zum Atmen zur Seite. Schlagen

Sie eine Weile rhythmisch mit den Füßen aus, dann drehen Sie sich auf den Rücken.

Wieder halten Sie sich mit ausgestreckten Armen am Beckenrand fest, Sie entspannen den Hals und lassen den Kopf nach hinten ins Wasser sinken. Strampeln Sie eine Weile rhythmisch, und ruhen Sie dann erneut aus.

Partner
Sie können Ihrer Partnerin bei diesen Übungen helfen, wenn Sie sie unter den Hüften stützen, vor allem in den späteren Phasen der Schwangerschaft.

Wirkung
Diese Bewegungen trainieren sanft die Bauchmuskeln, ohne sie zu überanstrengen, kräftigen auch die Beine und erhöhen die Beweglichkeit der Hüftgelenke.

16 Entspanntes Sichtreiben lassen

Diese Übung ist wunderbar entspannend, kann aber in den späteren Phasen der Schwangerschaft schwierig werden. Wenn Sie das Gefühl haben, Sie brauchen Hilfe, sollten Sie die Übung gemeinsam mit Ihrem Partner machen und sich abwechselnd gegenseitig stützen oder ein Schwimmbrett unter die Hüften schieben, das Ihnen etwas Gewicht abnimmt.

Legen Sie sich im Wasser auf den Rücken, und halten Sie sich dabei am Beckenrand fest. Wenn Sie bereit dazu sind, lassen Sie los und lassen sich einfach im Wasser treiben. Entspannen Sie den Hals, so daß nur das Gesicht aus dem Wasser herausragt.

Spüren Sie dem Wogen Ihres Atems nach, jeder Ausatmung, jeder Einatmung. Atmen Sie tief in einem angenehmen Rhythmus, und konzentrieren Sie sich vor allem auf die Ausatmung. Vertrauen Sie dem Wasser, daß es Ihren Körper trägt.

Jedesmal, wenn Sie ausatmen, spüren Sie, wie sich Ihr Körper im Wasser ein Stück mehr entspannt. Lassen Sie die Spannungen in den Augen, im Kiefer, im Kopf, am Nacken und in den Schultern los. Lassen Sie Ihre Arme und Beine frei und ganz entspannt schweben. Atmen Sie alle Spannungen aus.

Schließen Sie die Augen, und spüren Sie, wie das Wasser Ihren Körper trägt und Ihre Haut streichelt. Bleiben Sie eine Weile so liegen, und nehmen Sie wahr, wie Sie ganz ruhig und gelöst werden. Achten Sie auf Ihren natürlichen Atemrhythmus. Finden Sie die Stille und den Frieden in sich, und genießen Sie das Gefühl, mit Ihrem Zentrum in Verbindung zu sein, dem Zentrum,

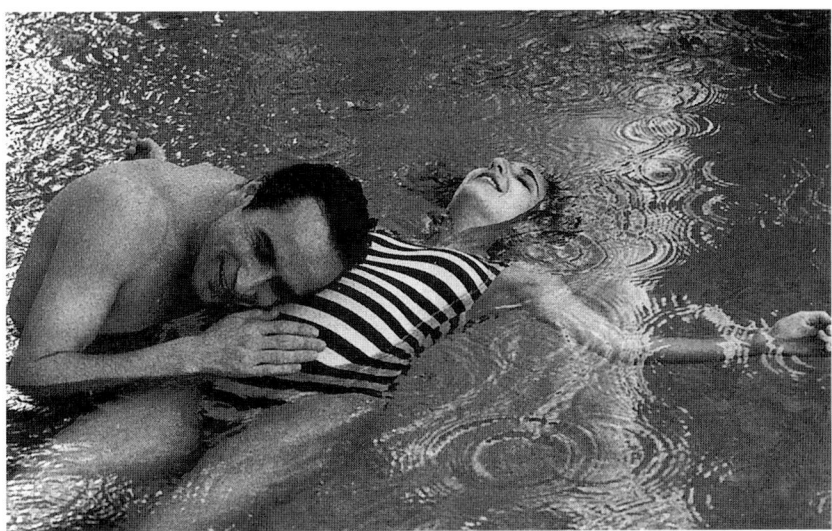
Entspannendes Schweben im Wasser mit dem Partner.

zu dem Sie immer Zugang haben, wenn Sie sich wirklich entspannen. Werden Sie sich der Gegenwart Ihres Babys bewußt, und freuen Sie sich über die gemeinsamen Minuten friedvoller Entspannung im Wasser.
Wenn Sie bereit sind, öffnen Sie langsam die Augen. Schwimmen Sie zum Beckenrand, und steigen Sie ganz langsam aus dem Wasser. Wickeln Sie sich in ein Badetuch ein, und setzen Sie sich einige Minuten lang hin. Geben Sie Ihrem Körper Zeit, sich wieder an die Schwerkraft zu gewöhnen.

Partner
Stützen Sie den Körper Ihrer Partnerin leicht ab, um ihr das Gefühl des Schwebens zu geben. Atmen Sie tief, und entspannen Sie sich auch selbst. Fühlen Sie sich in die Frau ein, und spüren Sie wie sie die Gegenwart Ihres Babys in ihrem Körper.

Beckenbodenübungen

Diese Übungen sind außerhalb des Wassers am effektivsten; Sie können sie zu Hause oder am Rand des Schwimmbeckens machen.
Die Muskeln, die den Boden des Beckens bilden, spannen sich wie eine Hängematte quer über den Beckenkanal. Sie bestehen aus drei Muskelgruppen,

Für gute Muskelspannung

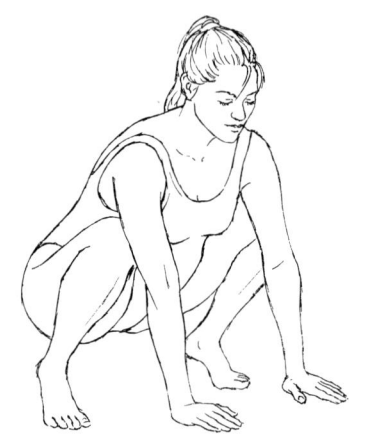

Bequeme Hocke für Beckenbodenübungen

die jeweils als ringförmiger Schließmuskel um die Öffnung des Darms, der Scheide und der Blase angeordnet sind. Diese Schließmuskeln sind durch Muskelfasern in Form einer Acht miteinander verbunden; alle diese Muskeln zusammen bilden den Beckenboden. Er trägt die Beckenorgane (Uterus, Blase und Rektum).

Wirkung

Ist der Muskeltonus im Beckenboden schwach, können sich die Beckenorgane senken, wodurch es zu Problemen wie Inkontinenz, Gebärmuttervorfall und Krampfaderbildung kommt – mit dem ganzen Leid und den Beschwerden, die damit verbunden sind. Ist Ihr Beckenboden dagegen zu straff oder unflexibel, kann das die Geburt Ihres Babys erschweren, und es treten häufiger Probleme wie Verstopfung oder wiederholte Blasenentzündungen auf. In mehr als einer Hinsicht hängt also Ihr Wohlbefinden an einem gesunden Beckenboden.

Regelmäßiges Üben sorgt für eine gute Muskelspannung, hilft, Verletzungen bei der Geburt zu vermeiden, und beschleunigt die Rückbildung nach der Geburt.

In der Schwangerschaft

Ausgangsposition

Gehen Sie am Rand des Schwimmbeckens in eine bequeme Hocke; halten Sie sich an der Leiter fest, oder stützen Sie sich mit den Händen am Boden ab. Sie brauchen die Hilfe der Schwerkraft, damit diese Übung wirklich effektiv ist. In dieser Haltung müssen Ihre Beckenbodenmuskeln gegen die Schwerkraft arbeiten und werden gekräftigt.

Bewegung

1 Ziehen Sie Ihre Beckenbodenmuskeln zusammen, zur Gebärmutter hin, und halten Sie die Spannung ein, zwei Augenblicke lang. Lassen Sie die Muskeln dann langsam los, in vier kleinen Schritten, bis der Beckenboden zum Schluß wieder ganz entspannt ist. Noch zweimal wiederholen.

2 Jetzt versuchen Sie, diese Bewegungen mit der Atmung zu verbinden. Atmen Sie ein beim Anspannen der Muskeln. Während Sie die Spannung halten, atmen Sie einmal aus und ein. Dann atmen Sie in vier kleinen

Schritten aus, wenn Sie die Muskeln schrittweise entspannen, und atmen zum Schluß ganz aus. Noch zweimal wiederholen.

3 Jetzt ziehen Sie die Beckenbodenmuskeln in schnellem Wechsel an und lassen sie wieder locker. Machen Sie das zehnmal.

Nach der Geburt

Auch nach der Geburt hat die Übung die größte Wirkung, wenn Sie sie auf dem Trockenen machen. In den ersten vier bis sechs Wochen führen Sie sie auf dem Boden in Bauchlage durch (legen Sie sich ein Kissen unter die Brust, damit Sie es bequemer haben) oder im Vierfüßlerstand, auf Händen und Knien. Danach ist ein halber, an der Wand abgestützter Schulterstand für rückbildende Beckenbodenübungen jene Haltung, die die Schwerkraft am besten nutzt. Nach der Geburt fühlt sich der Beckenboden sehr schwer an. Nehmen Sie sich Zeit, um sich dem Schulterstand schrittweise anzunähern. Machen Sie die Übung sieben Tage lang nur in der Position a und gehen Sie dann zu b über. Halten Sie diese Stellung anfangs nur ein paar Sekunden, und steigern Sie sich allmählich. Sobald Ihnen Schritt b leichtfällt, können Sie zu c übergehen. In der Position, die für Sie am bequemsten ist, folgen Sie den Anweisungen für die Beckenbodenübungen, die oben gegeben wurden.

Der halbe Schulterstand

a Legen Sie sich mit angewinkelten Beinen auf den Rücken, und stützen Sie sich mit den Fußsohlen, die parallel stehen, gegen die Wand. Ziehen Sie die Ellbogen so dicht wie möglich an Ihren Körper heran; bewegen Sie sie nicht, drehen Sie auch nicht den Kopf zur Seite. Atmen Sie durch, und entspannen Sie. Lassen Sie die untere Rückenpartie lang werden, so daß Ihre Wirbelsäule entspannt am Boden aufliegt.

b Stemmen Sie sich mit den Füßen gegen die Wand, und heben Sie Ihr Becken. Ihr Gewicht ruht jetzt auf Ellbogen, Oberarmen, Nacken und Schultern. Weiteratmen und entspannen. Stützen Sie Ihren Rücken mit den Händen ab, allerdings ohne dabei die Ellbogen abzuspreizen. Um wieder in die Rückenlage zu kommen, atmen Sie aus und rollen Ihre Wirbelsäule ganz langsam, Wirbel für Wirbel, ab.

c Wenn Ihnen Schritt b leichtfällt, können Sie die Beine strecken. In die Ausgangslage kehren Sie zurück, indem Sie Wirbel für Wirbel abrollen, bis Ihre ganze Wirbelsäule wieder auf dem Boden aufliegt. Drehen Sie sich auf die Seite, und stehen Sie langsam auf. Diese Übung löst auch Verspannungen im Nacken und in den Schultern.

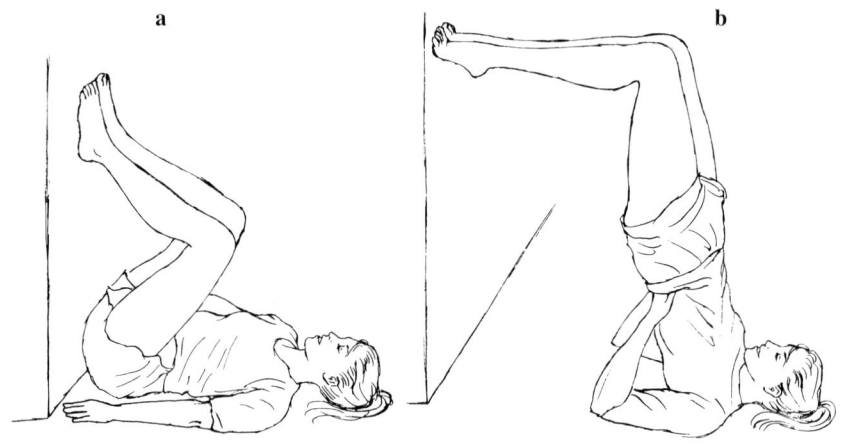

a Beginnen Sie damit, sich mit den Füßen an der Wand abzustützen, und ziehen Sie die Arme dabei so dicht an den Körper wie möglich.
b Drücken Sie sich hoch, und stützen Sie Ihren Rücken ab.

BECKENBODENÜBUNGEN NACH DER GEBURT

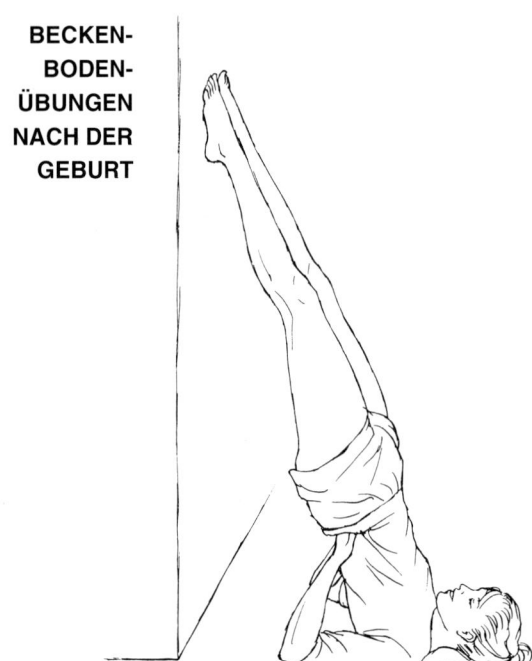

c Strecken Sie die Beine aus; die Fußsohlen liegen flach an der Wand auf.

5
Wehen und Geburt

Die Geburt ist eine Erfahrung, die uns verwandelt. Zur Welt kommt zwar das Baby, doch in diesen Stunden wird eine Frau zur Mutter, ein Mann zum Vater, ein Paar zu einer Familie; Eltern werden zu Großeltern, und ältere Kinder bekommen ein Geschwisterchen.

Viele von uns sind überzeugt, daß sie sich an Ereignisse erinnern können, die sie im Mutterleib, bei der Geburt und in der frühesten Kindheit erlebt haben. Diese Erinnerungen sind weder dem Intellekt zugänglich noch in Bildern festgehalten, sondern tief wurzelnde Seinszustände, die wir als untrennbare Teile unseres Wesens und lebenslanger Verhaltensweisen erfahren.

Erwachsene, die sich in einer Therapie oder durch Meditation auf die Reise zum Selbst begeben, begegnen oft tiefen Gefühlen oder Verhaltensmustern, die ihren Ursprung in sehr frühen Erfahrungen zu haben scheinen, bei denen auch die Geburt eine Rolle spielt – manchmal sogar die Hauptrolle. In diesen Stunden ist ein Baby unglaublich empfindsam, und die ersten Eindrücke des Lebens sind überwältigend.

Geboren werden ist ein Erlebnis von großer Tragweite, ein dramatischer Übergang von der Sicherheit und Geborgenheit des Mutterleibs durch den engen Geburtskanal in eine vollkommen neue und andere Welt. Für die Mutter bedeutet die Geburt eine Herausforderung, für die sie ihre mächtigsten weiblichen Instinkte aktivieren muß. Jede Frau besitzt in sich die Fähigkeiten und das Wissen, die sie braucht, um ihr Baby zu gebären. Wenn wir es ihr so einfach wie möglich machen, Zugang zu ihrem Potential zu finden und ihre Hemmungen abzustreifen, dann schaffen wir die besten Bedingungen für die Reise des Kindes in unsere Welt, und auch die Freude und festlichen Gefühle, mit denen das Neugeborene in der Familie empfangen wird, können sich frei entfalten. Babys haben zwar bemerkenswerte Fähigkeiten, eine schwierige Geburt zu verarbeiten, aber es lohnt sich, sich alle Mühe zu geben, den Abschied aus dem Mutterleib für ein Kind so reibungslos und liebevoll wie möglich zu machen. Vertrauen zwischen den Eltern und ihren Helfern

Stunden des Wandels

und das Gefühl der Sicherheit und Ungestörtheit am Ort der Geburt helfen der Mutter, ihre Energien zu sammeln und sich den Kräften zu überlassen, die ihr Baby zur Welt bringen.

Ein Wasserbecken ist für die Wehen und die Geburt ein Hilfsmittel von unschätzbarem Wert, das völlig unbedenklich ist und die eigenen Kräfte unterstützt. Aber auch, wenn Sie kein Becken zur Verfügung haben, kann Wasser Ihnen helfen. Das Geräusch eines laufenden Wasserhahns, ein warmes Bad in der Badewanne, eine Dusche, wobei das Wasser auf den Rücken prasselt, oder auch ein kühler, nasser Waschlappen, mit dem Sie sich die Stirn abtupfen – das alles gehört zu den vielen Möglichkeiten, die entspannende Wirkung des Wassers für sich zu nutzen. In diesem Kapitel gehen wir den körperlichen und psychischen Aspekten der Geburtsarbeit für die Mutter, den Vater und das Baby nach und überlegen, wie Wasser mit seinen besonderen Eigenschaften eingesetzt werden kann, um die Geburtserfahrung zu vertiefen.

Der Entschluß zur Wassergeburt

Erwartungen loslassen

Aus welchen Gründen Sie auch immer beschlossen haben, sich bei der Geburt Ihres Babys dem Element Wasser anzuvertrauen – wichtig ist, daß Sie nach den nötigen Vorbereitungen alle Ihre Erwartungen loslassen und sich selbst die Erlaubnis geben, frei und offen auf dieses Erlebnis zuzugehen. Auf viele Menschen übt die Vorstellung, dabei im Wasser zu sein, eine magische Anziehungskraft aus. Manche Frauen fühlen sich nirgends wohler als im Wasser und wollen verständlicherweise dieses schöne Gefühl gleich nach der Geburt mit ihrem Baby teilen. Das kann zwar durchaus das Richtige sein, aber es läßt sich unmöglich voraussagen, wie Sie sich fühlen oder was Sie tatsächlich brauchen werden, wenn es soweit ist. Hüten Sie sich davor, Phantasien von der perfekten Wassergeburt zu entwickeln und sich dann verpflichtet zu fühlen, diese auch unbedingt in die Tat umzusetzen! Sehr oft finden sich Mütter, die fest entschlossen waren, ihr Kind im Wasser auf die Welt zu bringen, auf dem Trockenen wieder, während andere, die nicht diese Absicht hatten, im Wasserbecken landen. Stellen Sie sich darauf ein, daß das Wasserbecken womöglich unbenutzt bleibt, auch wenn seine Beschaffung Sie viel Mühe und Geld gekostet hat. Die Geburt Ihres Babys sollte nicht zum Sportereignis werden, bei dem Sie unter Erfolgszwang stehen.

Nehmen Sie sich die Freiheit, Wasser als eines der verfügbaren Hilfsmittel zu beanspruchen, wenn es im gegebenen Moment stimmig scheint. Vielleicht fällt Ihnen diese innere Einstellung in einer Umgebung, wo ein Wasserbecken ständig bereitsteht, am leichtesten. Falls Sie ein Becken gemietet haben, sollten Sie sich nicht unter Druck fühlen, es auch unter allen Umständen zu benutzen. Freuen Sie sich, daß Wasser zur Wahl steht; dann aber tun Sie gut daran, alle Erwartungen loszulassen und sich während der Wehen ganz Ihren weiblichen Instinkten hinzugeben.

Manchmal fühlen sich Frauen auch von außen unter Druck gesetzt, im Wasser zu gebären. Vielleicht hat der Vater oder die Hebamme die Vorstellung, eine Geburt im Wasser sei die beste Methode, ein Kind zur Welt zu bringen. Wenn jemand in Ihrer Umgebung ganz bestimmte Bedürfnisse oder Wünsche bezüglich der Geburt hat, so sollten Sie vorher miteinander darüber reden. Lassen Sie und Ihr Baby sich nicht durch die Erwartungen anderer einschränken! Um gebären zu können, ist es für viele Frauen eine absolut unerläßliche Voraussetzung, daß sie aus dem Wasser steigen und festen Boden unter den Füßen spüren.

Kein Zweifel – wenn die Wehen lang dauern und schwer zu bewältigen sind, kann Wasser manchmal die ungefährliche Alternative zu High-Tech-Methoden sein. Ein Wasserbecken ist möglicherweise der entscheidende Faktor, der Ihnen hilft, Ihre Blockaden zu überwinden, was einen Eingriff damit überflüssig macht. Doch manchmal genügt Wasser allein eben nicht, und Sie brauchen weitere Hilfe.

Alternative zu High-Tech-Methoden

Mit Wasser verfügen Sie über eine neue, machtvolle Dimension, ein zusätzliches Medium, das Ihnen hilft, die Wehen und die Geburt voll zu erleben. Wasser fördert eine tiefe Entspannung und verstärkt die meditativen und emotionalen Aspekte des Gebärens. Entscheidend aber sind Ihr Wunsch und Ihre Fähigkeit, die Realität zu akzeptieren und mit allem mitzugehen, was sich während Ihrer Wehen ereignet.

Nach der Geburt, wenn Sie Ihr Baby und das große Glück, das Sie mit ihm erfahren, immer mehr lieben- und schätzenlernen, können Sie dann im Rückblick alle Geschehnisse jenes Tages dankbar und ohne Wenn und Aber annehmen, egal, was passiert ist.

Sie und Ihr Baby am Geburtstermin

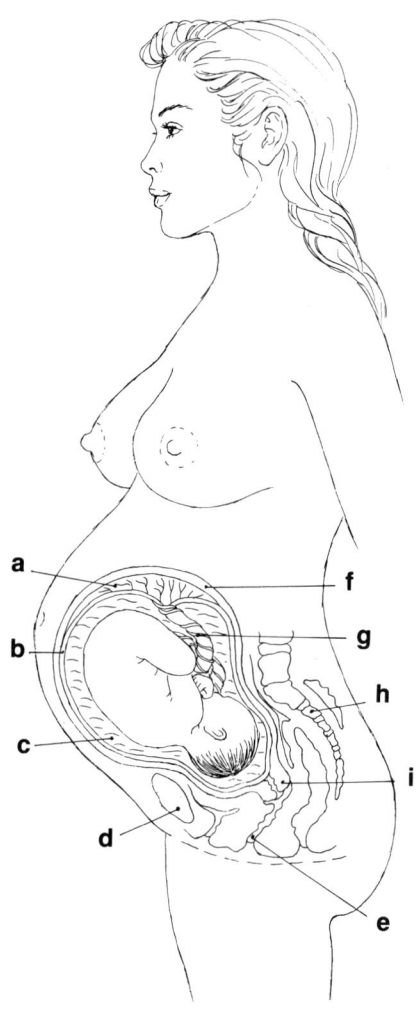

❏ Die Plazenta übernimmt für Ihr Baby Atmung, Verdauung und Ausscheidung. Sie führt ihm Nährstoffe aus Ihrem Blut zu und transportiert die Abfallprodukte ab. Im Uterus schwebt Ihr Baby wie schwerelos im Fruchtwasser.

❏ Die kräftige Doppelmembran der Fruchtblase kleidet die Innenwand der Gebärmutter und die innen liegende Seite der Plazenta aus und umhüllt die Nabelschnur.

❏ Die Beckenbodenmuskeln umgeben die Scheidenöffnung und schließen das Becken nach unten ab. Durch sie muß Ihr Baby bei der Geburt hindurch. Die Muskeln von Bauch, Rücken und Oberschenkeln sind mit dem Becken verbunden und geben Stütze und Kraft.

❏ Die Nabelschnur besteht aus drei ineinander verschlungenen Blutgefäßen, die Ihr Baby mit der Plazenta verbinden.

❏ Die Gebärmutter reicht vom Becken bis zu den Rippen. Die Wände der Gebärmutter bestehen aus Muskelfasern, die sich bei den Wehen zusammenziehen.

❏ Der Muttermund oder Eingang zur Gebärmutter ist ein Schließmuskel, ein Ring von Muskeln und Gewebefasern. In der Schwangerschaft ist der Muttermund geschlossen und durch einen geleeartigen Schleimpfropf versiegelt. Während der Wehen öffnet er sich, und der Pfropf geht ab.

❏ In den Wochen vor der Geburt liegt Ihr Baby in der Gebärmutter, geschützt von ihren Muskelwänden und dem Fruchtwasser.

a Plazenta
b Fruchtblase
c Fruchtwasser
d Schambein
e Scheide
f Gebärmutter
g Nabelschnur
h Kreuzbein
i Muttermund

Sie und Ihr Baby vor Beginn der Wehen

Ein Kind entwickelt sich in den neun Monaten der Schwangerschaft physisch wie psychisch. Hören, Sehen, Riechen, Schmecken, Atembewegungen, Schlucken, Saugen, Träumen und Wachsein – das alles beginnt schon im Mutterleib. Ihr Baby lernt bereits viele Dinge! Von Anfang an gibt es keine Trennung zwischen Körper und Geist. Während sich die Körperfunktionen entwickeln, beginnen auch schon die psychischen Erfahrungen, die Ihr Kind im Mutterleib macht, seine Persönlichkeit zu beeinflussen – lange vor der Geburt. Die Schwangerschaft ist ein körperlich-seelisches Zusammenspiel zwischen Ihnen und Ihrem Baby, und diese beiderseitige Verbundenheit setzt sich durch die Geburtsarbeit fort und wächst nach der Geburt weiter.

Körperlich-seelisches Zusammenspiel

In der Schwangerschaft liegt Ihr Kind innerhalb der Muskelwände Ihrer Gebärmutter, die in der Schwangerschaft und bei der Geburt das wichtigste Organ ist. Am Ende der Schwangerschaft reicht der obere Teil des Uterus, der Fundus, bis unter Ihre Rippen; ihn verschließt unten, am oberen Ende der Scheide, der Muttermund, ein dicker Ring aus Muskel- und Fasergewebe, der mit einem Pfropf aus zähem Schleim versiegelt ist. In den letzten Schwangerschaftswochen werden von Ihrem Körper und auch von Drüsen innerhalb des Muttermunds selbst Hormone ausgeschüttet, die den Muttermund weich und »reif« für die Geburt machen.

Der Uterus hat bei Frauen im gebärfähigen Alter immer wieder Kontraktionen, und wenn die Geburt näher rückt, werden Sie diese Übungswehen, die den Uterus auf die Geburt vorbereiten, wahrscheinlich immer stärker spüren. In den letzten Schwangerschaftswochen lassen diese Wehen allmählich auch den Muttermund »verstreichen«, bis er bereit ist, sich während der Wehen zu öffnen.

Im Uterus schwebt das Kind im Fruchtwasser, eingehüllt von der kräftigen Doppelmembran der Fruchtblase. In dieser wäßrigen Umgebung kann es sich nahezu schwerelos bewegen. Das Fruchtwasser enthält Nährstoffe, sorgt dafür, daß die Körpertemperatur Ihres Babys gleich bleibt und bietet ihm ein keimfreies Milieu voller Mineralstoffe und Proteine, in dem es schluckt und atmet und in das es uriniert – die Vorbereitung für das Trinken an der Brust, das Atmen und Ausscheiden nach der Geburt. Als »Stoßdämpfer« schützt das Fruchtwasser Ihr Kind auch vor Verletzungen. Die Membranen der Fruchtblase bilden einen Beutel, der die Innenwände der Gebärmutter auskleidet sowie die innen liegende Seite der Plazenta, die in der Regel mit dem oberen Teil der Gebärmutter verwachsen ist. Die Membranen umhüllen

Fruchtblase und Plazenta

auch die Nabelschnur, die aus drei ineinander verschlungenen Blutgefäßen besteht und das Baby mit der Plazenta verbindet. Die Plazenta ist ein bemerkenswertes Organ, das für Ihr Kind die Atmung, Verdauung und Ausscheidung übernimmt. Sie ist mit Ihrem Blutkreislauf verbunden, woraus sie Sauerstoff und lebensnotwendige Nährstoffe erhält und wohin sie Abfallprodukte abgibt. Kurz nach der Geburt Ihres Babys, wenn die Plazenta nicht mehr benötigt wird, löst sie sich von der Gebärmutterwand, und Ihr Körper stößt sie mitsamt der Fruchtblase aus.

Am Ende der Schwangerschaft nimmt die Gebärmutter mit dem Kind und all dem anderen, was sie enthält, den größten Teil der Bauchhöhle ein. Unten wird sie von den Muskeln, Bändern und Knochen des Beckens getragen. Die vier Knochen des kleinen Beckens bilden einen gebogenen Trichter, durch den Ihr Baby bei den Wehen und der Geburt durchtritt.

Die Muskeln des Beckenbodens umgeben die Öffnungen der Harnröhre, der Scheide und des Afters. Diese Schicht aus Muskeln und Bindegewebsfasern spannt sich vom Schambein nach hinten zum Kreuz- und Steißbein, aber auch von Seite zu Seite. Die Gewebe des Beckenbodens weiten sich bei den Wehen und werden weich, um das Baby in den letzten Phasen der Geburt durchzulassen. Mit den Knochen des Beckengürtels sind noch viele weitere Muskeln verbunden, darunter die des Rückens, der Beine und des Bauchs sowie die inneren Beckenmuskeln. Sie alle stützen das Kind in der Schwangerschaft mit und werden gebraucht, wenn Sie bei den Wehen eine aufrechte Haltung einnehmen wollen und bei der Geburt pressen.

Das Ende der Schwangerschaft

Nach innen gehen

In den letzten Wochen der Schwangerschaft werden Sie immer mehr das Bedürfnis haben, Ihre Aufmerksamkeit nach innen zu richten. Der Prozeß, in dem Sie sich der Tiefe und Intensität des Geburtserlebnisses öffnen, beginnt mit einer Bewußtseinsveränderung, bei dem Ihre rationalen, intellektuellen Fähigkeiten in den Hintergrund treten, während Sie durch die vom Körper ausgeschütteten Hormone verträumter, sinnlicher und intuitiver werden und sich mehr von Ihren Instinkten leiten lassen.

Die Schwangerschaftsdauer ist von Frau zu Frau verschieden. Vielleicht werden Sie schon vor dem errechneten Geburtstermin von den Wehen überrascht. Die meisten Frauen jedoch müssen noch etwas warten, bis ihr Baby kommt – eine Zeit, die Ihnen endlos vorkommen kann.

Bei manchen Frauen bricht ein starker Nistinstinkt aus, meist in Form eines dringenden Bedürfnisses, alles für das Kind vorzubereiten. Träumen, Ausruhen, Schlafen sollen jetzt zu ihrem Recht kommen; nehmen Sie sich daher viel Zeit für Entspannung, Bewegung und Meditation im Wasser oder für Yoga und Spaziergänge an der frischen Luft. Langsames Schwimmen entlastet Sie wunderbar von dem Gewicht, das Sie tragen müssen, und sorgt dafür, daß Sie für die Geburt fit und ausgeruht sind. Schwimmen fördert auch den Schlaf in der Nacht oder tagsüber – Ihr Tagesrhythmus wird sich ändern. In den Tagen vor der Geburt tun Sie gut daran, sich diesem neuen Rhythmus zu überlassen und zu schlafen, wann immer Ihnen danach ist (in der Nacht wird die verstärkte Tätigkeit Ihrer Gebärmutter Sie vielleicht wachhalten).

Die Phasen der Geburt

Wehen und Geburt können in drei Phasen eingeteilt werden. In der ersten Phase öffnet sich Ihr Muttermund, der Eingang zur Gebärmutter, so weit, daß das Köpfchen Ihres Kindes durchpaßt. In der zweiten Phase kommt Ihr Baby zur Welt, und Sie und das Neugeborene nehmen den ersten Kontakt miteinander auf. Die dritte Phase ist die Geburt von Plazenta und Fruchtblase. In Wirklichkeit werden Sie die Wehen und die Geburt als einen zusammenhängenden, fein abgestuften physiologischen Prozeß erleben, der von Frau zu Frau anders verläuft, meist nicht in klar unterscheidbaren Phasen.

Ein zusammenhängender Prozeß

In den Wochen vor den Wehen beginnt ein kompliziertes Zusammenspiel zwischen Ihrem Drüsen- und Nervensystem und dem des Kindes, das die Wehen schließlich auslöst. Ihr Baby spielt dabei eine aktive Rolle. Seine Nebennieren produzieren das Hormon Kortison, das die Freisetzung von Östrogen stimuliert. Dies wiederum regt die Gebärmutterwand zur Produktion von Prostaglandinen an, den Hormonen, die den Muttermund weich werden und reifen lassen und die Kontraktionen des Uterus unterstützen. Kortison trägt auch zur Reifung der Lunge des Kindes bei, damit es nach der Geburt Luft atmen kann. In dieser Zeit, in der sich Ihr Körper und der Ihres Babys auf die Geburt vorbereiten, sind Sie in der Vorwehenphase.

Die Geburtsarbeit beginnt mit der Ausschüttung von Hormonen, die die Gebärmutter zu Kontraktionen anregen. Durch diese Muskelaktivität werden die Muskelfasern des unteren Teils der Gebärmutter allmählich gedehnt, so daß der Muttermund verstreicht und sich dann öffnet. Anfangs kommen die Wehen in größerem Abstand und nehmen dann an Intensität und Dauer zu;

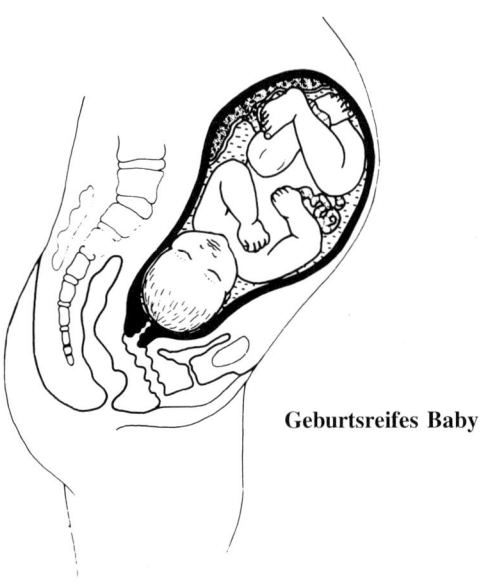

Geburtsreifes Baby

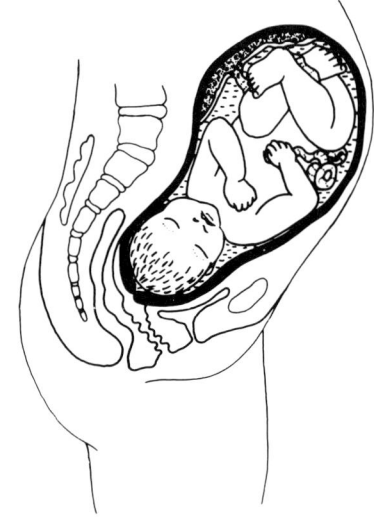

Der Muttermund verstreicht und beginnt sich zu öffnen.

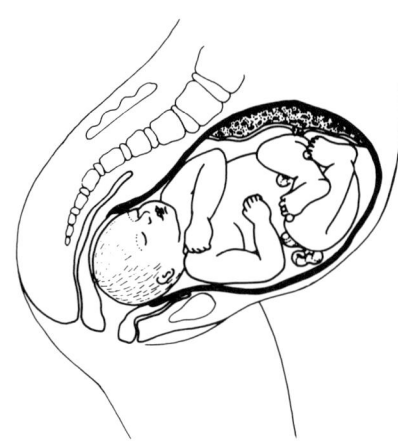

Voll erweiterter Muttermund

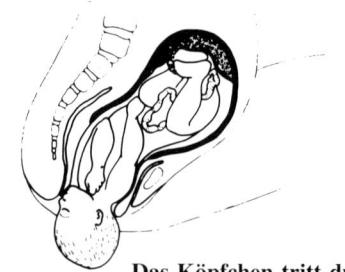

Das Köpfchen tritt durch.

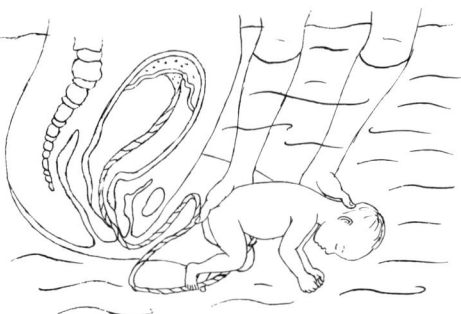

Das Baby wird ins Wasser hinein geboren.

zum Schluß sind sie am stärksten, der Abstand dazwischen am kürzesten. Während der Wehen sinkt das Köpfchen Ihres Babys tief ins kleine Becken hinunter. Sie und Ihr Kind produzieren beide Endorphine, Hormone, die als natürliche Entspannungs- und Schmerzmittel wirken (s. S. 44). Bei jeder Frau haben die Wehen ihren eigenen Rhythmus, die Gesamtdauer kann recht unterschiedlich sein. Auch die Abstände zwischen den Wehen variieren, immer aber sind die Wehen sehr intensiv und folgen rasch aufeinander, wenn der Preßdrang einsetzt (s. S. 125).

Zu diesem Zeitpunkt, kurz bevor Ihr Muttermund voll eröffnet ist (oder kurz danach), werden Sie wahrscheinlich eine Veränderung spüren, weil Ihre Nebennieren Adrenalin freisetzen. Dieses Hormon löst den »Gebär-Reflex« aus; Ihr Körper macht sich bereit. Vielleicht empfinden Sie die Intensität der Vorgänge als schwierig und beängstigend, aber die Geburt Ihres Babys ist dann nicht mehr weit. Köpfchen und Körper Ihres Kindes bewegen sich durch den erweiterten Muttermund und den Beckenkanal und treten durch die Scheide aus. Das Neugeborene paßt sich sofort seiner neuen Umgebung an und macht seinen ersten Atemzug, während Sie zum ersten Mal Kontakt außerhalb des Mutterleibs miteinander aufnehmen. In den Minuten nach der Geburt, wenn Sie Ihr Kind in die Arme schließen und willkommen heißen, hört der Blutfluß aus der Plazenta auf, und sie löst sich von der Innenwand der Gebärmutter. Jetzt wird die Nabelschnur durchgeschnitten; weitere Kontraktionen bewirken die Geburt der Plazenta. Nun können Sie mit Ihrem Baby ungestört die ersten, so wichtigen Stunden nach der Geburt genießen. In den folgenden Abschnitten werden Wehen und Geburt detailliert beschrieben, mit Vorschlägen, wie Sie sich Wasser zunutze machen können.

Vor den Geburtswehen

Wenn die Wehen kurz bevorstehen, werden die Kontraktionen häufiger und spürbarer; wahrscheinlich sondert Ihr Muttermund auch verstärkt Schleim ab. Diese Vorwehen sind in der Regel schmerzlos. Vielleicht kommen sie zu bestimmten Tageszeiten mehrmals und hören dann wieder auf, oder Sie spüren sie mehrere Tage lang nur ganz leicht. Die Vorwehen und die gleichzeitige Ausschüttung von Hormonen lassen den Muttermund reifen; er wird darauf vorbereitet, sich bei der Geburtsarbeit zu öffnen. Möglicherweise bemerken Sie ein »Zeichnen«: Der Schleimpfropf, der den Muttermund in der Schwangerschaft verschließt, kann sich lösen und als blutige rote, rosa oder bräunlich gefärbte Masse abgehen. Das kann schon ein paar Tage vor dem Einsetzen der Wehen geschehen, unmittelbar davor oder auch während der Wehen. Dabei tritt etwas Fruchtwasser aus, jenes, das sich zwischen

Schleimpfropf und Kopf des Babys befindet (das Köpfchen dichtet sozusagen wieder ab). Durchfall ist in den letzten Tagen der Schwangerschaft häufig, da sich als Vorbereitung für die Geburt der Darm leert.

Irgendwann werden die Vorwehen, die meist im Unterbauch gespürt werden, regelmäßig. Sie ähneln Menstruationsschmerzen, und wenn sie stark genug werden, wissen Sie, daß Sie sich der ersten Phase der Geburtsarbeit nähern. Vorwehen können Sie auch im Kreuz oder innen an den Schenkeln spüren. Die Vorwehenphase kann sich allmählich steigern und ein paar Tage dauern, bevor die eigentlichen Wehen beginnen. Es ist, als ob Ihre Gebärmutter üben und sich auf die Geburt vorbereiten wollte. Doch nicht alle Frauen erleben ein solches Vorstadium; bei vielen beginnt gleich mit dem Einsetzen der ersten Kontraktionen die Geburtsarbeit.

Verhalten in der Vorwehenphase

Achten Sie darauf, sich Ihre Energie zu erhalten, leben Sie ansonsten weiter wie gewohnt. Bewegen Sie sich, gehen Sie spazieren, schwimmen Sie, oder machen Sie Yoga. Essen Sie kleine, leicht verdauliche Mahlzeiten in kürzeren Abständen, und trinken Sie reichlich. Jetzt ist die beste Zeit, um ein schönes Bad zu genießen, anschließend eine entspannende Massage. Wenn die Kontraktionen in Schüben kommen, versuchen Sie, sich dazwischen auszuruhen und zu schlafen. Sie stehen auf der Schwelle zur Geburtsarbeit, wo die bevorstehenden Wehen und die Geburt oft Ängste auslösen, zum Beispiel: »Werde ich es schaffen?« Oder: »Wird mit meinem Baby alles in Ordnung sein?« Oder: »Sind diese seltsamen Empfindungen in meinem Bauch oder Rücken normal?« Diese Gefühle werden vorübergehen und vielleicht sogar einer neuen Zuversicht weichen. Möglicherweise hilft es Ihnen, wenn Sie sich jemandem anvertrauen können, der Ihnen nahesteht, und wenn Sie die psychische Unterstützung, die Ihnen in Ihrer Umgebung angeboten wird, auch wirklich in Anspruch nehmen. Falls die Vorwehen nachts auftreten, kann es sehr beruhigend sein, wenn Sie eine Weile ins bereitstehende Wasserbecken steigen, sozusagen probeweise, oder wenn Sie sich auf einem großen, bequemen Kissenberg oder einem Sitzsack auf Ihrem Bett entspannen, kniend und rundum gut abgestützt, damit Sie zwischendurch dösen können.

Die Wehen

Wenn die Wehenarbeit tatsächlich beginnt, werden Sie spüren, wie sich Ihre Energie in Ihrer Mitte konzentriert; die Empfindungen werden stärker und fordern Ihre gesamte Aufmerksamkeit.

Die Wehen sind wie ein Meer von Kontraktionen, die wie Wellen heranrollen und abebben und Ihren Körper öffnen, damit Ihr Baby geboren werden kann. Jede Wehe beginnt oben in der Gebärmutter, im Fundus, und breitet sich wie eine Welle nach unten zum Muttermund hin aus. Am Höhepunkt der Kontraktion, am »Wellenkamm«, kontrahiert der gesamte Uterusmuskel; dann entspannen sich die Muskelfasern wieder von oben nach unten, die Wehe klingt ab. Bis zur nächsten Wehe gibt es eine Pause. Bei jeder Frau haben die Wehen ihren eigenen Rhythmus. Bei einer intensiven, raschen Geburtsarbeit sind die Pausen zwischen den Wehen vielleicht von Anfang an kurz, und die Geburt findet schon nach ein paar Stunden statt. Geht die Geburtsarbeit langsamer vor sich und dauert vielleicht zwei Tage, dann sind die Abstände zwischen den Wehen wahrscheinlich länger. Die Geburt eines ersten Kindes dauert insgesamt meist länger als die folgenden Geburten.

Sie werden jede Wehe als Energieansturm spüren, der auf dem Wehenhöhepunkt seine volle Intensität erreicht und sich dann langsam wieder legt. Dann können Sie sich eine Weile ausruhen, bis die nächste Wehe beginnt. Das geht so weiter, die Wehen werden heftiger und kommen in kürzeren Abständen, bis Ihr Kind geboren ist. Manchmal erreichen die Wehen schon kurz nach dem Einsetzen ihre volle Intensität.

In den Ruhephasen kommt der Blutfluß zu Gebärmutter und Plazenta, der sich während der Wehen verlangsamt, wieder in Gang. Dadurch werden Ihre Muskeln mit der nötigen Energie für ihre Arbeit und Ihr Baby mit ausreichend Sauerstoff versorgt. Das rhythmische Pulsieren der Wehen massiert auch den Körper Ihres Kindes, stimuliert die Nervenenden in seiner Haut, was wiederum seine inneren Organe anregt – alles zur Vorbereitung für die Geburt.

Der Rhythmus der Wehen läßt sich mit dem Rhythmus des Meeres vergleichen. Zeiten der Stille, in denen das Wasser ganz ruhig ist, werden von tosender Aktivität abgelöst. Manchmal folgt erbarmungslos Welle auf Welle, ohne Pause. Gegen Ende der Wehenphase können die Intensität und der Schmerz auf dem »Wellenkamm« beinahe überwältigend werden und Ihnen wenig Zeit lassen, wieder Ihre Mitte zu finden, bevor die nächste Welle über Sie hereinbricht.

Wie der Rhythmus des Meeres

Da hindurchgehen können Sie am besten, wenn Sie jede Wehe einzeln angehen und sich wirklich in Ihre Empfindungen hineinfallen lassen. Überlassen Sie der Wehe die Führung, atmen Sie, und drücken Sie sich mit Ihrem Körper ungehemmt aus, mit Bewegungen und Lauten. Die machtvollen Bewegungen Ihrer Gebärmutter sind völlig unwillkürlich. Sie können keine Kontrolle darüber ausüben, also ist es das beste, sie ganz und gar anzunehmen und geschehen zu lassen, ohne jeden Versuch, Widerstand dagegen zu leisten oder sich irgendwie zu beherrschen.

Es hilft, wenn Sie mit Ihren Kräften haushalten wie ein Marathonläufer, wenn Sie sich zwischen den Wehen so tief entspannen wie möglich und neue Energien schöpfen, ohne sich vorzustellen, was noch alles vor Ihnen liegt. Bei intensiven Wehen kann Ihnen ein Wasserbecken wunderbar helfen, Ihre Konzentration nach innen zu richten, alle Kontrolle aufzugeben und sich den natürlichen Rhythmen Ihres Körpers zu überlassen. Wasser macht es Ihnen leichter, sich in einen Zustand tiefer Entspannung und Hingabe sinken zu lassen. Die Reize von außen sollten sich auf ein Minimum beschränken – keine störenden oder ablenkenden Geräusche oder Einflüsse, gedämpftes Licht und so wenig Menschen wie möglich im Raum, damit Sie sich nicht beobachtet fühlen und sich hemmungslos gehenlassen können (s. S. 119).

Empfindungen bei den Wehen

Die Bandbreite der Empfindungen und Gefühle, die Sie bei den Wehen erleben, ist äußerst groß. Mit Sicherheit wird es glückliche Zeiten geben, in denen Sie sich ruhig, zuversichtlich, aufgeregt und voller Freude fühlen. Dann wieder können Angst, Zorn, Gereiztheit oder Schwäche, Erschöpfung und Verzweiflung aufkommen. Aber wie Wasser sind die Gefühle im Fluß, und es ist wichtig, sie während der Wehen frei (und, falls nötig, lautstark) zu äußern. Geben Sie sich die Erlaubnis zu weinen, zu lachen, zu fluchen, sich zu beschweren, zu stöhnen oder zu singen, wenn Ihnen danach ist.

Sie werden das Bedürfnis haben, Blase und Darm öfter zu entleeren, möglicherweise wird Ihnen auch übel werden. Erbrechen gegen Halbzeit der Wehen kommt häufig vor und kann ein Zeichen sein, daß sich die Wehenarbeit beschleunigt.

Die Wehen lassen sich auch als Zusammenspiel der »Zwillingsgöttinnen« sehen, die in jeder Frau verkörpert sind. Da ist auf der einen Seite die sanfte, liebende, mitfühlende Göttin, ähnlich wie Tara, Kuan Yin oder die Jungfrau Maria, die in bestimmten Phasen der Wehen oder in den zärtlichen Momenten, die Sie mit geliebten Menschen teilen, im Vordergrund steht. Auf der anderen Seite taucht in Momenten, wenn Sie vor Energie bersten, die mächtige Dämonin Kali auf, die Sie mit ihrer ehrfurchtgebietenden, feurigen Leidenschaftlichkeit herausfordert und Ihnen den Mut und die Kraft gibt, mit der Angst, dem Schmerz und der Intensität fertigzuwerden.

Schmerzen

Schmerzen treten zwar nur während der Kontraktionen auf, sind aber meist die vorherrschende Empfindung bei der Geburtsarbeit. Es gibt Ausnahmen, doch der Schmerz auf dem Höhepunkt der Wehen konfrontiert die meisten Frauen mit ihren Grenzen.

Im Gegensatz zu den Erwartungen mancher Frauen ist ein Wasserbecken keine Garantie für eine schmerzfreie Geburtsarbeit. Wenn Sie damit rechnen, im Wasser überhaupt keine Schmerzen zu haben, werden Sie enttäuscht werden.

Falls wirklich das Bedürfnis nach völliger Schmerzfreiheit da ist, sind andere Methoden wie eine Periduralanästhesie effektiver. Doch viele Frauen möchten Pharmaka zur Schmerzdämpfung (s. S. 42 ff.) vermeiden. Wasser wird die Schmerzen zwar nicht ganz beseitigen, kann aber enorm helfen, sie so gering wie möglich zu halten; auch können Sie sich im Wasser zwischen den Wehen optimal erholen und haben größere Chancen, die Geburtsarbeit ohne Eingriffe zu bewältigen. Trotzdem ist es vernünftig, wenn Sie sich realistisch auf die Herausforderung einstellen. Versuchen Sie, offenzubleiben, damit Sie Hilfe akzeptieren können, wenn Sie welche brauchen, ohne das Gefühl, sich selbst oder andere zu enttäuschen. Diese Freiheit ist sehr wichtig. Frauen empfinden Schmerz unterschiedlich stark. Manche haben relativ schmerzarme Wehen, andere empfinden Schmerz nur in den späteren Stadien, doch für einige geht von Anfang an der Schmerz an die Substanz.

Auch wie sich die Schmerzen anfühlen, ist recht unterschiedlich. Manchmal ähneln sie sehr starken, dumpfen, intensiven Menstruationsschmerzen im Unterbauch, dann wieder sind sie akuter oder werden im Kreuz oder in den Oberschenkeln wahrgenommen (oder in allen drei Bereichen gleichzeitig!). In der Regel treten Schmerzen nur auf dem Gipfel einer Wehe auf, und die folgende Entspannung kann sehr beglückend sein. Gelegentlich überdauert ein unangenehmes Gefühl auch noch die Wehenpause. Die zwischen den Wehen in Ihrem Körper freiwerdende Energie kann eine wunderbare Empfindung sein, vor allem unter Wasser, wo unwillkürliche Bewegungen leichter stattfinden können. Im Wasserbecken haben Frauen zwischen den stärksten Wehen einen Zustand erlebt, der an eine orgasmische Entladung erinnert. Solche Gefühle sind kostbar und bereiten Sie auf die steigende Intensität der fortschreitenden Wehenarbeit vor.

Ihr Körper besitzt Mechanismen, um Wehenschmerzen zu bewältigen. Wenn die Bedingungen stimmen, setzt Ihr Gehirn eine wahre Flut von Endorphinen frei, Hormone, die als natürliche Schmerz- und Entspannungsmittel fungieren. Der Endorphinspiegel steigt mit der Intensität der Wehen. Es gibt viele Möglichkeiten, um die Produktion von Endorphinen anzuregen: tiefe Atmung, Entspannung und Dösen zwischen den Kontraktionen, Bewegungen, hemmungsloses Ausstoßen von Lauten, Abdunkeln des Raums (s. S. 44).

Natürliche Schmerzlinderung

Das Eintauchen in warmes Wasser, in den Schutz einer ruhigen, intimen Atmosphäre ist eine sehr wirksame Methode, um die Endorphinausschüttung zu steigern. Die Empfindungen von Wärme und Berührung auf der Haut verändern die Schmerzwahrnehmung, weil sie dem Schmerz den Weg versperren (s. S. 44). Vielen Frauen ist Wasser eine Hilfe dabei, sich vom rationalen Denken zu befreien und sich dem Bewußtseinswandel zu überlassen, der bei den Wehen eintritt. Wenn Sie kein Becken zur Verfügung haben, kann auch eine normale Badewanne, eine Dusche, ein aufgedrehter Wasserhahn oder ein Schwamm, der über Ihnen ausgedrückt wird, wirksam sein.

Endorphine spielen bei allen Aspekten des sexuellen Verhaltens, beim Lieben und bei der Geburt, eine wichtige Rolle bei der Erzeugung von Wohlbefinden. Im Zustand tiefer Meditation ist der Endorphinspiegel am höchsten. Die tranceähnliche Entspannung, die bei der Geburtsarbeit eintritt, versetzt Sie in die Lage, sich in die intensiven Empfindungen und die Sinnlichkeit Ihres Körpers zu versenken. Wenn das geschieht, werden Sie eins mit dem Schmerz, und es wird möglich, ihn zu akzeptieren, durch ihn hindurchzugehen und sich ohne Angst völlig zu entspannen, wenn er nachläßt.

Ein weiterer entscheidender Faktor zur Schmerzlinderung ist die Möglichkeit, instinktive Körperbewegungen zuzulassen und soviel Lärm zu machen wie nötig, um den Schmerz zu entladen. Bei den Wehen Schreie auszustoßen ist für viele Frauen normal und kann ein Weg sein, um tiefe Mut- und Kraftquellen aufzuschließen.

Energie für die Wehen bekommen

Gegen Ende der Schwangerschaft wird Ihr Körper langsamer, als ob er Energie für die Geburt sammeln wollte. Wieviel Sie davon brauchen werden, hängt von der Dauer der Wehen und Ihrer allgemeinen Kondition ab. Wasser hilft Ihnen sehr dabei, Ihre Energie zu erhalten, weil es die Wehendauer verkürzen kann und auch Ihr Gewicht mitträgt, so daß Sie Ihre Kräfte optimal einsetzen können. Haushalten Sie mit ihnen, indem Sie sich langsam bewegen und atmen und zwischen den Wehen ruhen oder dösen. Ihr Körper wird Flüssigkeit und Glukose (Zucker) brauchen, damit Ihre Muskeln bei den Wehen mit Nährstoffen versorgt sind.

Wenn Ihr Zuckerspiegel zu niedrig wird, fühlen Sie sich matt, und die Wehen dauern vielleicht länger. Viel Zucker ist dabei gar nicht nötig. Damit Ihr Flüssigkeitshaushalt im Gleichgewicht bleibt, sollten Sie bei der Wehenphase immer trinken, wenn Sie das Bedürfnis danach haben, auch wenn es nur kleine Schlucke sind. Gegen Mineralwasser ist nichts einzuwenden, wenn Sie genug Energie haben und keinen Zucker brauchen. Ansonsten sind Apfel- oder Traubensaft, heißes Wasser mit Honig oder Kräutertee zu empfehlen. Bei einem Energietief hilft Traubenzucker.

Im Wasserbecken benötigen Sie weniger Flüssigkeit, weil durch die Haut Wasser aufgenommen wird. Die richtige, konstant gehaltene Wassertemperatur verhindert Überhitzen, Austrocknen und Energieverlust (s. S. 195).

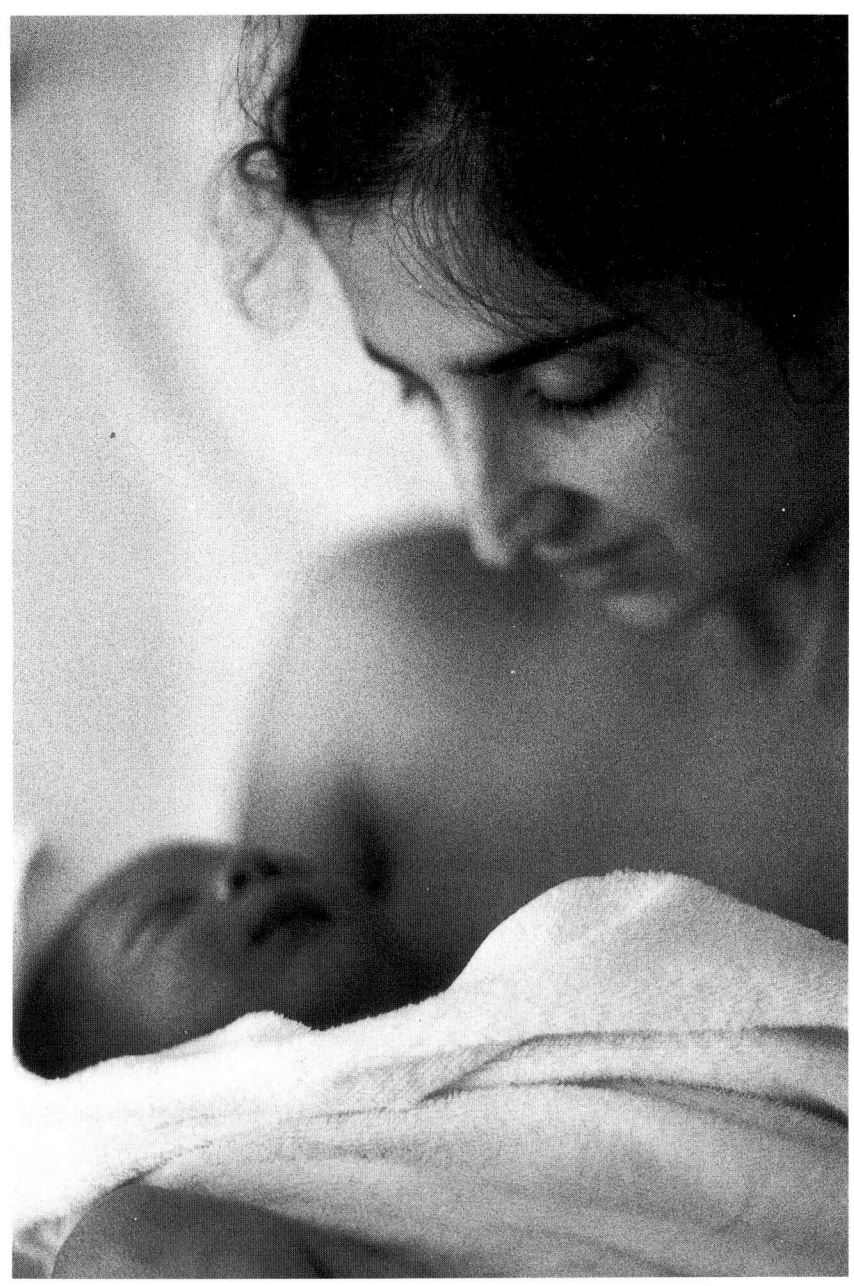

Mutter und Baby kurz nach der Geburt im Wasser

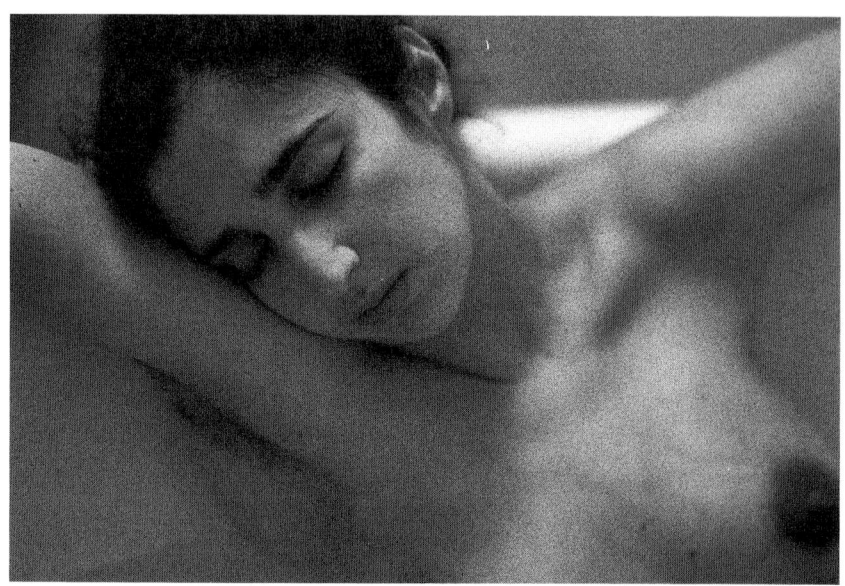

Die Mutter läßt sich zwischen den Wehen vom Wasser tragen und ruht sich aus.

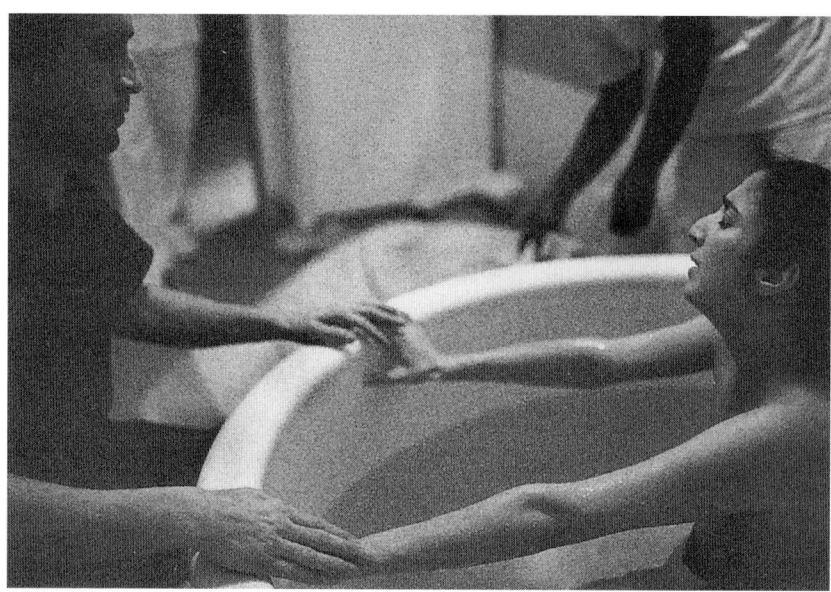

Die ruhige Gegenwart und die Kraft des Vaters helfen der Mutter am Ende der Geburtsarbeit durch eine starke Wehe.

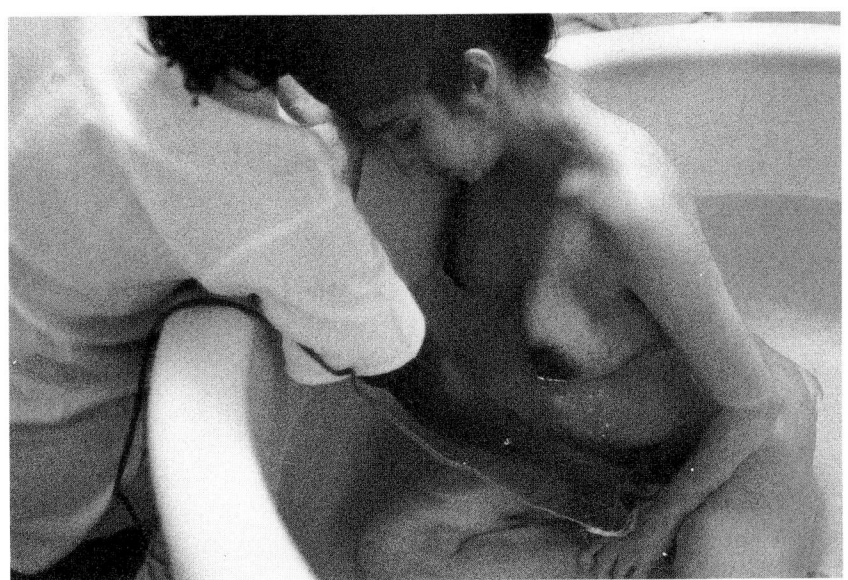
Die Hebamme hört mit einem Dopton unter Wasser die Herztöne des Babys ab.

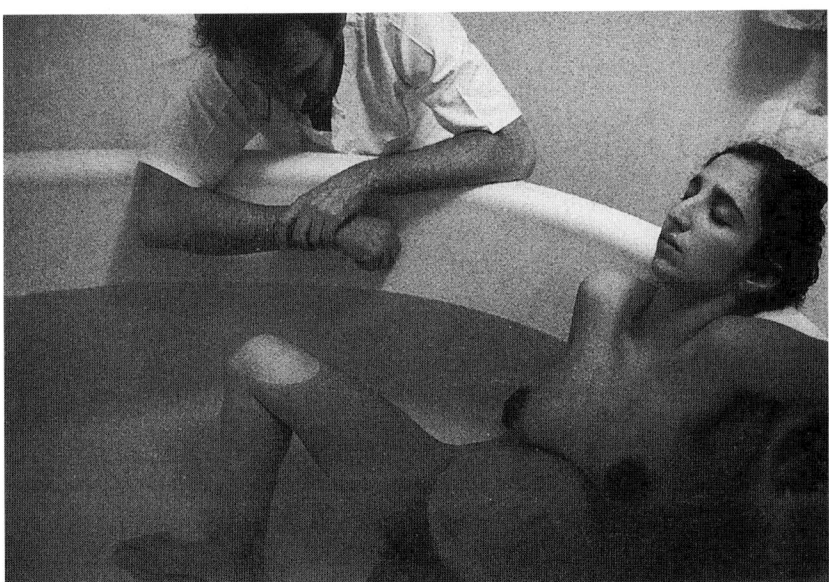
Das Köpfchen tritt durch.

DIE GEBURT IM WASSER

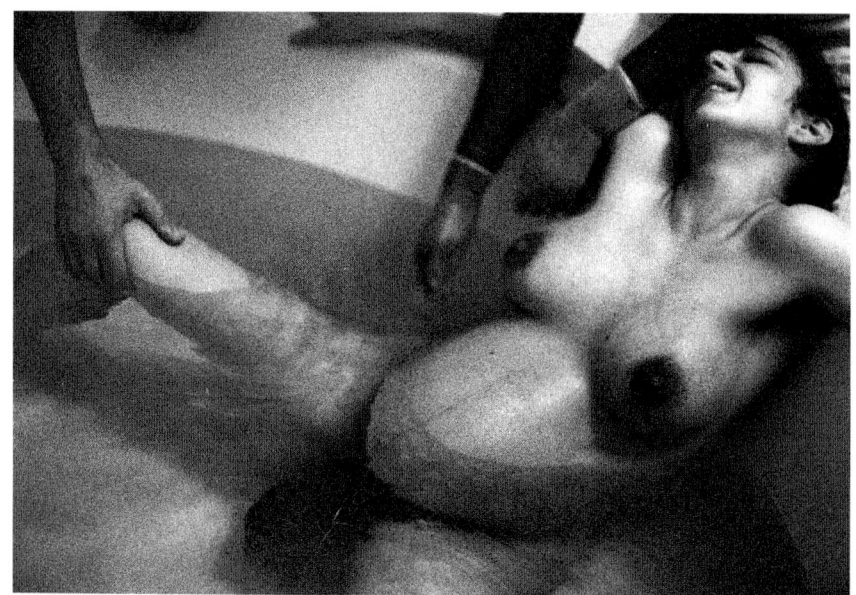

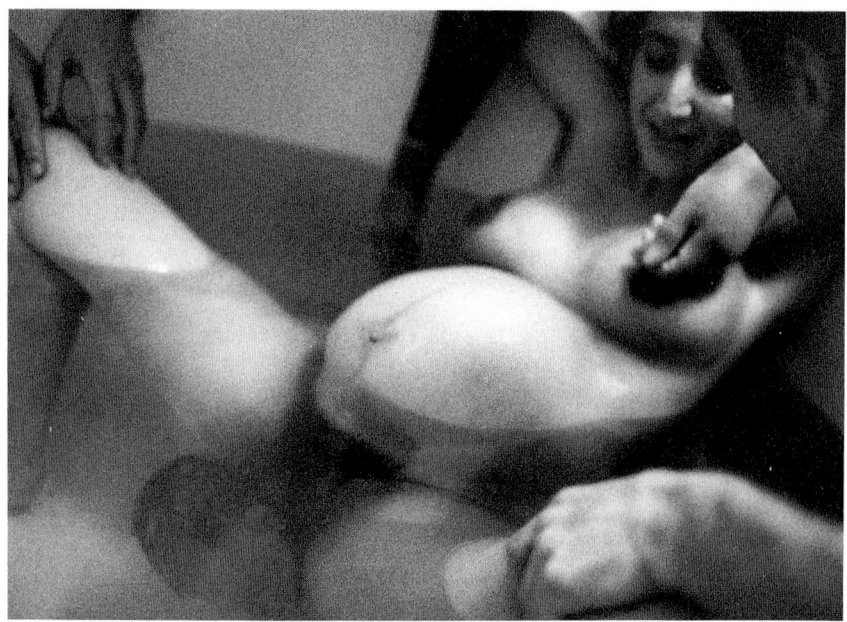

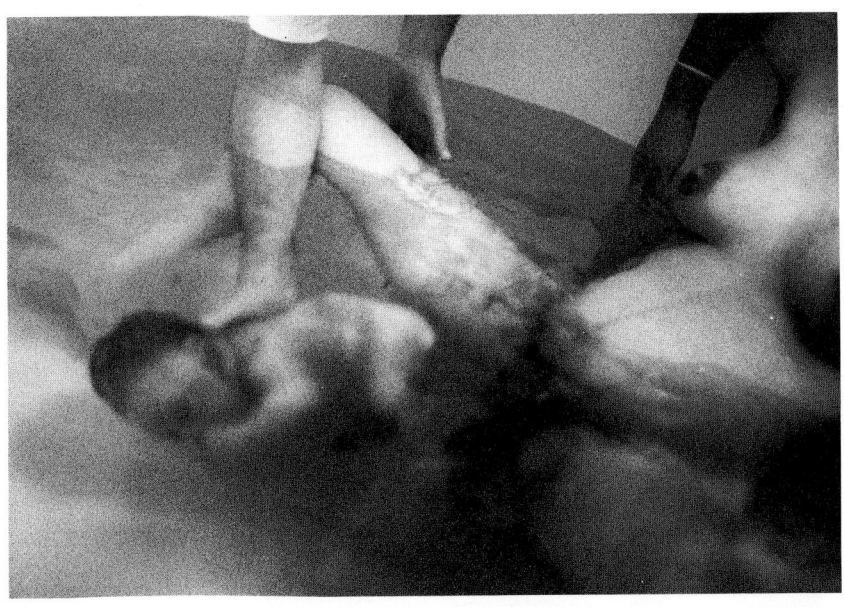
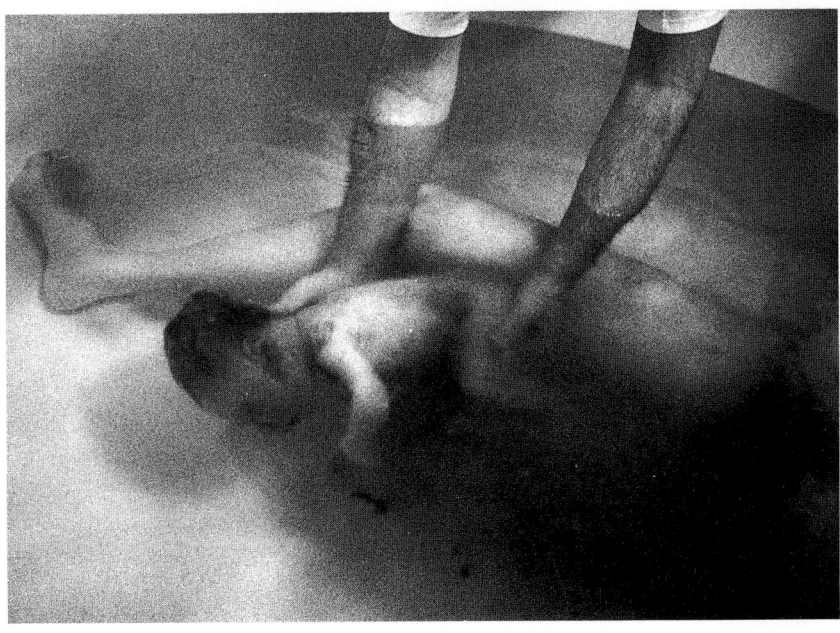

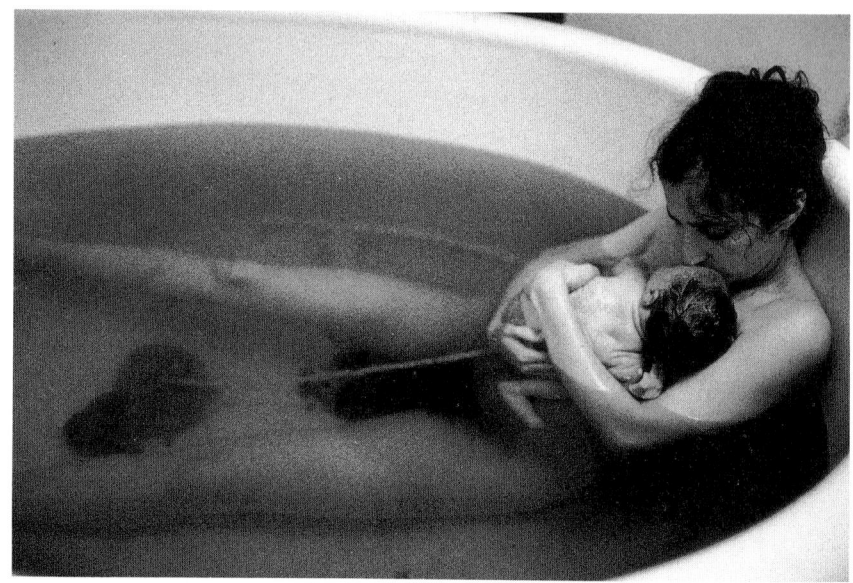
Die Mutter nimmt ihr Baby in die Arme, und die Plazenta wird spontan im Wasserbecken geboren.

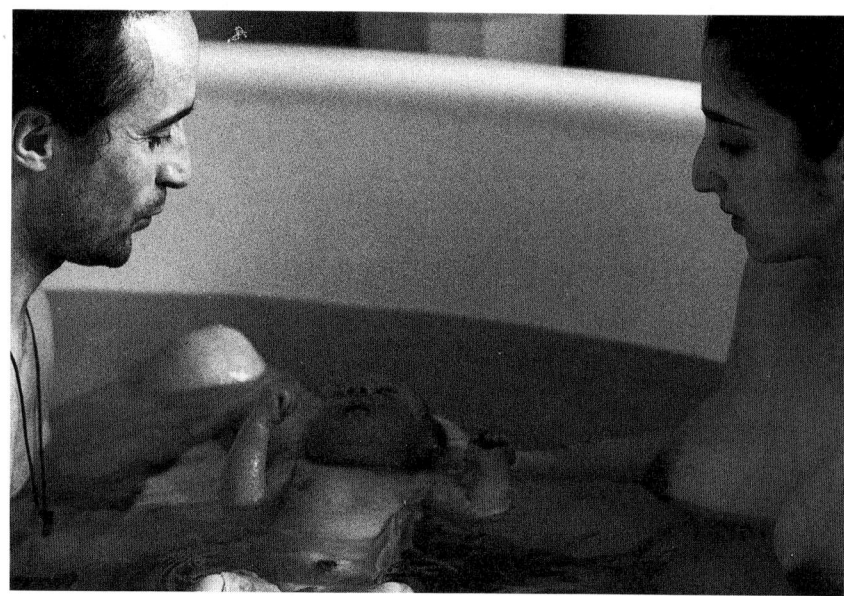
Am Tag nach der Geburt entspannt sich die neue Familie gemeinsam im Wasserbecken.

Ungestörtheit und Intimität

Jede Frau braucht den Schutz einer ungestörten, privaten Sphäre, damit sie sich den Kräften, die ihren Leib öffnen, überlassen und ihr Baby gebären kann. Um den eintretenden Bewußtseinswandel, den viele Mütter als »Reise zu einem anderen Stern« beschreiben, akzeptieren zu können, ist ein absolutes Ausschalten von Störungen oder Ablenkungen unerläßlich, gleichzeitig die Sicherheit, daß Hilfe und Unterstützung sofort zur Hand sind, sollten sie gebraucht werden. Michel Odent betont immer wieder die Wichtigkeit einer geschützten Intimsphäre, und die Erfahrung zeigt, daß eine Geburt einfacher verläuft, wenn dies respektiert wird. Manche Frauen fühlen sich auch dann wohl, wenn mehrere Personen im Raum sind, doch viele müssen ganz allein sein, andere fühlen sich am wohlsten mit einem einfühlsamen Partner, einer Hebamme oder einer Freundin. Hemmungen werden geringer, wenn direkter Blickkontakt oder ein Beobachten vermieden wird. Die Helfer müssen in Hörweite bleiben für den Fall, daß Unterstützung gewünscht wird, und können sich ansonsten zurückziehen, zum Beispiel vor den Geburtsraum (s. S. 21). Dabei ist allerdings zu bedenken, daß man auf eine Gebärende, die sich im Wasser aufhält, immer ein wachsames Auge haben muß. Manche Frauen nehmen Massagen, homöopathische Mittel und ätherische Öle gern an, für andere stellt sogar das eine Ablenkung dar, weshalb diese Hilfen hier nur sparsam eingesetzt werden sollten. Instinktiv halten viele Frauen den Kopf gesenkt und ziehen sich oft in einen dunklen Winkel des Raums zurück. Zu diesem Zeitpunkt kann der Zugang zu Wasser Wunder wirken, vor allem, wenn das Zimmer abgedunkelt ist und das Wasser den Körper der Mutter zum größten Teil bedeckt, so daß sie bis zum Hals darin eingetaucht ist.

Atmung

Eine Frau mitten in heftigen Wehen könnte das Gefühl haben, sie befände sich mitten in einem Wirbelsturm. Um mit der Gewalt der Kontraktionen fertigzuwerden, müssen Sie einen Zustand der Ruhe erreichen. Sie müssen im Zentrum der Energie bleiben, während diese an- und abschwillt, während die Wehen kommen und gehen, um den Ruhepunkt zwischen den Wehen zu finden und die eigene Mitte nicht zu verlieren. Es lenkt nur ab, sich während der Wehen an spezielle Atemtechniken zu erinnern, doch die Fähigkeit, sich auf Ihren Atem zu konzentrieren, vor allem auf die Ausatmung, wird Ihnen Halt geben und Ihnen helfen, Ihre Mitte, falls nötig, wiederzufinden. Wenn Sie sich in einer stürmischen Wehe darauf konzentrieren, wie Ihr Atem Ihren Körper verläßt, und sich dann entspannen und den Atem wieder langsam kommen lassen, werden Sie über den Wellenkamm getragen, ohne Ihre Atmung kontrollieren zu müssen. Jede Wehe dauert mehrere

Atemzüge lang. Die Kunst des »Wellenreitens« besteht darin, sich auf die Ausatmung zu konzentrieren, den stillen Punkt zu erreichen und dann die Einatmung von selbst geschehen zu lassen. Bleiben Sie jeden Moment bei Ihrem Atem, und versuchen Sie, nicht daran zu denken, was geschehen ist oder was kommen wird. Ihren Atem auf diese Weise zu beobachten wird Ihnen festen Boden unter den Füßen geben – bei den Wehen, nach der Geburt und das ganze Leben lang. Regelmäßiges Praktizieren der Atemmeditation (s. S. 55) in der Schwangerschaft verbessert Ihre Atemgewohnheiten und Ihre Fähigkeit, tief zu atmen.

Die Konzentration auf den Atem ist besonders nützlich, wenn Sie angespannt oder ängstlich sind. Je stärker die Wehen werden, desto geräuschvoller werden Sie ausatmen.

Bei sehr intensiven Wehen wird es meist unmöglich, sich auf den Atem zu konzentrieren. Doch dann sind Sie bereits eins mit Ihrer Mitte, und es ist das beste, wenn Sie völlig loslassen und sich frei ausdrücken, ohne zu versuchen, Ihre Aufmerksamkeit auf irgend etwas zu richten. Sollten Sie einmal die Verbindung mit Ihrer Mitte verlieren, brauchen Sie sich nur eine Weile auf Ihre Ausatmung zu konzentrieren, um sie wiederzufinden.

Wasser bei den Wehen nutzen

Wie stark sich eine Frau zum Wasser hingezogen fühlt und wann sie es nutzen möchte, ist sehr individuell, wie auch Wehen nie gleich verlaufen. Wenn schon die Vorwehen intensiv sind und in langen Schüben vor den eigentlichen Wehen kommen, kann Wasser sehr wohltuend wirken. Nachdem Sie einige Zeit im Wasser waren, können die Kontraktionen nachlassen, so daß Sie Gelegenheit zum Ausruhen oder sogar zum Schlafen bekommen und sich damit Ihre Energie für die folgende Geburtsarbeit bewahren.

Sind die geburtswirksamen Wehen einmal in Gang gekommen, gibt es wieder große individuelle Unterschiede bei der Nutzung des Beckens. In der ersten Stunde, nachdem die Mutter ins Wasser eintaucht, öffnet sich der Muttermund oft sehr rasch. Es ist ratsam, das Becken auch für die zweite Hälfte der Wehen in Reserve zu halten, dann, wenn die Kontraktionen heftig und die Ruhepausen dazwischen kürzer sind; das Wasser treibt die Öffnung des Muttermunds am stärksten voran und verkürzt die Wehendauer. Doch vielleicht brauchen Sie schon früh die Unterstützung des Wassers und möchten vor der Geburt gern mehrere Stunden im Wasser verbringen. In diesem Fall können Sie das Becken immer wieder verlassen und sich abwechselnd im Wasser und auf dem Trockenen aufhalten (s. S. 123). Wird das Wasserbecken schon sehr früh genutzt, kann es vorkommen, daß Frauen dieses wertvolle Hilfsmittel später, wenn die Wehen schmerzhafter und intensiver werden, nicht mehr einsetzen wollen. Zu früh ins Becken zu steigen kann auch die Kontraktionen bremsen und die Wehendauer verlängern.

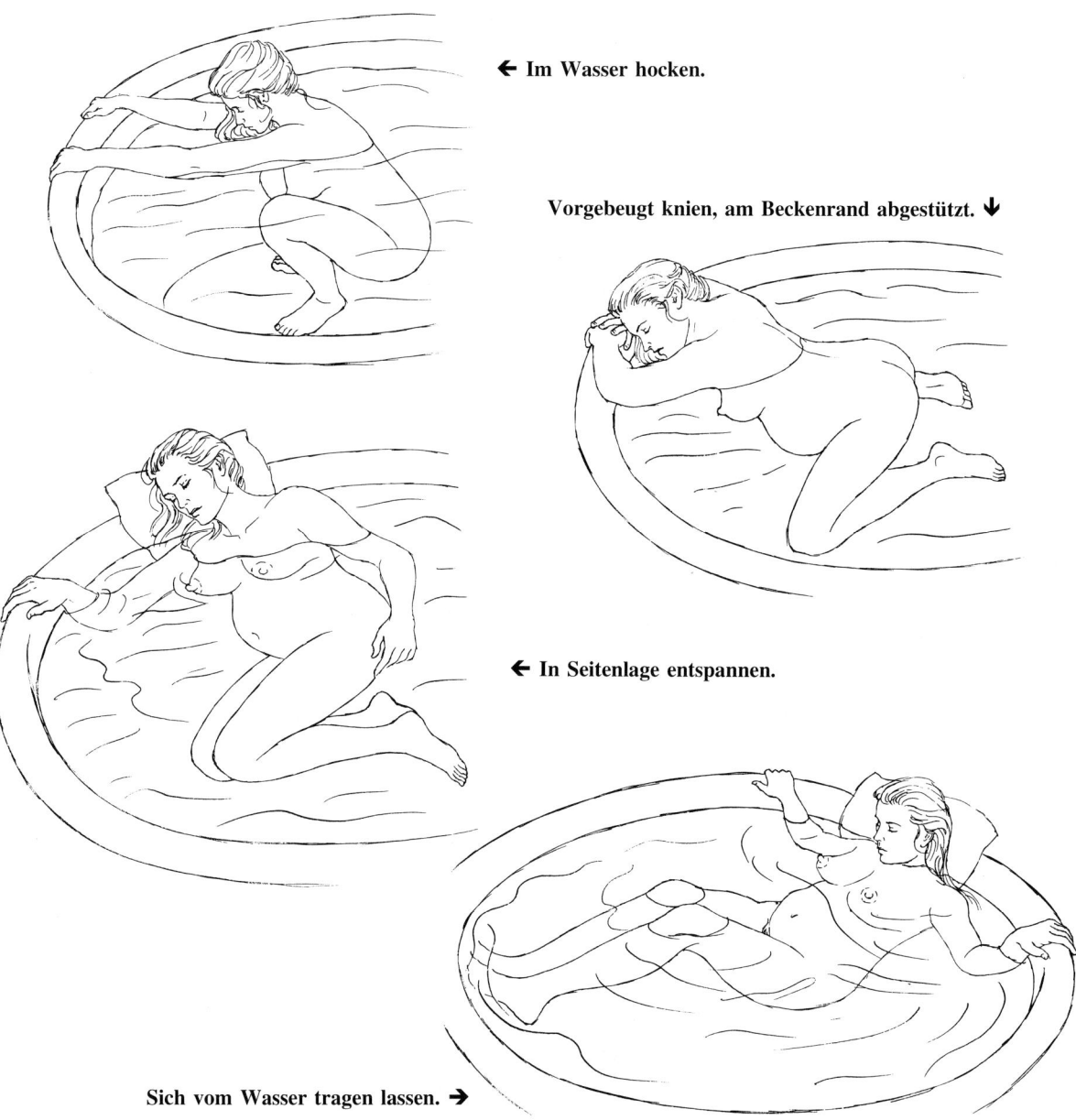

← Im Wasser hocken.

Vorgebeugt knien, am Beckenrand abgestützt. ↓

← In Seitenlage entspannen.

Sich vom Wasser tragen lassen. →

Vorausgesetzt, die richtige Wassertemperatur wird aufrechterhalten und Ihre Körpertemperatur überwacht (s. S. 195), ist nichts dagegen einzuwenden, daß Sie so lange im Wasser bleiben, wie Sie möchten. Auch die Tiefe des Wassers ist wichtig. Je weiter Ihr Körper eintaucht, desto mehr kommt Ihnen der Auftrieb zu Hilfe. Doch auch hier sind die Wünsche der Frauen unterschiedlich. Manche hätten das Wasser gern so tief wie möglich, andere fühlen sich in flacherem Wasser wohler.

Wenn Sie aus dem Becken steigen, sollten viele große Handtücher bereitliegen, damit Sie sich gründlich abtrocknen können. Auch sollte ein Heizgerät im Raum stehen, damit rasch aufgeheizt werden kann, falls Ihnen kalt wird (s. S. 195).

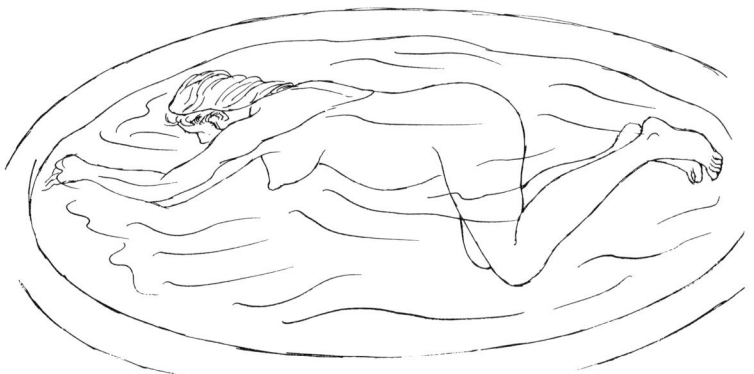

Im Wasser treiben und sich drehen mit dem Kopf unter Wasser.

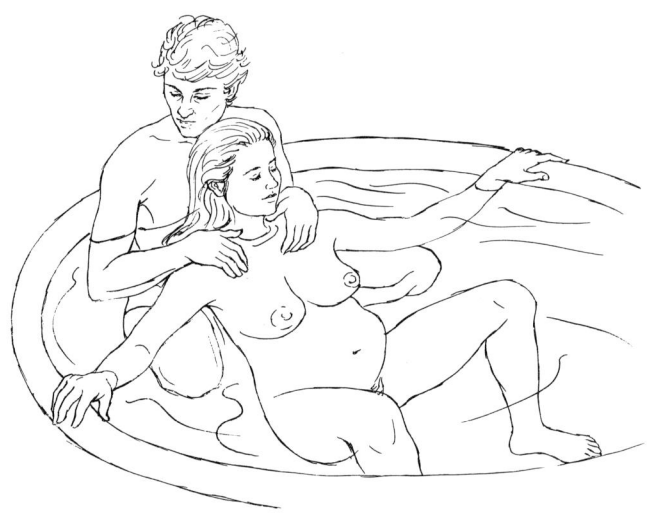

Hocke mit dem Partner

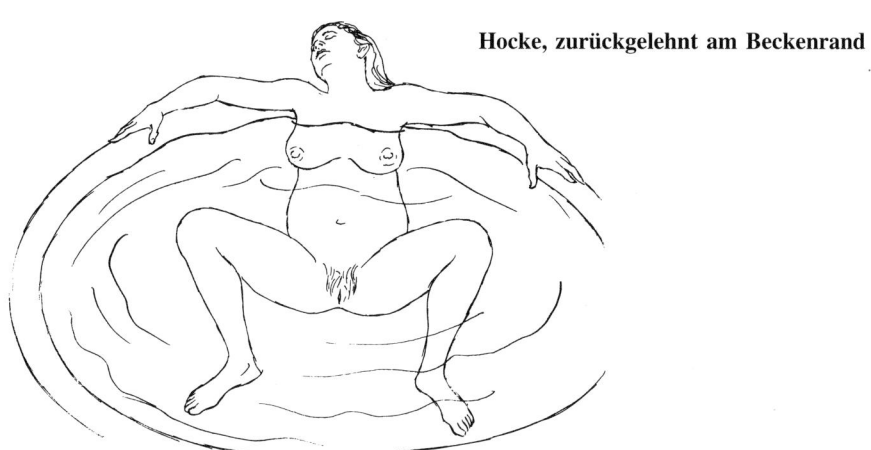

Hocke, zurückgelehnt am Beckenrand

Es wird sicher vorkommen, daß Sie sich während der Wehen auch außerhalb des Beckens im Trockenen aufhalten müssen, zum Beispiel, wenn die Geburtsarbeit im Wasser nicht gut vorangeht, oder wenn Sie sich im Wasser nicht mehr wohl fühlen. Im Frühstadium der Wehen, wenn die Kontraktionen allmählich stärker werden, ist es ganz wichtig, sich die Schwerkraft so gut wie möglich zunutze zu machen. Das können Sie durch Positionen wie Stehen, Sitzen oder Hocken während den Wehen erreichen; dazwischen ruhen Sie sich aus. Folgen Sie mit Ihren Bewegungen Ihren Instinkten; dann werden Sie feststellen, daß sich diese Stellungen ganz spontan ergeben. Die meisten Frauen verwenden mehrere unterschiedliche Positionen, manche beschränken sich auf eine oder zwei. Während der Wehen können Bewegungen, wie das Kreisen mit den Hüften oder das Schaukeln mit dem Becken, den Schmerz lösen helfen.

Es gibt viele Möglichkeiten, es sich in aufrechten Positionen bequem zu machen, damit Sie nicht ermüden. Denken Sie immer daran, daß Sie um so mehr Hilfe von der Schwerkraft bekommen, je aufrechter Sie Ihren Körper halten. Wenn Sie stehen oder gehen, hilft es Ihnen wahrscheinlich, sich nach vorn gegen eine Wand lehnen zu können oder während der Wehen von Ihrer Hebamme oder Ihrem Partner gestützt zu werden. Wenn Sie knien, dann sorgen Sie für eine weiche Unterlage; auf einem Sitzsack oder einem Kissenberg können Sie sich zwischen den Wehen entspannen und mit dem Rumpf trotzdem einigermaßen senkrecht bleiben. Vielleicht möchten Sie sich auch in Seitenlage ausruhen und sich während der Wehen auf Kissen hochstützen. Für die Hocke ist ein niedriger Hocker nützlich, auf dem Sie weniger schnell ermüden. Sie können sich auch an etwas Stabilem festhalten

Bewegungen und Stellungen

oder sich zwischen die Knie Ihres Partners hocken, der auf einem Stuhl sitzt. Mit gespreizten Beinen auf einer Toilette zu sitzen ist bei den Wehen sehr bequem (viele Frauen finden die Ungestörtheit dieses Orts sehr verlockend). Hier können Sie auch das Waschbecken vollaufen lassen, sich mit Wasser bespritzen, wenn Sie möchten, und sich beim Geräusch des laufenden Wassers entspannen. Weitere Empfehlungen zur aktiven Geburt finden Sie in dem Buch mit dem gleichnamigen Titel (s. Literatur).

Im Wasserbecken   Sobald Sie ins Wasser steigen, werden Sie Ihre Privatsphäre als wesentlich abgeschirmter empfinden. Dazu eröffnet sich Ihnen eine neue Dimension der Positionen und Bewegungen: Der Auftrieb des Wassers macht es Ihnen viel leichter, sich zu bewegen, und Sie werden feststellen, daß Sie Ihre Körperhaltung instinktiv verändern und Bewegungen spontan ausführen. Es ist hilfreich, in den Tagen vor dem Geburtstermin im Wasserbecken oder im Schwimmbad zu experimentieren und auch öfter einmal den Kopf unter das Wasser zu tauchen, damit Ihnen dieses Gefühl vertraut wird und Sie sich in diesem Element völlig wohl fühlen (s. S. 175). Mit dem Untertauchen haben Sie die Möglichkeit, störende Geräusche einfach auszuschalten. Die meisten »landgeeigneten« Positionen und Bewegungen können auch im Wasser ausgeführt werden.

In den Wehenpausen im Wasser zu treiben ist eine wunderbare Art der Entspannung, und wenn Sie ab und zu untertauchen, werden Sie weniger von Außenreizen und Geräuschen abgelenkt und können leichter loslassen. Während der Wehen im Wasser zu sein hat eine herrlich sinnliche Qualität. Es ist, als ob Sie wieder mit dem Strom der Gefühle verbunden wären, die Sie selbst einmal im Mutterleib gespürt haben – eine unschätzbare Hilfe, sich der Geburtsenergie hinzugeben und sich von den natürlichen Rhythmen Ihres Körpers führen zu lassen. Es ist nicht nötig, irgend etwas zu tun. Unterstützend wirkt ein Abdunkeln des Raums und ein ausreichender Schutz Ihrer Privatsphäre. Im möglichst tiefen Wasser können Sie Ihre Fähigkeit einsetzen, sich zu entspannen und innerlich zur Ruhe zu kommen (s. S. 55), damit Sie sich tief in Ihre Geburtsarbeit versenken können.

Manche Frauen bewegen sich im Wasser nur wenig und verändern ihre Position nur gelegentlich, während andere einen starken Bewegungsdrang haben und sich wie ein Delphin vom Bauch auf den Rücken drehen. Bewegungen und Veränderungen der Position werden einfach geschehen, ohne daß Sie darüber nachzudenken brauchen. Zwischen den Wehen können

Sie ausruhen und die erneuernden, energiespendenden Eigenschaften des Wassers nutzen. Sie können sich in seine weibliche Energie hineinsinken lassen und seine Fähigkeit, Sie zu entspannen, annehmen. Wenn Sie völlig loslassen, kann sich Ihr Körper ausruhen, Ihre Energie wird sich erneuern, und Sie werden in den Wehenpausen in einen zeitlosen Ozean der Seligkeit eintauchen.

Wenn sich die Geburt Ihres Babys nähert, werden die Wehen am intensivsten sein. Sie dauern dann auch länger (bis zu 60 Sekunden) und folgen rascher aufeinander, so daß die Pausen nur noch sehr kurz sind. Sie erreichen den Höhepunkt der Geburtsarbeit, wenn die Wellen hoch und stürmisch sind und unerbittlich, eine nach der anderen, anrollen. Das Ende der Wehen wird meist als Übergangsphase bezeichnet. Dann sind Sie fast voll eröffnet, und das Köpfchen Ihres Babys wird gleich durch den Muttermund in Ihre Scheide gleiten, um geboren zu werden.

Die Endphase der Wehen

Es ist ganz normal, in dieser Phase Angst zu haben. Sie werden sich wahrscheinlich ganz weit weg wünschen oder hätten am liebsten eine Periduralanästhesie. Ihr Mut und Ihre Kräfte sacken womöglich auf einen Tiefpunkt ab. Vielleicht sind Sie zornig, gereizt oder verzweifelt, als ob Sie völlig erschöpft am Rand des Todes wären. Die Pausen zwischen den Kontraktionen gönnen Ihnen wenig Ruhe, und die nächste Wehe ragt schon wie eine riesige Flutwelle auf.

Machen Sie das Beste aus den Wehenpausen, ruhen Sie sich aus, und versuchen Sie, sich so tief zu entspannen, daß Sie fast einschlafen. Es ist überraschend, in welchem Maße sich Ihre Energie erneuern kann – auch in noch so kurzen Pausen.

Die Angst, die in diesem Stadium so häufig anzutreffen ist, hat eine wichtige Funktion. Sie löst einen Produktionsschub von Adrenalin aus, dem »Kampf- oder Fluchthormon«, das reflexhafte Kontraktionen anregt, die Ihr Baby schließlich hinausschieben. Jetzt drängt die mächtige Dämonin nach vorn, Ihr Drang, zu pressen und Ihr Kind zu gebären.

Außenreize wie Geräusche und Licht sollten minimal bleiben und Sie nicht ablenken, während Sie durch diese letzten Kontraktionen gehen, die Ihre ganzen Kräfte fordern. Sie werden einen anderen Bewußtseinszustand erreichen, tief in Ihrer Geburtsarbeit versunken. Alle Anwesenden müssen sehr diskret sein und jede Störung durch Beobachten, Reden oder falsche Unterstützung oder Beflissenheit vermeiden. Diese Phase kann auch für die Geburtshelfer und Partner schwierig werden, weil sie das starke Bedürfnis spüren, etwas zu tun, um Ihnen zu helfen. Doch ruhiges Schweigen kann durchaus eine Quelle von Kraft, Beruhigung und Ermutigung sein.

Manche Frauen haben auf einer unbewußten Ebene eine tiefe Angst vor der Geburt und stoßen dann möglicherweise auf Schwierigkeiten, sich der Macht dieser letzten Kontraktionen auszuliefern. In warmes Wasser eingetaucht zu sein hilft beim Loslassen. Oft geht diese intensive Phase sehr schnell vorbei oder wird als irgendwie zeitlos empfunden. Falls die Übergangsphase aber lang dauert, können Sie sich Ihre Energie bewahren, wenn Sie kleine Schlucke Wasser oder verdünnten Fruchtsaft trinken. Die meisten Frauen bekommen großen Durst, wenn der Adrenalinschub einsetzt, und müssen ein, zwei Gläser trinken. *Rescue*-Tropfen (Bachblüten) können hier sehr helfen.

Ohne Hemmungen sein

In dieser Zeit kurz vor der eigentlichen Geburt kommen meist die lautesten Geräusche aus den Geburtsräumen; versuchen Sie erst gar nicht, leise zu sein. Sie werden Energie zum Bersten spüren und können so frei sein, wie eine Löwin zu brüllen, falls Ihnen danach ist. Schreien wird Ihnen die Kraft geben, Ihrem Baby hinauszuhelfen, durch Ihren sich öffnenden Körper. Ihr Darm leert sich spontan, wenn das Köpfchen Ihres Kindes nach unten drückt, und vielleicht müssen Sie sich übergeben, wenn der Preßdrang einsetzt. Manche Frauen haben Scheu oder Hemmungen, sich vor anderen Menschen diesen natürlichen Reflexen zu überlassen. Denken Sie daran, daß Ihre Hebamme diese Reaktionen gut kennt und als Zeichen begrüßt, daß die Geburt unmittelbar bevorsteht. Egal, was passiert, Ihre Aufmerksamkeit ist tief auf die Kraft Ihrer Wehen konzentriert und auf die kurzen, aber wunderbar befreienden Ruhepausen dazwischen.

In dieser Phase haben Sie vielleicht das Gefühl, im Meer der Wehen fast zu ertrinken. Vielleicht möchten Sie aus dem Wasser steigen oder aber sich in der relativen Schwerelosigkeit, die der Auftrieb Ihnen schenkt, den stürmischen Kräften ganz überlassen. Ob Sie nun im Becken sind oder draußen, nehmen Sie immer Haltungen ein, die Ihnen am bequemsten sind, und sorgen Sie dafür, daß Sie sich zwischen den Wehen mit abgestütztem Körper entspannen können. Das Wasser im Becken sollte so tief wie möglich sein, damit Sie den größtmöglichen Nutzen davon haben.

Vor der Geburt wollen viele Frauen am liebsten knien. Diese Position verhilft Ihnen zu einem Gefühl der Kontrolle über die Intensität der Kontraktionen und macht es Ihnen leichter, sich in den kurzen Pausen dazwischen zu entspannen oder sogar zu schlafen, ohne Ihre Haltung verändern zu müssen. Ganz am Ende der Geburtsarbeit werden die Wehen oft schwächer und die Pausen länger. Die Preßwehen, die Ihr Baby aus dem Mutterleib schieben, beginnen meist, wenn die volle Öffnung des Muttermunds erreicht ist. Bei manchen Frauen setzt der Preßdrang schon vor der vollständigen Eröffnung ein, andererseits kann die sogenannte Austreibungsphase auch erst nach einer Ruhepause stattfinden. Das fühlt sich dann an wie eine Flaute, die Wellen hören plötzlich auf, und die See wird ruhig und glatt. Was auch immer geschieht, Sie dürfen der Weisheit Ihres Körpers vertrauen und seinen Bedürfnissen nachgeben. Bald ist Ihr Baby da!

Die Geburt

Wenn sich Ihre Gebärmutter geöffnet hat und die Preßwehen voll in Gang sind, sind Sie in der Austreibungsphase, in der Ihr Baby geboren wird. Ihr Uterus kontrahiert mächtig nach unten und schiebt mit Ihrer Hilfe das Kind durch den Geburtskanal nach draußen. Das kann in nur wenigen Wehen geschehen oder aber länger dauern.
Wenn die Preßwehen beginnen, tritt das Köpfchen des Babys tief in die Scheide ein, und Sie spüren, wie es auf Ihren Darm drückt. Die folgenden Wehen schieben es unter dem Bogen des Schambeins hindurch. Wenn das runde Köpfchen die Scheide ganz ausfüllt, wird der Scheitel zwischen den Schamlippen sichtbar. Das Gewebe der Scheide dehnt sich weich und nachgiebig um das Köpfchen Ihres Kindes, unterstützt von den natürlichen Gleitmitteln Ihres Körpers und dem Wasser.
Die letzten Kontraktionen schieben Ihr Baby aus Ihrem Körper hinaus. Manchmal gibt es eine Pause, wenn das Köpfchen bereits geboren ist und der Rest des Körpers noch in Ihnen steckt. Mit der nächsten Wehe tauchen die Schultern Ihres Kindes nacheinander auf, und dann gleitet der restliche Körper heraus. Da die Schultern einen geringeren Umfang haben als das Köpfchen, geht das meist sehr leicht.
Wenn Ihr Baby im Wasser zur Welt kommt, wird es die Hebamme gleich nach der Geburt langsam und sanft nach oben heben und Ihnen in die Arme legen. Ihr Kind beginnt erst zu atmen, wenn die kühlere Temperatur der Luft seine Haut stimuliert, es besteht also keine Gefahr, daß es in den wenigen Momenten, in denen es noch untergetaucht ist, Wasser einatmet (s. S. 201). Wenn Sie das Becken zur Geburt verlassen, kann Ihr Baby behutsam bäuchlings auf ein weiches, saugfähiges Handtuch zwischen Ihren Beinen gelegt werden. In ein paar Augenblicken werden Sie bereit sein, es hochzuheben und willkommen zu heißen.

Hocke für die Geburt, gemeinsam mit dem Partner

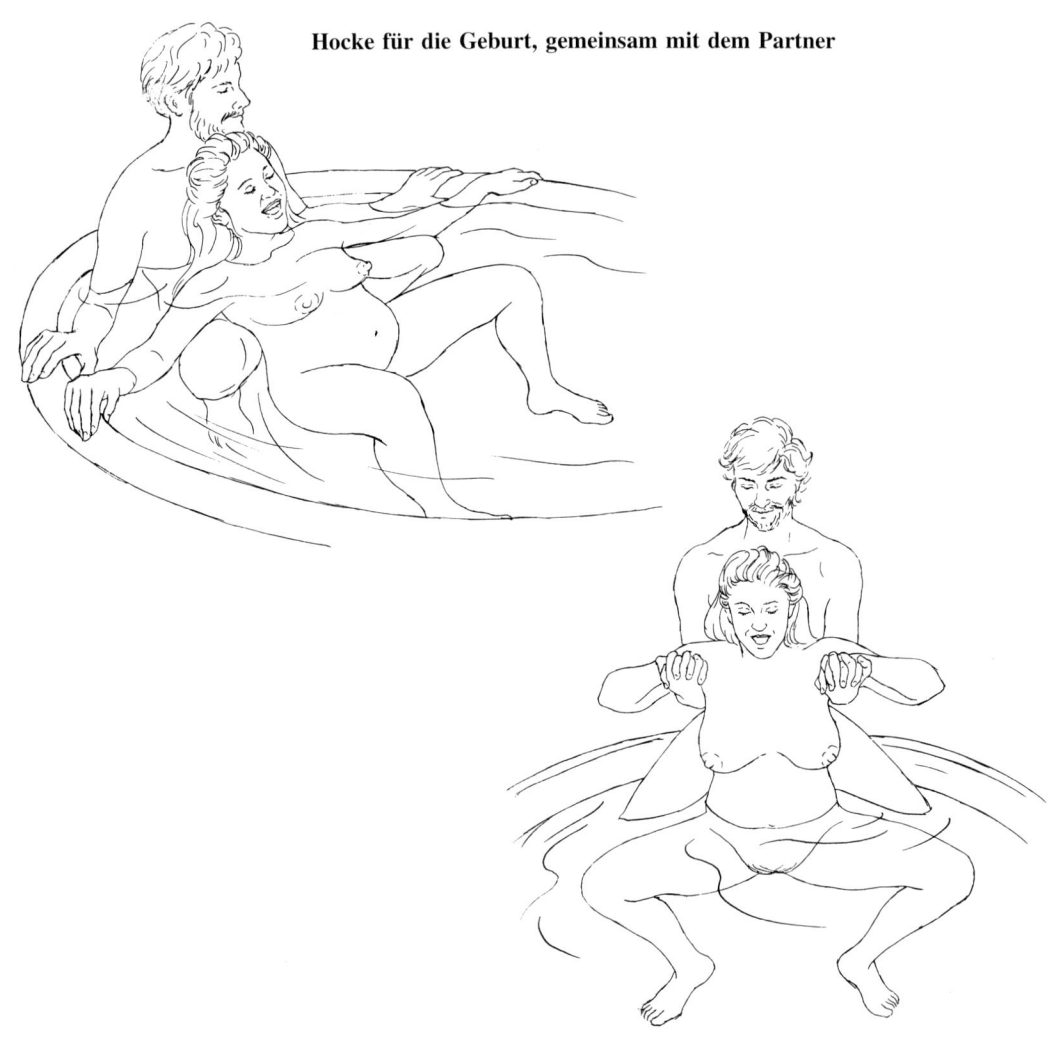

Abgestützte, halb stehende Hocke mit dem Partner, der im Becken steht

Die Empfindungen bei der Geburt

Die Erschöpfung, die am Ende der Übergangsphase so häufig ist, weicht oft einer neuen Kraft, die Sie in die Lage versetzt, Ihr Baby zu gebären. Viele Frauen rufen nach Hilfe oder müssen sich an jemandem festhalten, wenn die ersten Preßwehen beginnen. Das Köpfchen Ihres Kindes drückt gegen die Rückseite des Geburtskanals, so daß Sie das Gefühl haben, Sie müßten Ihren Darm entleeren. Tatsächlich geht, während Ihr Baby tiefer tritt, oft eine kleine Menge Stuhl ab, aber das ist überhaupt kein Problem (s. S. 201).

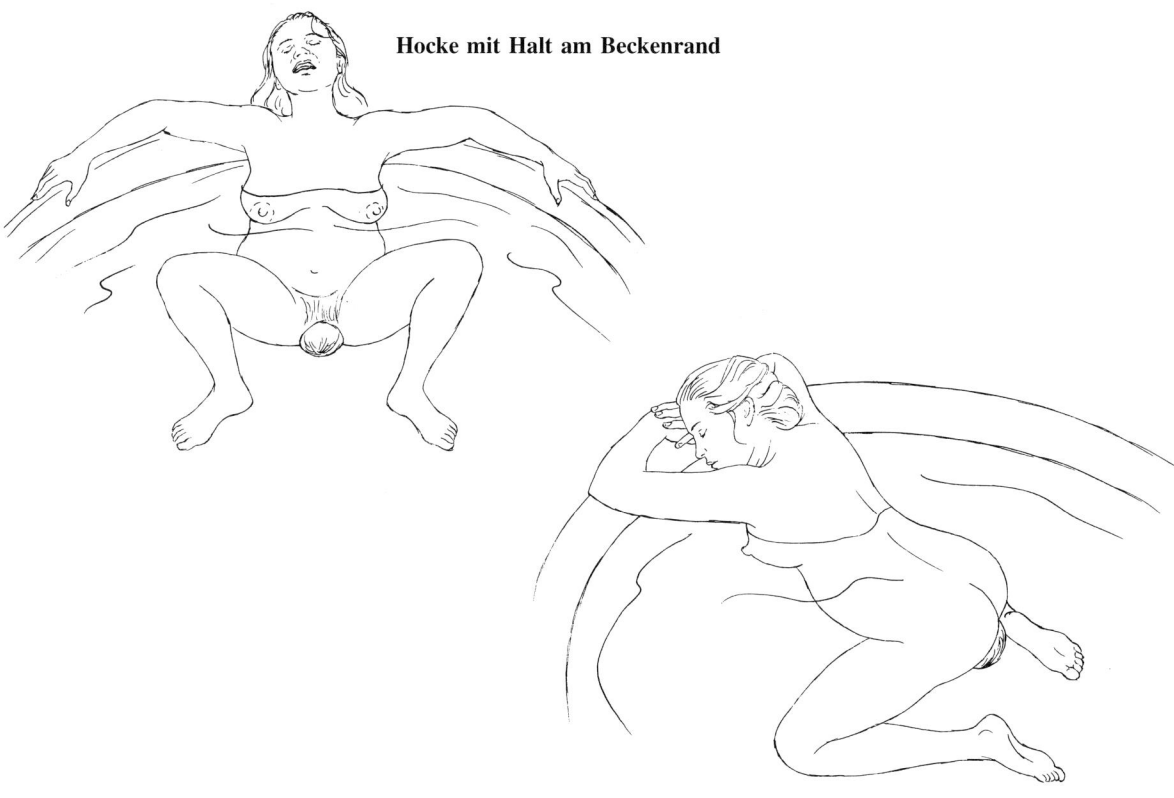

Hocke mit Halt am Beckenrand

Vorwärtsgebeugt knien, auf den Beckenrand gestützt

Der Druck wird wahrscheinlich von einem mächtigen Preßdrang begleitet, einem gewaltigen, unwiderstehlichen und unkontrollierbaren Bedürfnis. Diese Kontraktionen fühlen sich ganz anders an als die vorangegangenen Wehen. Der ganze Körper wird von einer ungeheuren, krampfartigen Kraft erfaßt, die sich willentlich nicht beeinflussen läßt. Bei vielen Frauen läßt in dieser Phase der Geburtsarbeit der Schmerz nach, und sie empfinden die Preßwehen als angenehmer. Manche überkommt sogar ein Hochgefühl; sie spüren, daß sie mit diesen Wehen aktiv mitarbeiten können.

Für andere Frauen ist die Austreibungsphase schmerzhaft und erschöpfend. Das hängt von Faktoren wie Wehendauer, Größe des kindlichen Kopfes, Angst vor der Dehnung oder einem Riß und der Fähigkeit ab, sich den unwillkürlichen Preßwehen zu überlassen. Angst spielt dabei die wichtigste Rolle. Die Pausen zwischen den Wehen sind jetzt wahrscheinlich länger als in der Eröffnungsphase, so daß Sie mehr Zeit haben, sich zwischendurch auszuruhen und neue Energie zu schöpfen.

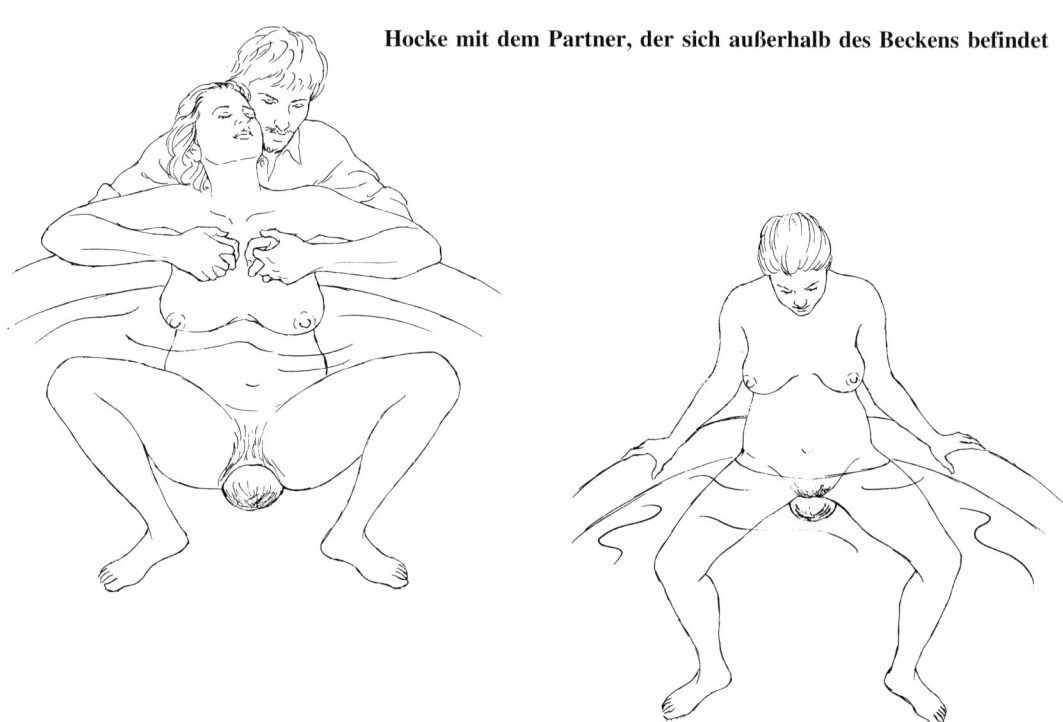

Hocke mit dem Partner, der sich außerhalb des Beckens befindet

Halb hockend stehen, während das Köpfchen unter Wasser austritt

Der Preßdrang ist überwältigend, und viele Frauen gebären, indem sie sich völlig frei und spontan dem Rhythmus der Wehen überlassen. Das fällt am leichtesten, wenn die Atmosphäre stimmig und die Privatsphäre ausreichend geschützt ist. Unter solchen Bedingungen geben Sie sich ohne bewußte Kontrolle den drängenden Impulsen Ihres Körpers ganz hin, schreien und pressen ungehemmt, wie und wann Sie das Bedürfnis dazu haben, und bringen Ihr Baby schließlich zur Welt. Doch manche Frauen brauchen Anleitung, um ihre Energie nach unten richten zu können, und müssen vielleicht auch ermutigt werden, in einer bewußten Anstrengung mit den Wehen mitzuschieben, in enger Zusammenarbeit mit der Hebamme.

Sobald das Köpfchen durchzutreten beginnt, können Sie zusätzlich zum Preßdrang ein brennendes, schneidendes Gefühl spüren, wenn das Scheiden- und Dammgewebe gedehnt wird. In diesen Momenten herrscht eine extreme Mischung von Agonie und orgasmischer Freude, gefolgt von einer unermeßlichen Erleichterung, wenn der Körper des Babys, naß und seidenglatt, zwischen den Beinen der Frau aus deren Körper gleitet.

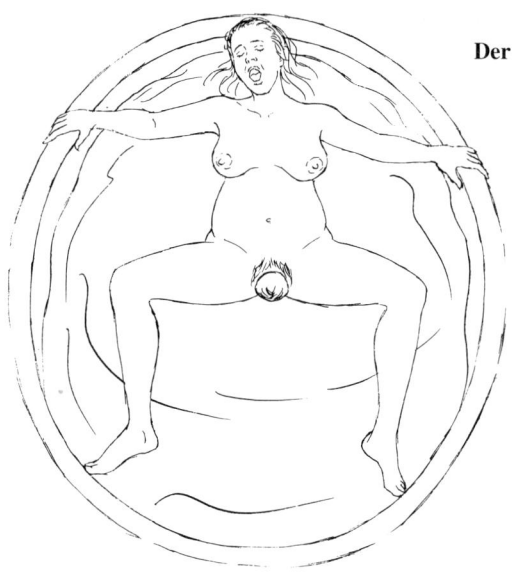

**Im Wasser liegend treiben.
Der Kopf der Mutter kann von hinten abgestützt werden.**

Wenn Sie zu Beginn der Preßwehen im Becken sind, besteht im allgemeinen kein Grund, das Wasser zu verlassen. Sie können weiter jede Position einnehmen, die Ihnen das Mitschieben mit den Wehen und das Ausruhen dazwischen erleichtert. Am wirkungsvollsten unterstützen Sie die Austreibung, wenn Sie knien oder hocken und sich am Beckenrand festhalten. Geht die Geburt leicht, kann Sitzen oder Rückenlage das beste sein. In den Ruhephasen können Sie sich auf dem Rücken treiben lassen und sich entspannen, während das Wasser Ihr Gewicht trägt. Vielleicht brauchen Sie jemanden, der Sie festhält; das kann Ihr Partner tun, im Becken oder außerhalb. Manche Frauen verspüren das Bedürfnis, beim Pressen aufzustehen. Dabei können Sie im Becken bleiben und sich am Rand oder an Ihrem Partner festhalten; Sie können das Becken aber auch verlassen, falls Ihnen das lieber ist.

Wasser bei der Geburt nutzen

Mit den letzten Preßwehen schiebt sich der Kopf Ihres Babys aus der Scheide. Das Bindegewebe von Damm und Vulva weitet sich und spannt sich um das Köpfchen herum; dabei helfen die Flüssigkeit, die Ihre Scheide absondert, und die aufweichende Wirkung des Wassers. Vielleicht möchten Sie den Kopf Ihres Kindes berühren, wenn er auszutreten beginnt; manche Frauen unterstützen die Geburtsarbeit auf diese Weise.

Geburt im Wasser

Ist das Köpfchen sichtbar, wird das Baby manchmal sehr rasch mit einer einzigen Wehe geboren, doch oft taucht der Kopf zuerst auf, und der Körper folgt erst bei der nächsten Wehe. Dazwischen kann ein Zeitraum von zwei bis drei Minuten verstreichen (Ihr Baby wird von der Plazenta weiter mit Sauerstoff versorgt). Erst werden nacheinander die Schultern geboren, dann der Brustkorb. Schließlich gleitet der restliche Körper mühelos heraus, und Sie werden ein ungeheuer erleichterndes Gefühl verspüren. Das Köpfchen, der schwerste Körperteil, sinkt langsam zum Boden des Wasserbeckens hinunter. Dabei kann Ihrem Kind nichts passieren, weil der Auftrieb den Fall bremst.

Sobald Ihr Baby geboren ist, prüft die Hebamme das Pulsieren der Nabelschnur unter Wasser; hat sie sich um den Hals Ihres Kindes gewickelt, wird sie von der Hebamme gelöst. Innerhalb von wenigen Sekunden holt sie das Neugeborene nach oben und überreicht es Ihnen. Unter Wasser atmet Ihr Baby noch nicht durch die Lungen, sondern wird weiter von der Plazenta durch die Nabelschnur mit Sauerstoff versorgt. Sein Herzschlag läßt die Nabelschnur weiter pulsieren. Manchmal helfen die Mutter oder der Vater, ihr Kind nach oben zu holen.

Wenn Sie Ihr Baby endlich in den Armen halten, achten Sie darauf, daß sein Gesicht über Wasser bleibt, damit es atmen kann. Der Körper kann ruhig eingetaucht bleiben, bis Sie das Becken verlassen wollen. Bis dahin wird es von Ihnen und vom Auftrieb gestützt, so daß der Eintritt in die nicht abgeschwächte Schwerkraft behutsamer verlaufen kann. Ihr Baby öffnet vielleicht schon unter Wasser die Augen, oder aber kurz nachdem es nach oben gekommen ist und Sie zum ersten Mal außerhalb des Mutterleibs Kontakt miteinander aufnehmen.

Wann das Wasserbecken zu verlassen ist

Viele Frauen möchten am Ende der Eröffnungsphase lieber das Wasserbecken verlassen und ihr Baby »an Land« zur Welt bringen. Wenn das auch für Sie zutrifft, dann folgen Sie Ihren Instinkten, und steigen Sie zwischen den Wehen langsam aus dem Becken. Jetzt sollte der Raum stärker geheizt sein, damit Sie nicht frösteln.

Manchmal können die beruhigende Wirkung und der Auftrieb des warmen Wassers die Wirksamkeit des Austreibungsreflexes verringern. Wenn sich die Austreibungsphase lange hinzieht und Ihre Kräfte erschöpft sind, wird es nötig, das Becken zu verlassen. Das ist praktischer und für Ihr Baby sicherer. Wenn Sie ein Maximum an Anstrengung aufwenden müssen, um mitzuschieben und die Geburt Ihres Kindes zu unterstützen, ist eine aufrechte Hockposition am besten, bei der Sie außerhalb des Beckens festen Boden unter den Füßen haben. Ist Ihr Baby sehr groß oder verläuft die Geburt schwieriger, sind Positionen, die die Schwerkraft voll ausnutzen, entscheidend.

GEBURTSPOSITIONEN, DIE DIE SCHWERKRAFT NUTZEN

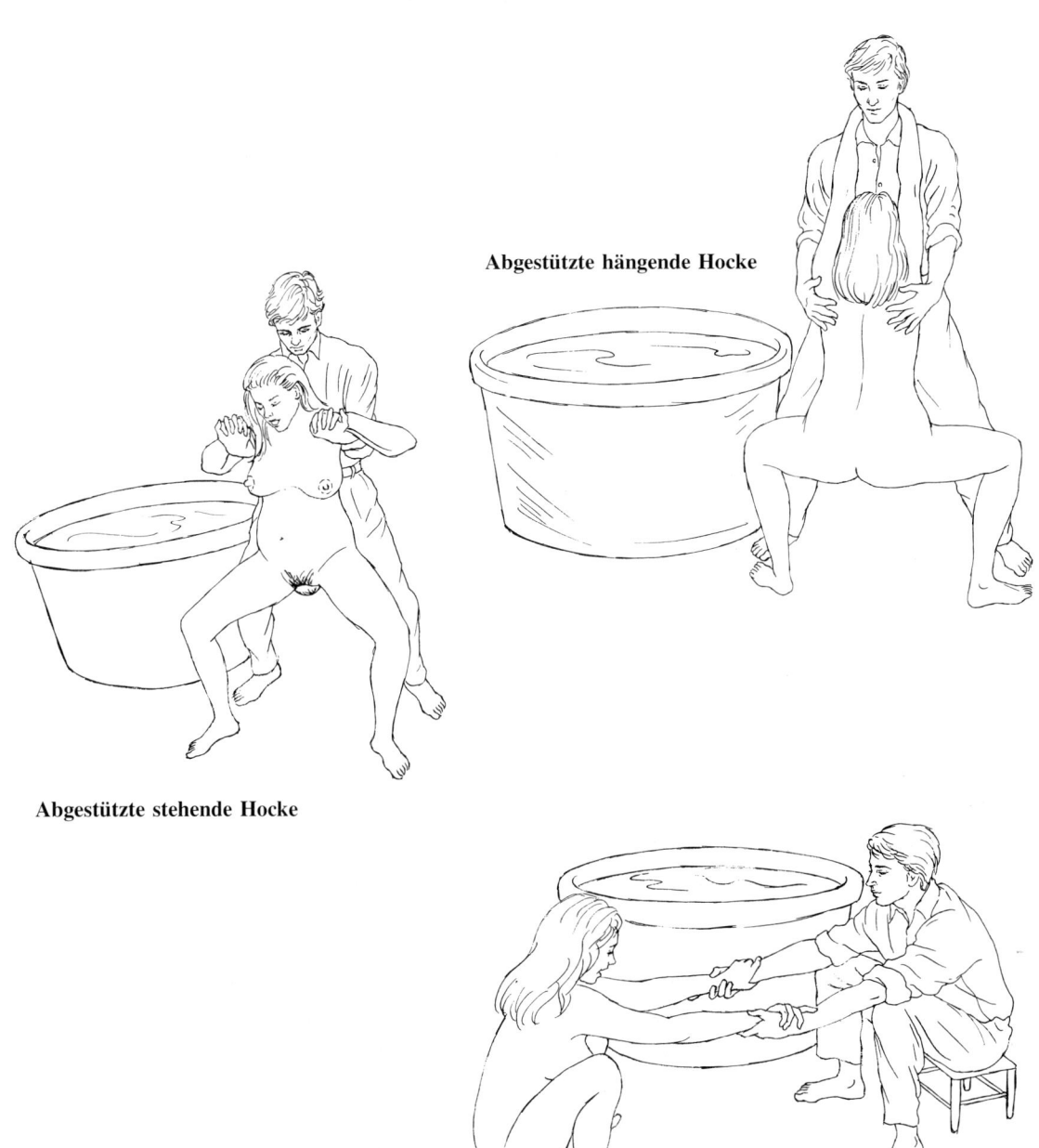

Abgestützte hängende Hocke

Abgestützte stehende Hocke

Partner-Hocke

Das Knien auf allen Vieren ist eine gute Position, wenn die Geburt zu schnell verläuft. Diese Haltung kann die Ereignisse etwas bremsen und verhindern, daß Sie sich von ihnen überrollt fühlen. Doch wenn sich die Geburt des Kopfes oder der Schultern verzögert, ist es um so günstiger, je aufrechter Sie sich halten und je fester Sie sich im Boden verankern können. Für Frauen, die Schwierigkeiten beim Loslassen oder bei der Eröffnung haben, ist ein starker Bodenkontakt mit den Fersen entscheidend, den sie in einer abgestützten Hocke oder in der Partner-Hocke spüren. Wenn Sie so gestützt werden, sind die Beckenbodenmuskeln vollkommen entspannt. Das Köpfchen Ihres Babys kann leichter durchtreten, und es kommt seltener zu Rissen.

Eine abgestützte stehende Hocke und die Partner-Hocke sind die Haltungen, die die Schwerkraft am besten ausnutzen und am geeignetsten sind, wenn sich die Austreibungsphase länger hinzieht oder wenn Ihr Baby sich in der Steißlage befindet. Bei Steißlagen ist es sicherer und praktikabler, wenn die Geburt nicht im Wasser, sondern mit Hilfe der Schwerkraft auf dem Trockenen stattfindet (s.a. Literatur).

Das Baby empfangen

Die ersten Momente nach der Geburt, wenn Sie Ihr Baby zum ersten Mal anschauen und in den Armen halten, sind ein kleines Wunder. Erst spüren Sie tiefe Erleichterung, dann richtet sich Ihre Aufmerksamkeit ganz auf Ihr Kind, und Sie werden erst staunen und dann eine überwältigende Woge von Glück und Freude spüren. Oft bleibt vor dem Wunder der Geburt kein Auge im Geburtsraum trocken. Wenn auch der Vater des Neugeborenen da ist und er es begrüßt, ist das ein beide Eltern tief vereinendes Erlebnis. Doch manchmal ist die Geburt eine so mächtige Erfahrung, daß Sie vielleicht davon überwältigt sind und es einige Zeit dauern kann, bis diese Gefühle aufsteigen, vor allem, wenn die Wehen lang und sehr intensiv waren und Sie stark erschöpft haben.

Ob Sie im Wasser oder auf dem Trockenen geboren haben, die Nabelschnur kann noch bis zu 15 Minuten lang pulsieren, bis sich die Atmung Ihres Babys eingespielt hat. Das Pulsieren beginnt im Herzen des Neugeborenen und setzt sich zur Plazenta hin fort, ein Sicherheitsmechanismus der Natur, der veranlaßt, daß das Kind weiter von der Plazenta versorgt wird, bis die selbständige Atmung an der Luft stabil ist. Aus diesem Grund darf die Nabelschnur nicht zu früh durchgeschnitten werden. Sobald sich die Atmung stabilisiert hat, hört das Pulsieren der Nabelschnur erst am Ende der Plazenta auf und setzt sich dann langsam in Richtung Baby fort. Es ist völlig unbedenklich, das

Ende der Pulsation abzuwarten; Ihr Kind wird dadurch nicht anfälliger für Gelbsucht oder Anämie. Ist der Übergang vollendet, hört das Blut auf, durch die Nabelschnur zu fließen. Sie wird schlaff und weiß, und Sie können kein Pulsieren mehr tasten. Jetzt kann sie durchgeschnitten werden. Die Theorie, die bei vielen Kinderärzten und Hebammen vorherrscht, daß zuviel Blut vom Neugeborenen in die Plazenta zurückfließen oder umgekehrt in den kindlichen Kreislauf einfließen könnte, entbehrt jeder Grundlage.

Beim Schreien werden die Lungen des Neugeborenen kräftig geweitet. Nase und Hals lassen sich ggf. leicht absaugen, während das Baby auf der Brust seiner Mutter liegt; routinemäßiges Absaugen ist unnötig. In den seltenen Fällen, in denen ein Kind künstlich beatmet werden muß, wird die Nabelschnur abgeklemmt und es ärztlich behandelt.

Der erste Kontakt

Das sind die Augenblicke, auf die Sie gewartet haben! Jetzt können Sie Ihr Baby in die Arme schließen, ihm in die Augen schauen, es am ganzen Körper behutsam streicheln und es in der Familie willkommen heißen, mit allen anderen, die da sind und Ihre Freude und Bewegtheit teilen. Ihr Kind wird die Augen öffnen und die Flut der neuen Eindrücke aufzunehmen beginnen, geborgen in der Wärme und Nähe Ihres Körpers. Sie werden erkennen, wieviel Ihr Baby schon weiß und begreift, wenn Sie ihm Minuten nach der Geburt in die Augen blicken.

Der erste Kontakt außerhalb des Mutterleibs findet auf vielen Ebenen gleichzeitig statt, wenn Sie Ihr Baby zum ersten Mal berühren, riechen und sehen. Seine Haut ist wahrscheinlich von einer cremigen Substanz überzogen, der Käseschmiere, die die Haut vor Wasser und Temperaturveränderungen schützt. Sie wird rasch nach der Geburt absorbiert. Die samtig weiche Haut und der warme, feine Duft Ihres Kindes sind einzigartig und für Sie ein wunderbares sinnliches Erlebnis.

Im Wasserbecken können Sie sich nun entspannen, während Sie Ihr Baby begrüßen. Knien oder mit angelehntem Rücken sitzen ist meist am bequemsten, um das Neugeborene im Wasser zu halten, an Land aufrechtes Sitzen. In den ersten 10 bis 15 Minuten nach der Geburt lernt Ihr Kind, Luft in seine Lunge einzuatmen. Ist die Atmung stabil, beginnt die Suche nach der Brust. Im Zimmer oder, wenn Sie Ihr Baby im Wasser geboren haben, im Wasser sollte es wohlig warm sein und das Licht gedämpft.

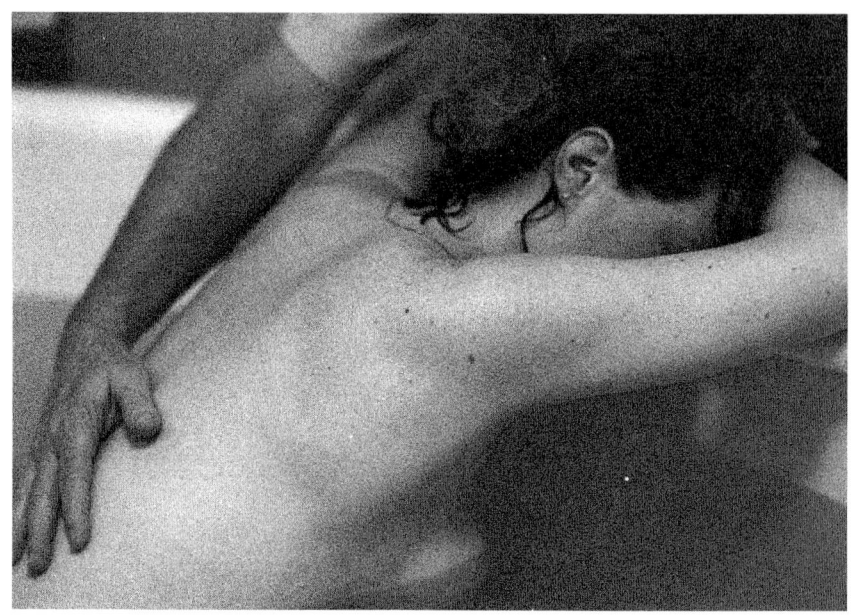

Mit dem Kopf nach unten versenkt sich diese Mutter während der Wehen tief in sich selbst.

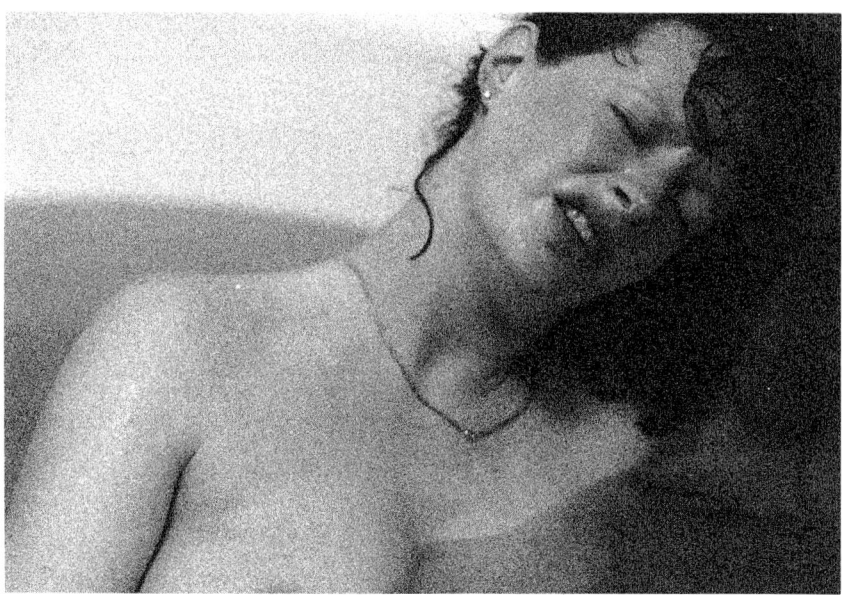

Im ruhigen, abgedunkelten Raum lindert das warme Wasser den Schmerz einer intensiven Kontraktion.

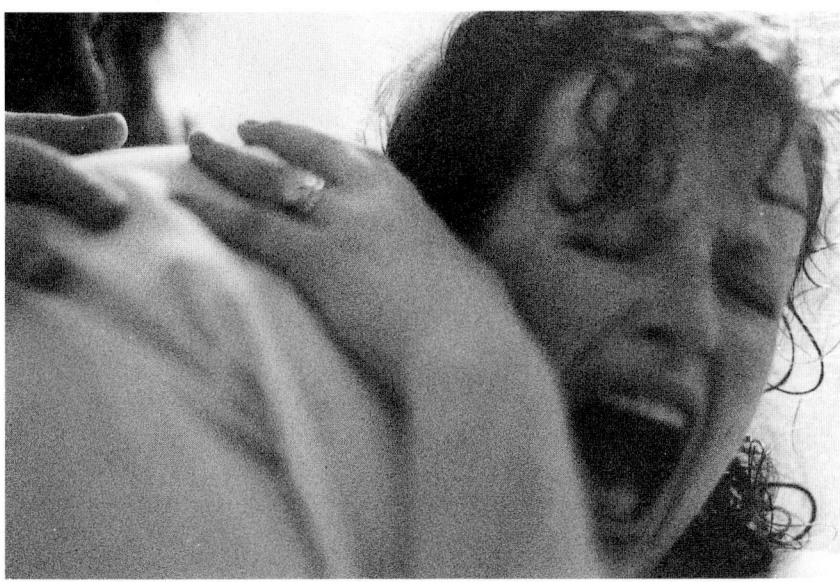

Die Mutter hat das Becken verlassen. Sie schreit ungehemmt und findet darin die Kraft, ihr Baby zu gebären.

Erstes Stillen

Ihr Baby wird mit dem natürlichen Reflex geboren, die Brust zu suchen. Wenn die Brustwarze seine Wange oder seinen kleinen Mund seitlich berührt, dreht es sich auf die Warze zu. Es wird dabei auch vom Geruch Ihrer Brüste angezogen.

Manche Kinder interessieren sich schon kurz nach der Geburt für etwas Nahrhaftes, andere sind zufrieden, wenn sie erst einmal an der Brust lecken oder riechen können und fangen erst später mit Saugversuchen an. Am besten, Sie legen das Neugeborene innerhalb der ersten halben Stunde an die Brust. Achten Sie darauf, daß es sowohl die Brustwarze als auch einen Teil des Warzenvorhofs in den Mund nimmt, damit Ihre Brustwarzen nicht wund werden. Halten Sie Ihr Baby dicht an Ihrem Körper, Bauch an Bauch, mit dem Köpfchen gegenüber Ihrer Brustwarze, damit es nur den Mund aufzumachen braucht, wenn es bereit ist. Lassen Sie es an einer Brust saugen, so lange es möchte, und beginnen Sie beim nächsten Stillen mit der anderen Brust. Sie können Ihr Kind bereits im Wasser zum ersten Mal stillen.

Geburt der Plazenta

Das erste Saugen oder der Kontakt mit der Brust regt weitere Uteruskontraktionen an. Diese »Nachwehen« lösen die Plazenta von der Gebärmutterwand, so daß sie ausgestoßen werden kann.

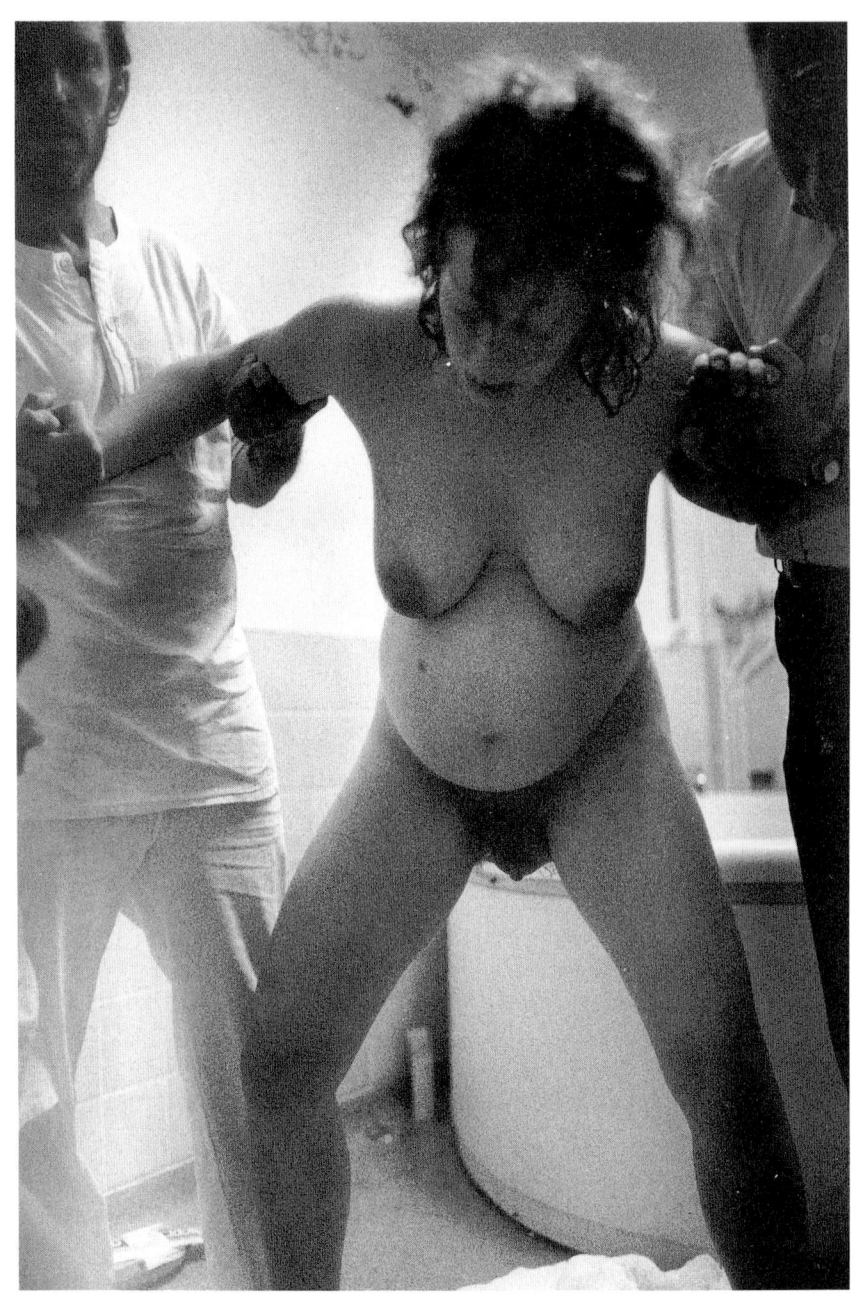

Während die Mutter abgestützt steht, tritt das Köpfchen durch.

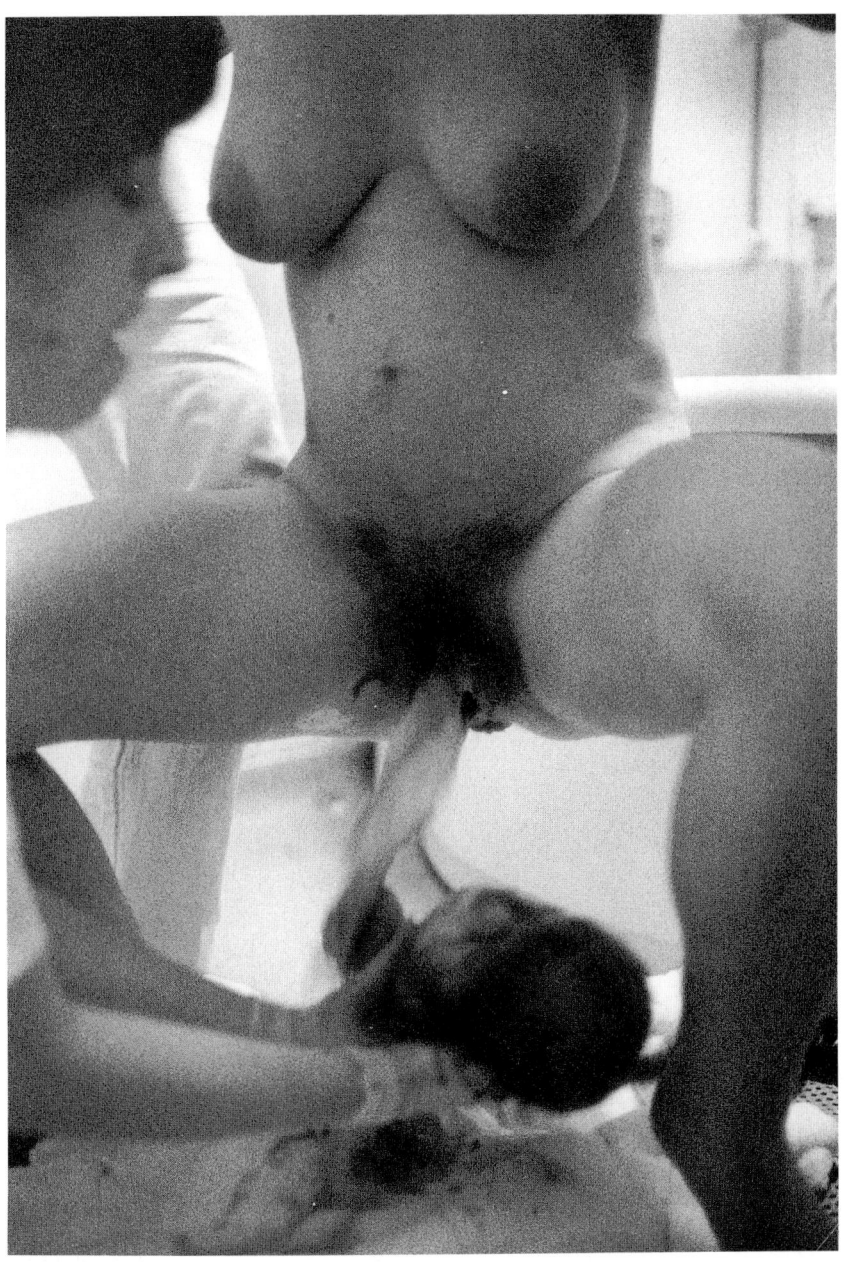

Das Baby wird mit einer einzigen Wehe geboren.

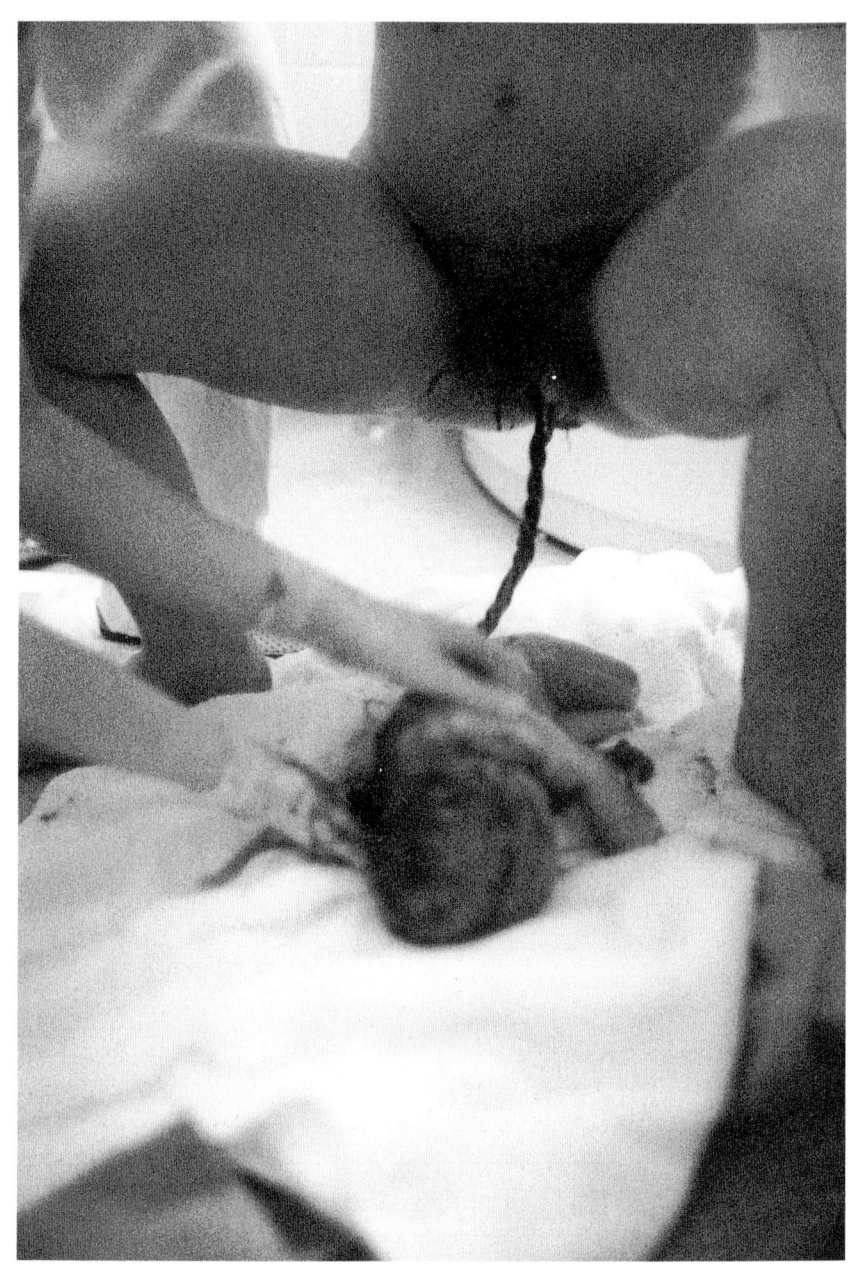

Die Hebamme legt das Kind auf einem warmen weichen Handtuch behutsam ab.

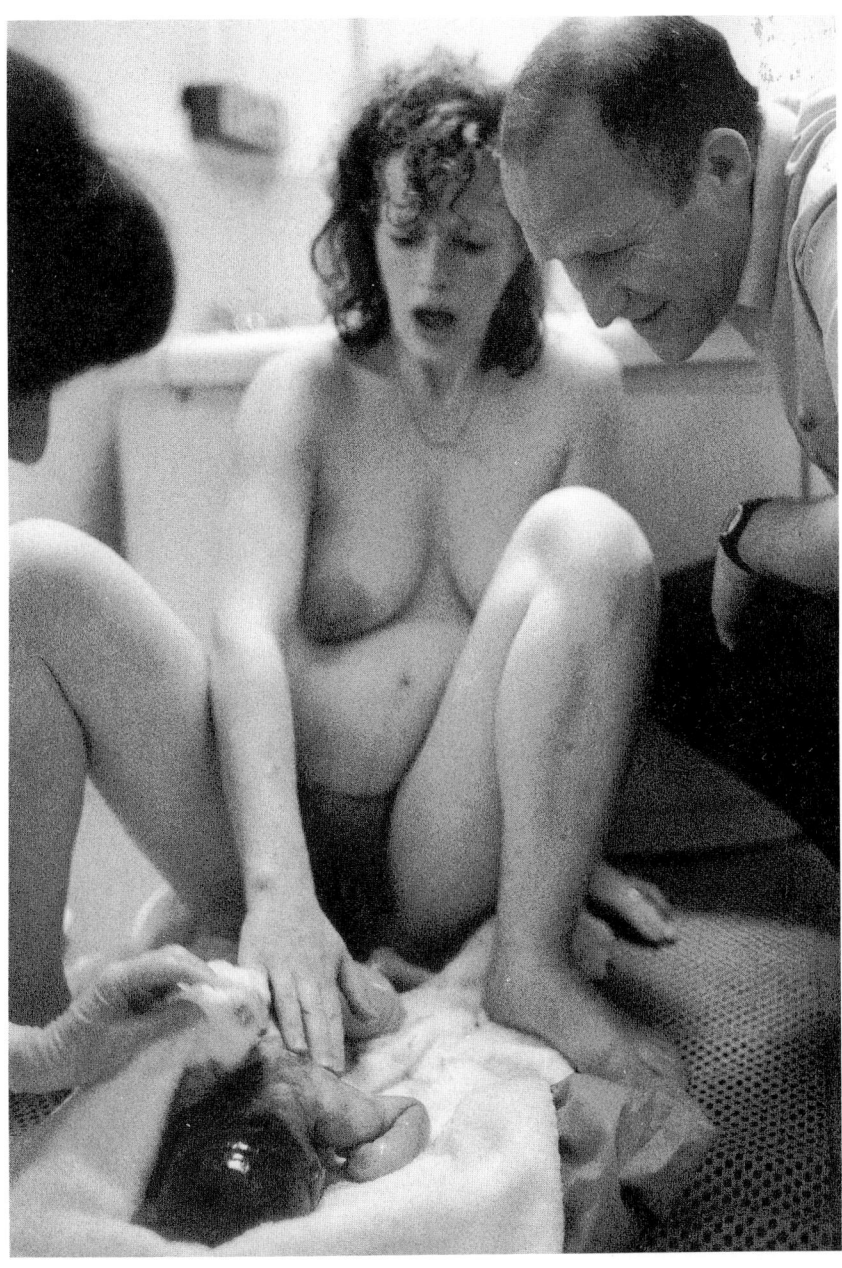

Erste Berührungen – bewegt betrachten die Eltern ihr Kind.

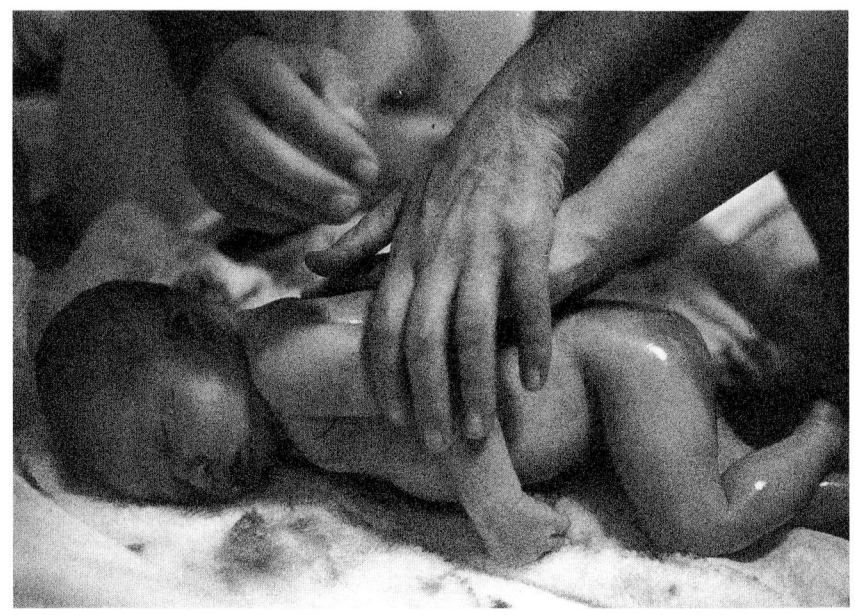
Liebevolle Hände von Mutter und Vater streicheln die samtige Haut des Kindes.

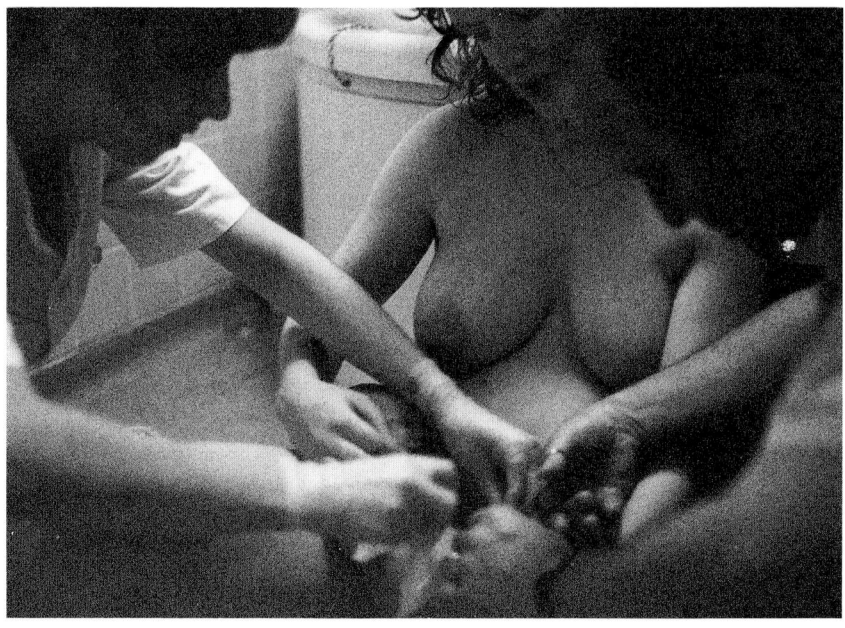
Nach der Geburt der Plazenta durchtrennt der Vater die Nabelschnur.

Es ist vielleicht zu empfehlen, zur Geburt der Plazenta das Wasser zu verlassen, aber es drohen auch keine Risiken, wenn Sie im Wasser bleiben. Auch in diesem Fall kann die Nabelschnur abgeklemmt und durchtrennt werden, und Sie steigen erst dann aus dem Becken, wenn Sie dazu bereit sind. Wenn Sie sich sehr schwach fühlen, stärkere Blutungen haben oder wenn Ihr Baby im Wasser unruhig ist, müssen Sie das Becken schon früher verlassen. Sie und Ihr Partner sollten im voraus wissen, daß im allgemeinen das Wasser in dieser Phase blutig wird. Etwas Blutverlust nach der Geburt ist normal, und es verteilt sich rasch im Wasser.

Hocken, Knien oder auch Stehen sind hilfreiche Positionen, die die Geburt der Plazenta unterstützen. Danach werden Sie sich ausruhen und mit Ihrem Baby entspannen wollen. Ihre Hebamme muß irgendwann Ihre Scheide untersuchen, um zu sehen, ob sie eingerissen ist und genäht werden muß. Zu dieser Untersuchung müssen Sie das Wasser verlassen. Wird genäht, brauchen Sie wahrscheinlich eine örtliche Betäubung. Brennen oder Schmerzen in Scheide und Anus sind in den ersten Stunden nach der Geburt normal, aber Ihr Kind wird Sie wirkungsvoll ablenken. Sein Nuckeln an Ihrer Brust stimuliert den Uterus; zuerst sind die Nachwehen intensiv, sie lassen aber mit der Zeit nach. Sie helfen der Gebärmutter, sich auf ihre ursprüngliche Größe zurückzubilden. Baden in warmem Wasser lindert schmerzende Nachwehen und Beschwerden im Vaginalbereich.

Erholung und Ruhe nach der Geburt

Viele Mütter genießen es, zusammen mit ihrem Baby zu baden, bevor sie sich ins Bett legen. Vielleicht möchten Sie sogar wieder ins Geburtsbecken steigen, falls das Wasser rasch ausgetauscht werden kann. Wenn Sie Ihr Kind auf dem Trockenen zur Welt gebracht haben, ist jetzt möglicherweise der ideale Zeitpunkt gekommen, das Becken zu benutzen. Bei Schwäche nach der Geburt sollten Sie das Baden jedoch auf später verschieben (s. S. 206). Es besteht keinerlei Gefahr, daß Wasser durch die Scheide in die Gebärmutter eindringen könnte (s. S. 202); die Scheidenwände berühren sich und lassen kein Wasser durch. Falls Sie genäht wurden, ist Baden zu empfehlen. Ihre Geburtshelfer sollten Sie zur Sicherheit auf dem Weg zum Becken und zurück begleiten.

Für viele Eltern sind diese Momente, die sie mit ihrem Neugeborenen im Wasser verbringen, ein kostbares Erlebnis. Spätestens jetzt steigen auch die meisten Väter gern ins Becken. Das Baby entspannt sich im Wasser und schaut mit großen Augen herum. Und es ist wie ein kleines Wunder, wenn Sie zusehen können, wie sein winziger Körper sich entfaltet, sich aus der fötalen Kauerstellung streckt, vom Wasser getragen und liebkost, während es voller Staunen in die Welt blickt und sich dort zu Hause zu fühlen beginnt. Vielleicht stillen Sie Ihr Kind, das mit dem Körper ganz ins Wasser eingetaucht ist, jetzt weiter.

Unvergeßlich diese ersten Momente, in denen Sie Ihr Neugeborenes in den Armen halten, berühren und streicheln, sein Gesichtchen und seinen kleinen Körper erforschen, es willkommen heißen. Die Kommunikation zwischen Ihnen findet auf vielen Ebenen gleichzeitig statt. An Ihrem Baby werden Sie in den ersten Minuten nach der Geburt eine charakteristische Bewegungsfolge beobachten. Als erstes öffnen sich in der Regel seine Augen, dann falten sich die Fingerchen auseinander, bis die Handflächen sichtbar werden. Mit Armen und Händen sucht es in der Luft, berührt Ihr Gesicht und beginnt, Ihren Körper zu erforschen. Es dreht den Kopf Ihrer Stimme und Ihrem Körper zu und verfolgt mit den Augen Ihre Bewegungen, blickt suchend in Ihr Gesicht. In diesen Momenten sendet Ihr Kind seine ersten Signale aus und erhält Ihre Antworten; das Abenteuer, von Ihrem Beispiel zu lernen, beginnt.

In den ersten Stunden nach der Geburt ist Ihr Baby wahrscheinlich sehr wach, aufmerksam und ruhig. Auch wenn Sie körperlich erschöpft sind, werden Sie wahrscheinlich so aufgeregt sein, daß Sie viel Energie in sich spüren. Diese Stunden, in denen Sie Ihr Neugeborenes in Ihrer Familie willkommen heißen, sind etwas ganz Besonderes und Wertvolles. Um die Ankunft Ihres Kindes zu feiern, brauchen Sie Ruhe und müssen ungestört zusammensein können und auch die Zeit haben, die Realität der Geburt zu verarbeiten. In den nächsten Tagen wird das Neugeborene meist schlafen oder trinken, deshalb ist es wichtig, jetzt die Gemeinsamkeit voll auszukosten und die leuchtende, heilige Atmosphäre zu spüren, die auf die Geburt folgt.

Wie das Baby Wehen und Geburt erlebt

Emotionale Verbundenheit

Während der neun Monate verstärkt sich Ihre emotionale Verbundenheit mit Ihrem Baby. Wenn Sie sich am Ende der Schwangerschaft darauf vorbereiten, die Herausforderungen der Geburt zu bestehen, bereiten Sie vielleicht auch unbewußt Ihr Kind darauf vor. Ihre Träume und Ihre Sehnsucht, es nach der Geburt endlich sehen zu können, teilen ihm vielleicht mit, daß Sie nur darauf warten, es in die Arme zu schließen und liebevoll zu begrüßen.

Wehen und Geburt erfahren Mutter und Baby gemeinsam. In diesen langen, intensiven Stunden herrscht eine gegenseitige Abhängigkeit, die Ihnen beiden hilft, diesen Weg zu gehen. Ihr Kind löst die Wehen mit aus (s. S. 105) und spielt auch durch seine Bewegungen während der Wehen eine aktive Rolle. Ihre Bewegungen wiederum unterstützen das Eintreten Ihres Babys in den Geburtskanal und können auch dazu beitragen, Ihr Kind zu beruhigen.

Bei den Wehen wird es Momente geben, in denen Sie ganz und gar in den intensiven Empfindungen versinken, aber auch Momente, in denen Sie die Gegenwart Ihres Babys wahrnehmen. Oft ist das psychische Band zwischen Mutter und Kind bei den Wehen so stark, daß die Frau einfach weiß, ob es ihrem Baby gutgeht oder nicht. Diese innere Verbindung ist am stärksten in einer ruhigen und meditativen Atmosphäre und kann durch Wasser intensiviert werden.

Manchmal ändert eine Mutter ihre Pläne für die Geburt im letzten Moment. Später, wenn alles vorüber ist, wird klar, daß diese Entscheidung für ihr Baby das Beste war. Wenn Sie die auf den Seiten 55 und 70 beschriebenen Meditationen üben, wird es Ihnen leichter fallen, diese intuitive Verbindung zu Ihrem Kind zu entwickeln. Vielleicht klingt es merkwürdig, wenn Sie darüber nachdenken, aber Sie können wirklich mit Ihrem Baby innerlich sprechen und ihm Botschaften übermitteln, es auf die kommenden Ereignisse vorbereiten, ihm während der Wehen versichern, daß alles in Ordnung ist, oder ihm erzählen, wie sehr Sie sich darauf freuen, es zu sehen. Wenn Ihr Kind größer wird, wird die Geschichte seiner Geburt seine Lieblingsgeschichte sein. Es wird sich tief im Inneren daran erinnern, wie es war, geboren zu werden. Die Gewißheit, daß Sie bewußt an seinen Erfahrungen Anteil nehmen, wird es während der Geburt und im ganzen späteren Leben trösten und ihm Sicherheit geben.

Aber es funktioniert auch andersherum: Manchmal kann das Baby die Mutter beruhigen. In der Schwangerschaft und bei der Geburtsarbeit ist das Kind ganz in Einklang mit seiner Mutter, und sein Einfühlungsvermögen kann vor und während der Geburt und die ganze Kindheit hindurch größer sein als im Erwachsenenleben. Die Empfänglichkeit eines Neugeborenen für die emotionalen Schwingungen in seiner Umgebung zeigen sich sehr rasch, und wir können annehmen, daß diese Bewußtheit, die es in der Schwangerschaft entwickelt hat, auch für die Geburt gilt.

In der ganzen Schwangerschaft spürt Ihr Baby, wie sich die Gebärmutter in Vorbereitung für die Geburt immer wieder zusammenzieht. Bei den Wehen massieren regelmäßige Kontraktionen Köpfchen und Körper, während das Kind sich ins kleine Becken einstellt. Sein Kopf tritt tiefer und dreht sich in den Scheidenwänden, damit es sich in die größte Öffnung des Beckens einpassen und bei der Geburt durch die Scheide durchtreten kann.

Die aktive Rolle des Babys

Ihr Baby spielt eine aktive Rolle bei der Auslösung der Geburt. Die Größe seines Kopfes und seines Körpers oder seine Lage können die Wehendauer und die Intensität der Schmerzen beeinflussen, die Sie spüren. Die Bewegungen Ihres Kindes, das sein Köpfchen so einzieht, daß der schmalste Teil als erstes erscheint, seine Drehungen und sein Strampeln helfen ihm durch den Geburtskanal hindurch. Die Nabelschnur, deren Pulsieren vom Herzschlag Ihres Babys ausgeht, versorgt es während der Wehen und der Geburt mit Sauerstoff.

Wenn Sie im Wasser gebären, werden Sie Ihr Kind, das seit seiner Zeugung ein Geschöpf des Wassers ist, damit nicht im geringsten überraschen. Wir dürfen annehmen, daß die relative Schwerelosigkeit Ihres Körpers, die Sie körperlich und geistig entspannen läßt, auch Ihr Baby beeinflußt. Weniger Druck im Bauch, bessere Versorgung mit Sauerstoff und eine größere Beweglichkeit tun Ihnen beiden gut. Am Ende der Wehen ist der Kopf des Kindes tief nach unten ins kleine Becken gerutscht. Jetzt zieht sich der Muttermund rund um das Köpfchen nach oben. Kurz vor der Geburt sind Gesicht und Kopf Ihres Babys vom weichen Gewebe der Scheidenwände umgeben, einem Polster zwischen ihm und Ihren Knochen. Die mächtigen Kontraktionen der Gebärmutter in der Austreibungsphase pressen den Körper des Kindes nach unten, der Scheidenöffnung entgegen. Zum ersten Mal seit vielen Monaten strecken sich sein Hals und die Wirbelsäule, während sich sein Hinterkopf durch den Schambeinbogen hindurchschiebt. Wir können uns vorstellen, mit welcher Intensität ein Baby die neuen Empfindungen dieser Stunden erlebt: die mächtigen Kontraktionen, die weichen Scheidenwände, der Druck des engen Durchgangs zwischen den Beckenknochen um das Köpfchen herum, die Streckung der Wirbelsäule aus der gewohnten Kauerstellung. Vielleicht genießt das Kind die Massage durch die Kontraktionen, erlebt vielleicht aber auch Angst, Panik oder Schmerzen auf dem Weg durch den Geburtskanal. Genau wie Sie produziert Ihr Baby während der Geburt Endorphine, die Schmerzen und Ängste besänftigen.

Geburtserlebnisse des Kindes verstehen

Wir können das Geburtserlebnis eines Kindes besser verstehen, wenn wir uns klarmachen, daß die intensiven Empfindungen beim Tiefertreten für es völlig neue Erfahrungen sind. Für manche Babys ist die Reise kurz und einfach, und sie machen einen ruhigen, friedlichen Eindruck, wenn sie zur Welt kommen. Für andere ist sie eher wie ein Kampf. Kinder sind physiologisch besonders ausgerüstet, um den Geburtsstreß zu überleben. Die weichen

Knochen ihres Schädels sind noch nicht miteinander verwachsen und können sich übereinanderschieben oder verformen, um sich den Konturen des Geburtskanals anzupassen, und Ihr Baby kann mit weniger Sauerstoff auskommen als in jeder anderen Phase seines Lebens. Manchmal schlingt sich die Nabelschnur eng um seinen Hals. Die letzten Stadien der Geburt können lange dauern oder aber sehr kurz sein. Darüber haben wir keinerlei bewußte Kontrolle. Doch wenn Sie sich in das einfühlen können, was Ihr Kind bei der Geburt durchgemacht hat, werden Sie sich leichter mit ihm verständigen und besser auf seine Bedürfnisse eingehen können, wenn Sie sich gemeinsam nach der Geburt ausruhen und erholen.

Wird Ihr Baby im Wasser geboren, wirkt die Vertrautheit der warmen, flüssigen Umgebung vielleicht beruhigend und erleichtert ihm die Anpassung an Luft und Schwerkraft. Aber auch wenn es an Land in eine liebevolle, einfühlsame Atmosphäre hineingeboren wird, spürt es nach dem Verlassen des Mutterleibs Geborgenheit und hat das Gefühl, willkommen zu sein.

In diesen Momenten der Geburt ist ein Kind höchst empfindsam und beeindruckbar. Wir wissen, welch großes Gewicht das Geburtserlebnis in unserem Leben hat, welche tiefgreifenden Auswirkungen auf körperlicher wie auf psychischer Ebene – für das Baby wie für die Mutter.

Aus einem breiten Spektrum von Psychotherapien gibt es signifikante Hinweise, daß unsere Geburtserfahrungen uns so stark prägen können, daß damals entstandene emotionale Muster bis ins Erwachsenenalter hinein andauern. Doch dem Baby ist nach einer schwierigen Geburt geholfen, wenn die Eltern in der Lage sind, sich in seine Erfahrungen einzufühlen und liebevoll zu reagieren. In den Monaten nach der Geburt ist Heilung bei vielen Gelegenheiten möglich, und bei einer Mutter, die sich dessen bewußt ist, was ihr Kind durchgestanden hat, und auf seine Bedürfnisse eingeht, können sich die bemerkenswerten Selbstheilungskräfte ihres Babys optimal entfalten, so daß es sich auch noch von der schwersten Geburt wieder erholt. Ihre Sensibilität gegenüber der tiefreichenden Bedeutung seines Geburtserlebnisses wird ihm bei seiner Reise durch das Leben helfen, egal, was an jenem Tag passiert ist.

Selbstheilungskräfte des Babys

Unmittelbar nach der Geburt ist Ihr Baby mit allen Sinnen wach und empfänglich; Sie werden seine strahlende Lebensenergie spüren. Innerhalb von wenigen Momenten beginnt der kleine Körper sich zu bewegen und sich aus der Kauerstellung zu strecken; Ihr Kind öffnet die Augen und fängt an, mit seinen Händchen die Welt zu erforschen. Sehr rasch paßt es sich dem Druck der Schwerkraft an, wird es im Wasser geboren, verläuft der Übergang

Wach mit allen Sinnen

allmählicher. Die ersten Fluten von Licht und Farbe sind ein erstaunliches, neues Erlebnis für Ihr Baby, das nur das Dunkel des Mutterleibs kannte. Wenn Sie es in den Armen halten und begrüßen, kann es schon deutlich Ihr Gesicht wahrnehmen – bis zu einem knappen halben Meter sieht es scharf. Sein Blick wird Ihren Bewegungen und Ihrer Stimme folgen, die es ja bereits kennt, und gleich nach der Geburt beginnt es, auf Ihre Signale und Botschaften zu reagieren. Was für ein wunderbares, bewegendes Erlebnis, wenn Sie Ihrem Kind in die Augen schauen! Irgendwie erkennen sich Eltern und Baby, obwohl sie einander zum ersten Mal sehen.

Das Gehör entwickelt sich schon früh im Mutterleib, Geräusche werden durch das Fruchtwasser übertragen. An der Luft wirken die Geräusche wahrscheinlich klarer und direkter. Die Ohren des Babys sind sehr sensibel, es kann Ihre Stimme hören und erkennen und beginnt von Anfang an, die Laute, die Sie machen, nachzuahmen. Die Haut Ihres Babys ist sehr zart und reagiert empfindsam auf Ihre Berührung und die kühlere Lufttemperatur. Sie werden die cremige weiße Käseschmiere bemerken, die die Haut im Mutterleib schützt und dem Körper hilft, sich an die Außentemperatur leichter zu akklimatisieren. Sie wird vom Körper rasch aufgenommen. Der Kopf Ihres Kindes hat nach der Geburt möglicherweise eine leicht spitz zulaufende Form. Das liegt an der Verformung des Schädels beim Durchtritt durch den Geburtskanal. Das Köpfchen wird bald wieder rund werden, wenn die Schädelknochen zurück an ihren Platz gewandert sind. Wärme und Geruch Ihres Körpers sind für Ihr Baby starke Eindrücke, und es wird reflexhaft die Brust suchen, die ihm Geborgenheit und Nahrung schenkt.

Dramatische Veränderungen

Im Körper Ihres Kindes spielen sich dramatische Veränderungen ab, wenn sich die Lunge entfaltet, um den Übergang von der Plazenta- zur Lungenatmung zu leisten. Das pumpende Herz läßt die Nabelschnur weiter pulsieren und Blut von der Plazenta zu ihm fließen, so daß es über zwei Sauerstoffquellen verfügt, bis sich die Atmung stabilisiert hat. Währenddessen beginnt Ihr Baby, sich mit Ihrer Brust vertraut zu machen, die die Plazenta als Nahrungsquelle ersetzen wird. Bald saugt es zum ersten Mal, wie es das schon Monate vor der Geburt geübt hat (s. S. 61). Ihr Baby ist wunderbar mit natürlichen Reflexen ausgestattet, um diesen dramatischen Übergang von der Innen- zur Außenwelt zu bewältigen.

Was immer Sie sich erträumt oder vorgestellt haben – nichts kann Sie auf das Glück vorbereiten, das Sie empfinden werden, wenn Sie den Dialog mit dem Neugeborenen aufnehmen. Gleich von Anfang an reagiert das kleine Wesen auf seine Mutter und seinen Vater und kann eine große Spannweite von Gefühlen äußern. Manche Babys lächeln schon ein paar Minuten nach der Geburt; offensichtlich freuen sie sich, auf der Welt zu sein, und finden ihre neue Umgebung phantastisch. Wenn sich Ihr Kind in Ihren Armen entspannen kann, wird es bald ein Gefühl der Zufriedenheit und des Wohlbehagens zeigen – im Wasser wie außerhalb. Falls die Geburt schwierig gewesen ist, wird Ihr Baby vielleicht schreien, weil es seine Gefühle ausdrücken muß, als ob es Ihnen erzählen wollte, was ihm zugestoßen ist. Manche Neugeborene wirken verstört, andere sind völlig ruhig und gelassen. Manchmal schreit es, um seiner Lunge zu helfen, sich vollständig zu entfalten. Ist ein Baby unruhig und reizbar, wird ihm ein warmes Bad oder das Wasserbecken helfen, sich zu entspannen und zu erholen.

Ihr Kind wird nach der Geburt mehrere Stunden wach bleiben, trinken, Ihren Körper spüren und die unmittelbare Umgebung erforschen. Das ist die Zeit, in der Mutter, Vater und Baby, und vielleicht auch größere Kinder, zusammensein können. Nach einer Weile wird das Neugeborene in tiefen Schlaf fallen, und dann können sich auch alle anderen ausruhen. In diesen Stunden nach der Geburt wächst die enge Bindung zwischen Eltern und Kind weiter, während Sie es liebkosen, seine Gesichtszüge studieren, über die Weichheit und den Duft seiner Haut staunen, seine winzigen Händchen und Füßchen halten, seinen Körper streicheln und die weiche Rundung seines Köpfchens unter Ihrer Hand spüren. Sie werden nahe beieinander bleiben und gemeinsam im Bett den wundervollen Erlebnissen nach der Geburt nachspüren wollen.

Die Rolle des Vaters bei der Geburt und danach

Vater werden ist eine große Veränderung im Leben. Neue Verantwortung, Erfahrungen und Herausforderungen kommen schon in der Schwangerschaft auf Sie zu, mehr noch nach der Geburt Ihres Babys, zusammen mit der Freude und Befriedigung, Ihr Kind endlich näher kennenzulernen. Vielleicht müssen Sie jetzt allein die Familie finanziell versorgen, und Ihnen fällt plötzlich die wenig vertraute Rolle zu, den Haushalt zu organisieren und sich ggf. um die älteren Kinder zu kümmern. Manche Männer sind an diese Aufgaben gewöhnt und machen sie gern, für andere ist die wachsende Verantwortung zu Hause und im Beruf eine große Belastung.

Wachsende Verantwortung

Daß Väter bei der Geburt mit einbezogen werden, ist ein relativ neues Phänomen, das in den 60er Jahren begonnen hat. Es läßt sich schwer vorhersehen, wieviel Unterstützung Ihre Partnerin bei der Geburt wirklich braucht, und Ihr eigener Wunsch, an dieser Erfahrung teilzuhaben, ist dann vielleicht größer oder kleiner, als Sie erwarten.

Am besten befreien Sie sich von allen festen Vorstellungen, wie die Geburt ablaufen sollte. Selbst wenn Sie mit viel Mühe und Kosten ein Wasserbecken für Ihre Partnerin organisiert haben, sollten Sie sich auf die Möglichkeit gefaßt machen, daß sie es an diesem Tag gar nicht benutzen möchte!

Gemeinsames Erleben

Für manche Paare ist es ganz selbstverständlich und notwendig, diese Stunden gemeinsam zu durchleben. Vielleicht ist es aber auch angebracht, nur in der Nähe zu bleiben, und Ihre Partnerin holt sich bei den Wehen Unterstützung von der Hebamme oder von anderen Frauen. Maßgebend für die Geburtsarbeit sind zunächst einmal die Wünsche der Mutter. Doch manche Männer haben Probleme damit, ihre Partnerin Schmerzen erleiden zu sehen, und wenn das bei Ihnen der Fall ist, sollten Sie sich nicht gezwungen fühlen, unbedingt dabeizusein. Ihre Ängste könnten sich bei den Wehen auf Ihre Partnerin übertragen. Falls Ihre eigene Geburt schwer war oder wenn Sie negative oder angstbeladene Vorerfahrungen haben, ist es wichtig, diese Altlasten in der Schwangerschaft zu bearbeiten, damit sie bei den Wehen Ihrer Partnerin nicht plötzlich hochkommen; möglicherweise sollten Sie sich sogar weniger direkt an der Geburtsarbeit beteiligen.

Andererseits macht Ihnen die Geburtsvorbereitung vielleicht Freude, und Sie sehen der Geburt vertrauensvoll und mit realistischen Erwartungen entgegen. Dann fühlen Sie sich womöglich ganz entspannt und ruhig und können die meditative Atmosphäre im Geburtszimmer sogar noch verstärken. Ihre Nähe ist unter Umständen eine emotionale Notwendigkeit für Ihre Partnerin, sie kann aber auch das tiefe Bedürfnis nach Alleinsein haben.

Auf einer praktischen Ebene können Sie die wichtige Aufgabe übernehmen, die Privatsphäre Ihrer Partnerin zu verteidigen und sie vor Störungen und Ablenkungen schützen. Sie können auch helfen, ihre Bedürfnisse und Wünsche dem Klinikpersonal mitzuteilen, und sich an wichtigen Entscheidungen beteiligen.

Das alles wird Ihnen viel leichter fallen, wenn Sie sich während der Schwangerschaft darauf vorbereiten. Daher ist Vätern nur zu empfehlen, gemeinsam mit ihrer Partnerin eine Geburtsvorbereitungsgruppe zu besuchen, damit sie informiert in die Situation hineingehen.

Praktische Aufgaben

Die praktische Aufgabe, das Wasserbecken aufzustellen und während der Wehen für eine angenehme Temperatur zu sorgen, wird oft vom Vater übernommen. Das sollten Sie bereits ein paarmal geübt haben. Stellen Sie das Becken gleich bei den ersten Anzeichen von Wehen auf, damit Sie für Ihre Partnerin da sein können, wenn sie Sie später braucht. Manche Männer verzichten darauf, sich um das Wasserbecken zu kümmern, damit sie uneingeschränkt mit ihrer Partnerin zusammensein können. Steht das Becken einmal bereit, ist es einfach, das Wasser bei Zimmertemperatur zu halten (s. S. 218 und 196).

Die Frau braucht Sie vielleicht, um ihr beim Ein- und Aussteigen aus dem Geburtsbecken zu helfen, um sie beim Abhören der kindlichen Herztöne oder bei vaginalen Untersuchungen zu halten und um sie bei aufrechten Gebärhaltungen zu stützen. Es kann sehr nützlich sein, die in diesem Kapitel vorgeschlagenen Positionen vor der Geburt zu üben. Manche Frauen bitten ihren Partner, während der Wehen mit ins Wasser zu kommen, andere brauchen das Becken für sich allein. Das Infektionsrisiko erhöht sich durch den Vater nicht, weil Paare bereits dasselbe Bakterienmilieu teilen.

Während der Wehen und besonders bei der Geburt ist es ganz normal, daß Fruchtwasser, Ausscheidungen und Blut ins Wasser geraten (s. S. 201). Zum gegebenen Zeitpunkt, wenn Sie in einem abgedunkelten Raum in die Wehenarbeit vertieft und von den Aufregungen der Geburt erfüllt sind, werden Sie solche Details wahrscheinlich gar nicht bemerken oder sich nicht daran stören.

Vielleicht möchten Sie nach der Geburt ins Wasser steigen und das innige Erlebnis teilen, Ihr Neugeborenes zu begrüßen. Der direkte Hautkontakt im Wasser ist wunderbar und verstärkt das Erlebnis, Ihr Baby willkommen zu heißen und kennenzulernen. Es kann für Sie eine große Freude sein, selbst die Nabelschnur durchzuschneiden, und für manche Väter ist dies ein wichtiges Trennungsritual. Die Nabelschnur wird dann nicht mehr pulsieren; sie besitzt keine Nerven, so daß Ihr Kind den Schnitt nicht spürt. Auch Sie werden das Neugeborene in die Arme schließen können. Das ist vielleicht das schönste Erlebnis für den Vater. In den Momenten, wenn Ihre direkte Beziehung zu Ihrem Baby beginnt, wenn Sie einander zum ersten Mal in die Augen schauen, werden Sie sicher starke Gefühle haben; viele Väter weinen vor Glück.

Das Baby willkommen heißen

Bei der Geburt eines zweiten oder folgenden Kindes wird es Ihnen wichtig sein, daß sich jemand um die Geschwister kümmert, so daß es ihnen während der Abwesenheit ihrer Mutter gutgeht. Das sollten Sie bereits im voraus organisieren.

Das Baden mit Mutter und Baby nach der Geburt ist für die ganze Familie eine wunderbare Zeit der Gemeinsamkeit, und oft wird das Wasserbecken in den Tagen danach erst richtig genutzt. Beim Eintreten Ihrer älteren Kinder in das Geburtszimmer ist es von Vorteil, wenn Sie es so einrichten können, daß Ihre Partnerin das Neugeborene gerade nicht im Arm hat und statt dessen zuerst die Älteren liebevoll begrüßen kann, bevor sie ihnen das Baby vorstellt.

Sich Zeit nehmen

In den Wochen nach der Geburt, in denen das Familienleben mit dem neuen Baby beginnt, werden viele Pflichten und Herausforderungen die neuen Freuden der Vaterschaft begleiten. Wenn irgend möglich sollten Sie ein bis zwei Wochen Urlaub nehmen, damit Sie zu Hause sein können – schirmen Sie sich dabei aber vor allzu vielen Besuchern ab. Ihre Partnerin ist ganz und gar davon in Anspruch genommen, ihr Kind kennenzulernen, und braucht Ihre Hilfe beim Einkaufen, Kochen und anderen Haushaltsdingen. Wahrscheinlich werden Sie viel mehr Alltagsaufgaben übernehmen müssen als bisher, werden sich daran gewöhnen müssen, nachts von Ihrem Baby geweckt zu werden, und sich mit neuen Prioritäten abfinden müssen, da die Bedürfnisse des Neugeborenen für lange Zeit an erste Stelle rücken. Irgendwann wird sich alles einspielen, aber in den ersten Wochen sollten Sie sich darauf einstellen, daß alles anders abläuft als gewohnt.

Ganz sicher werden Sie begeistert von Ihrem Baby sein, aber manchmal werden Sie auch irrationale Anfälle von Wut oder Eifersucht spüren, wenn dieser Winzling die gesamte Energie Ihrer Partnerin fordert und aufbraucht. Väter sind über solche Gefühle oft überrascht oder schämen sich dafür; sie können sich aber damit trösten, daß viele Männer genauso empfinden. Diese Empfindungen werden nachlassen, wenn Ihre eigene Beziehung zu Ihrem Kind sich vertieft.

Zwar ist Ihr Baby erst einmal vor allem mit Trinken und Schlafen beschäftigt, doch Sie werden feststellen, daß es Sie von Anfang an erkennt und sich an Sie erinnert. Wenn es schreit und anscheinend nicht zu trösten ist, werden Sie möglicherweise imstande sein, es zu beruhigen, womit Sie gleichzeitig Ihrer Partnerin eine willkommene Atempause verschaffen.

Intensiveren Kontakt zum Kind entwickeln

Im Lauf der Wochen wird sich die Beziehung zu Ihrem Kind weiterentwickeln, und Sie werden intensiveren Kontakt zueinander bekommen, wenn es wacher wird und auf die Menschen in seiner Nähe und auf seine Umgebung stärker reagieren kann. Es gibt viele Möglichkeiten, wie Sie Ihrem Baby Freude bereiten können. Anfangs tragen viele Väter ihr Neugeborenes herum oder gehen mit ihm im Tragetuch spazieren.

Mit einem Baby im Wasser zu spielen ist ein herrliches Vergnügen. Gleich ab der Geburt können Sie mit ihm baden und es anschließend massieren, oder Sie können alle gemeinsam einen Ausflug ins Schwimmbad machen. Unterstützen Sie Ihre Partnerin darin, regelmäßig schwimmen zu gehen. Das tut ihrer Gesundheit gut und baut ihre Energie auf, außerdem haben auch Ihr Baby oder ältere Kinder großen Spaß dabei.

Die ersten Wochen und Monate werden rasch vorbeigehen, auch wenn sie Ihnen im Moment sehr intensiv vorkommen. Es wird Ihnen Freude bereiten, die Entwicklung Ihres Babys zu beobachten; es lernt in Reaktion auf das Leben und verändert sich von Tag zu Tag. Da diese Zeit so kostbar ist und kein zweites Mal durchlebt werden kann, sollten Sie versuchen, soviel Zeit der Gemeinsamkeit zu genießen, wie Sie nur können, und die neue Erfahrung der Elternschaft mit Ihrer Partnerin zu teilen.

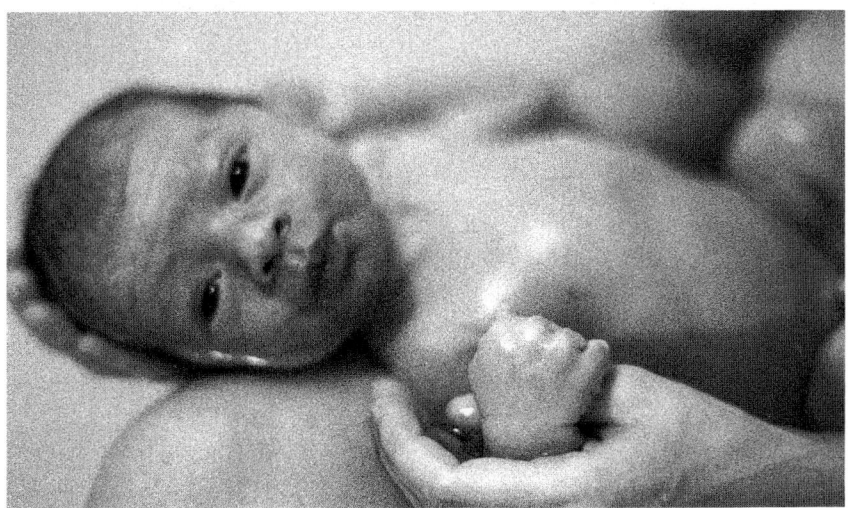

Ein Baby wenige Augenblicke nach der Geburt im Wasser

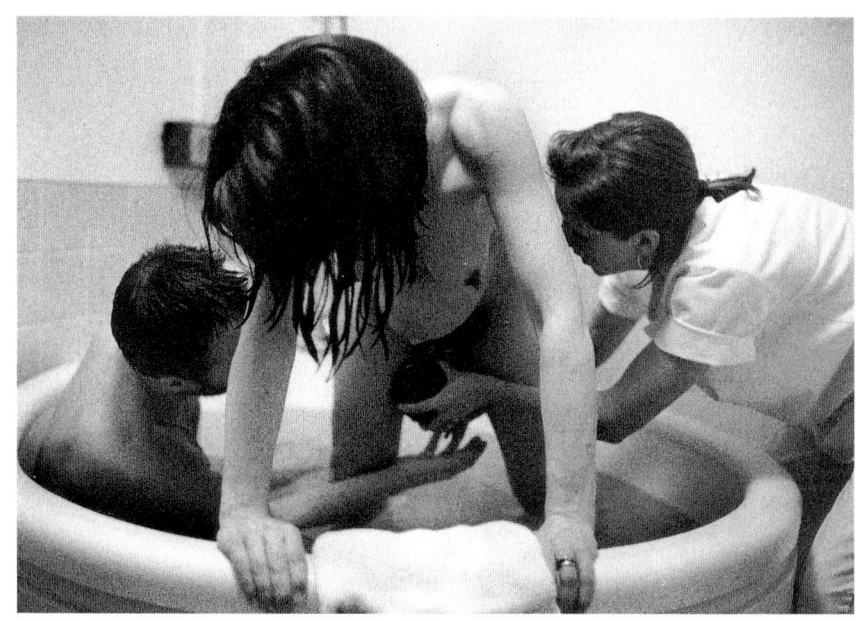

Nach den Wehen steht die Mutter für die Geburt plötzlich auf.

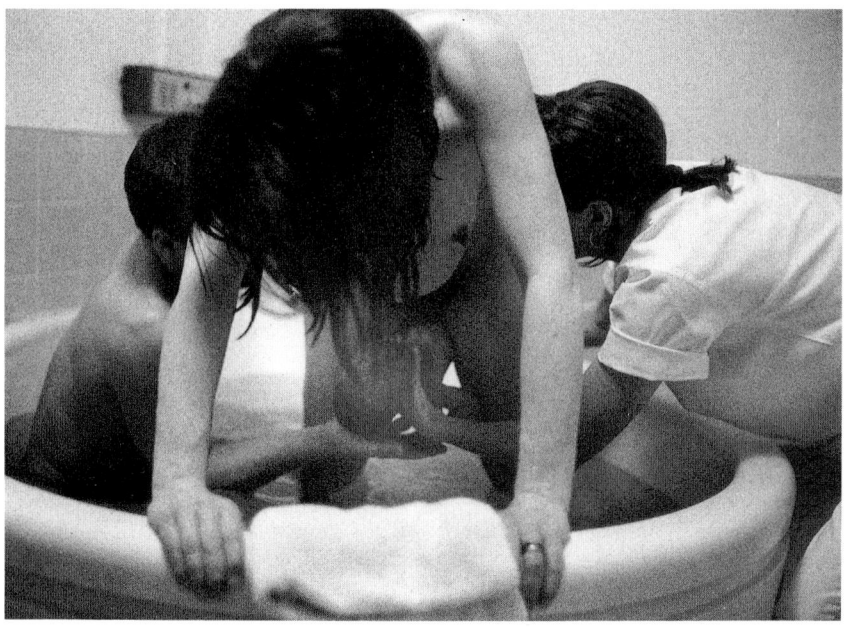

Hebamme und Vater nehmen das Baby in Empfang.

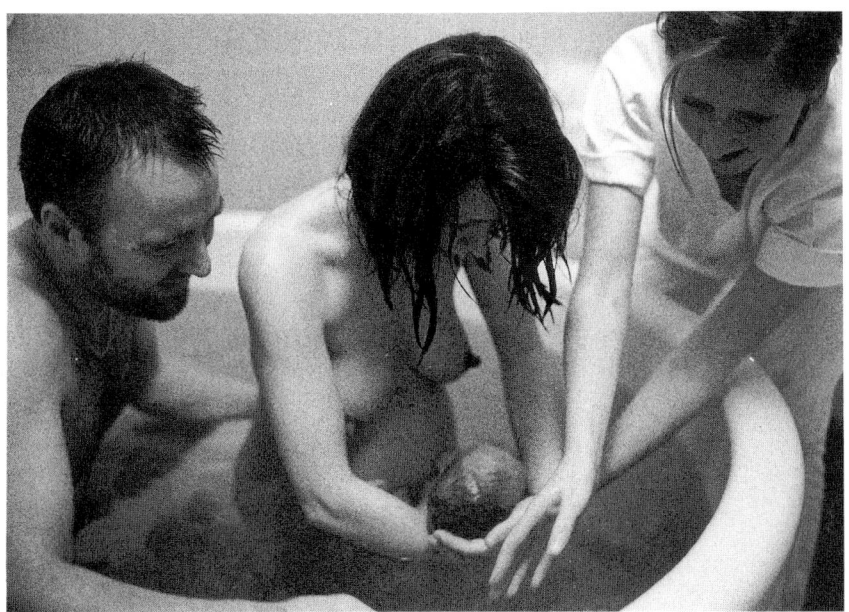
Die Hebamme reicht der knienden Mutter ihr Kind.

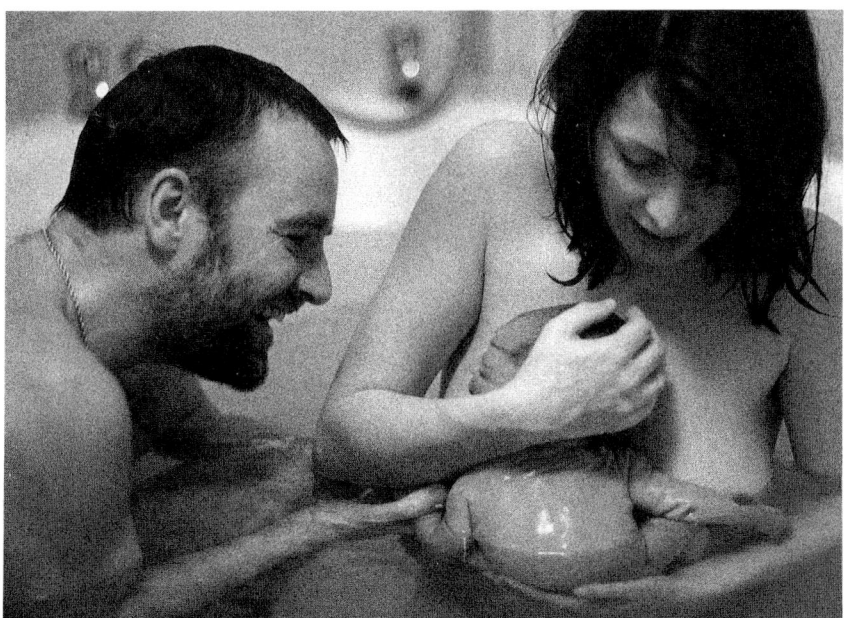
Eltern und Baby nehmen den ersten Kontakt auf.

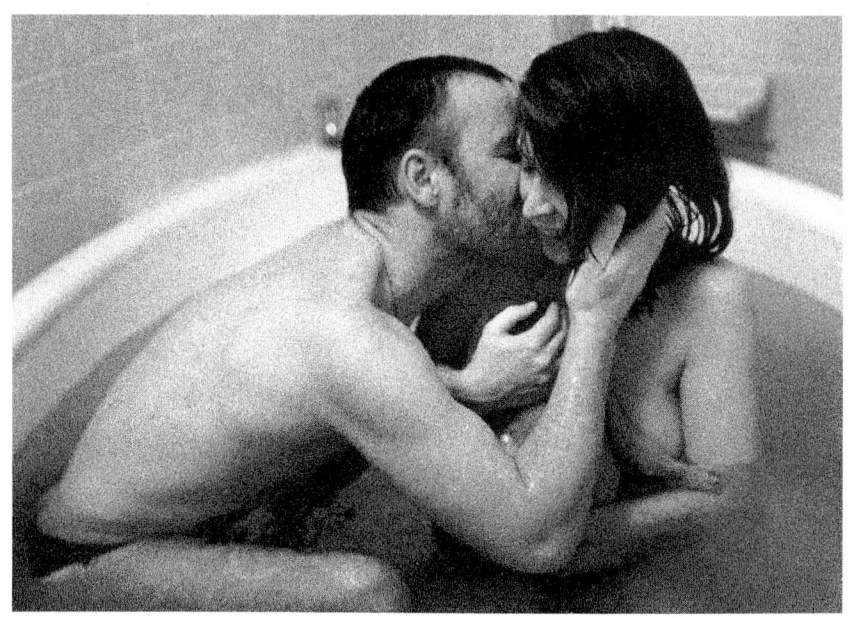

Die Familie feiert die Geburt im Wasserbecken.

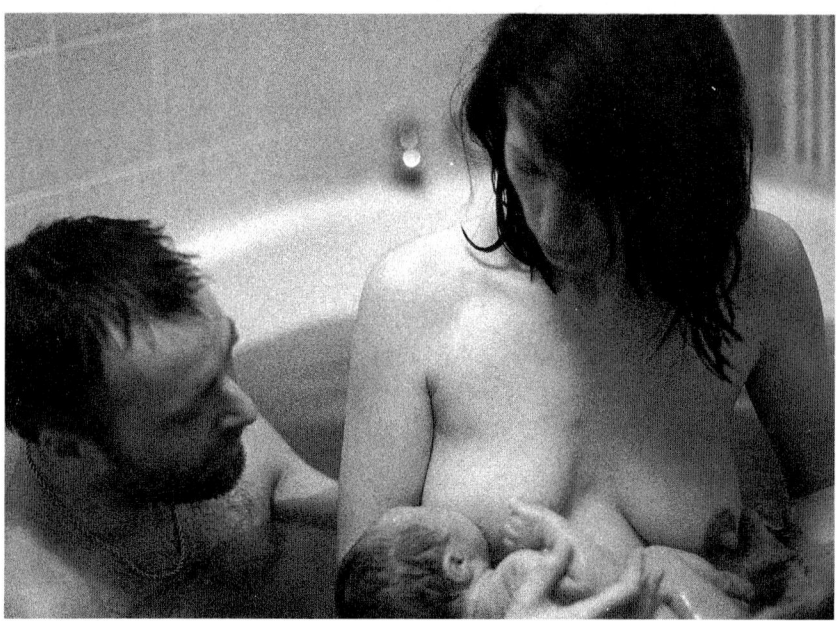

Das Baby wird noch im Wasser zum ersten Mal gestillt.

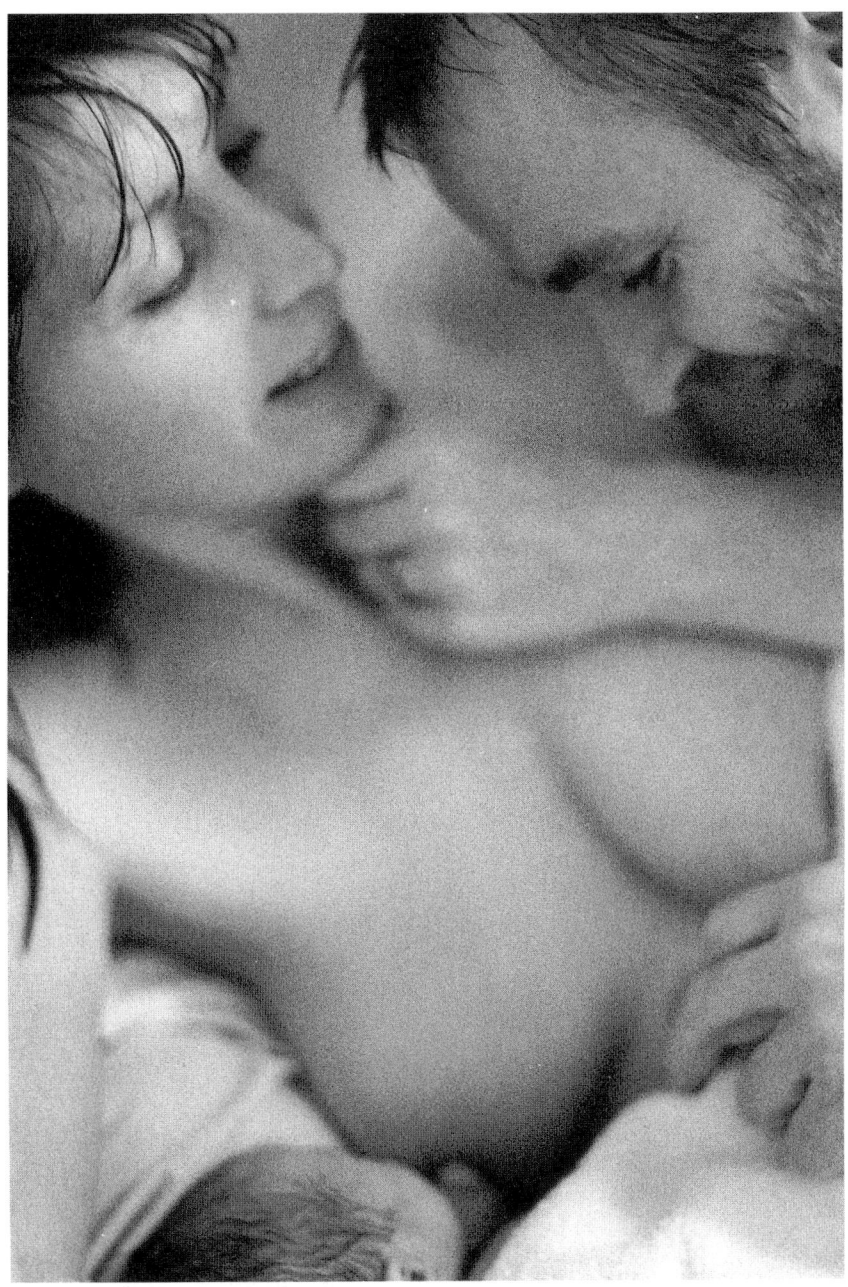

Ausruhen nach der Geburt

6
Nach der Geburt

In die Eltern-rolle hinein-finden

In den ersten paar Tagen nach der Geburt akklimatisiert sich Ihr Baby an das Leben außerhalb des Mutterleibs, und Sie beide lernen einander kennen. Am besten behalten Sie Ihr Kind die meiste Zeit dicht bei sich, in der Wärme Ihres Körpers und beim vertrauten Geräusch Ihres Herzschlags. Wenn Sie Tag und Nacht zusammen sind, können Sie leichter lernen, intuitiv auf die Bedürfnisse des Neugeborenen zu reagieren. Erst werden Sie den größten Teil Ihrer Energie dafür brauchen, sich auf die Beziehung zu Ihrem Baby zu konzentrieren; gleichzeitig spielt sich das Stillen ein, und Sie erholen sich von der Geburt.

Treffen Sie schon vorher die nötigen Vorbereitungen, damit Sie zu Hause genug Hilfe haben und versorgt werden, so daß Sie Ihre ganze Aufmerksamkeit auf Ihr Kind richten können. Lassen Sie andere für sich einkaufen, kochen und Hausarbeiten erledigen, delegieren Sie solche Aufgaben, wann immer möglich.

Ihr Baby muß rund um die Uhr in ziemlich kurzen Abständen trinken, was bedeutet, daß auch Sie ausruhen oder schlafen müssen, wenn Ihr Kind schläft. So können Sie sich Ihre Energie erhalten.

Sich in die neue Elternrolle hineinzufinden kann Ihre Kräfte auf eine harte Probe stellen, aber Sie werden auch reich dafür belohnt. Sie und Ihr Partner werden in dieser Zeit viele intensive Gefühle erleben, Höhen wie Tiefen. Es kann schwer sein, sich daran zu gewöhnen, immer wieder aus dem Schlaf gerissen zu werden. Sich am Baby zu freuen und zu lernen, auf es einzugehen, sollte Vorrang vor allem anderen haben. Versuchen Sie, sich auf den Rhythmus Ihres Kindes einzustellen. Wenn sich jetzt zwischen Ihnen eine funktionierende Kommunikation mit minimalen Konflikten entwickelt, wird zu gegebener Zeit auch wieder Platz für alles andere sein.

Die ersten drei Monate

Heilung des Körpers

In den ersten sechs Wochen nach der Geburt nehmen die Schwangerschaftshormone ab, und Ihr Uterus zieht sich ins Becken zurück, wobei er das Gewebe, das seine Innenwand auskleidet, als blutigen Wochenfluß absondert. Das Scheidengewebe heilt, und die Muskeln und Bänder von Becken, Bauch und Rücken normalisieren sich wieder. Es kann etliche Monate dauern, bis sich Ihr Körper ganz erholt hat. Während der Stillzeit sollten Sie Ihr Übergewicht nicht ganz abbauen, damit Sie Kraft und Energie behalten.

Ihre Hypophyse schüttet die Hormone Prolaktin und Oxytozin aus, die den Milchfluß und das Stillen in Gang bringen. In der Stillzeit unterdrückt das Prolaktin den Eisprung und die Menstruation. Je öfter Sie innerhalb von 24 Stunden stillen, desto länger dauert es im allgemeinen, bevor Sie wieder fruchtbar werden. Doch der Zeitpunkt ist von Frau zu Frau unterschiedlich, und Sie sollten unbedingt verhüten, wenn Sie eine zweite Schwangerschaft vermeiden wollen! Bei vielen Müttern läßt nach der Geburt das sexuelle Verlangen nach, weil die eireifenden Östrogene unterdrückt werden und die neue Beziehung zum Baby sehr intensiv ist. Das kann für den Vater, der sich auch in seiner neuen Rolle zurechtfinden muß, belastend sein.

Emotionale und körperliche Herausforderung

Ihr Kind in den ersten Wochen kennenzulernen ist eine große Freude. Erst wird Ihr Kleines wahrscheinlich die meiste Zeit zwischen den Mahlzeiten mit Schlafen verbringen. Babys, die eine sehr sanfte und friedliche Geburt hatten, sind manchmal bemerkenswert ruhig und passen sich dem neuen Leben so leicht an, daß der Übergang zum Elterndasein problemlos verläuft. Doch das muß nicht immer der Fall sein, und die emotionalen wie körperlichen Anforderungen für beide Eltern können in den ersten Wochen sehr hoch sein. Es gibt sicher Zeiten, in denen es einfach ist, Eltern zu sein, aber es gibt auch Momente, die Sie als schwierig und auslaugend empfinden. Das hängt von verschiedenen Faktoren ab. Manche Babys haben wenig Schwierigkeiten, sich an die neuen Vorgänge der Verdauung und Ausscheidung sowie an die Flut von Reizen in der ihnen fremden Umgebung zu gewöhnen; sie sind meistens ruhig und zufrieden. Doch die meisten Kinder werden im Alter von zwei Wochen immer wacher und werden, während sie lernen, sich mitzuteilen, auch mehr schreien. Diese erste Zeit ist eine Phase der Eingewöhnung; viele Neugeborene sind unruhig und schreien, möglicherweise ununterbrochen, was oft am Abend der Fall ist. In solchen Momenten fühlen sich die Eltern manchmal verzweifelt und hilflos, und die meisten brauchen Unterstützung und Zuspruch. Doch Ihr Baby wird sich allmählich einleben, die friedlichen Zeiten werden zunehmen und Sie für die Schwierigkeiten mehr als entschädigen. Lassen Sie sich Zeit, und seien Sie geduldig; irgendwann spielt sich alles ein und wird leichter.

Auch die Väter können sich in den ersten Wochen nach der Geburt auf einen Ansturm der verschiedensten heftigen Gefühle gefaßt machen. Ihr Neugeborenes ist eine Quelle von unermeßlichem Vergnügen und Stolz, doch es wird auch Zeiten geben, in denen sie irrationale Eifersucht oder Zorn empfinden oder sich aus der intensiven Mutter-Kind-Beziehung ausgeschlossen fühlen. Dazu kommt vielleicht noch verstärkter finanzieller Druck und mehr Pflichten im Haushalt hinzu (s. S. 149).

Hilfe annehmen Alle jungen Eltern machen in den ersten Wochen und Monaten diese Gefühlsschwankungen durch, und die meisten werden auch gut damit fertig. Sollten jedoch die Schwierigkeiten überwältigende Ausmaße annehmen, ist vielleicht Hilfe von der Familie, von Freunden oder durch eine Therapie notwendig. Manchmal bringt die Herausforderung der Elternschaft ungelöste oder unterdrückte Gefühle aus Ihrer Kindheit zum Ausbruch. Wenn Sie damit auf Verständnis stoßen und einfühlsame Hilfe bekommen, fühlen Sie sich vielleicht doppelt belohnt, nicht nur durch die Freude, einem Kind das Leben geschenkt zu haben, sondern auch durch die Befriedigung einer emotionalen »Wiedergeburt«, die sich einstellt, wenn Sie solche Probleme gelöst haben.

Eigene Bedürfnisse stillen

❏ Ruhen Sie sich soviel wie möglich aus. Wenn Sie nachts mit Ihrem Baby in einem Bett schlafen, ist das nächtliche Stillen weniger anstrengend. Ratsam ist auch, sich tagsüber hinzulegen oder zu schlafen. Sie brauchen Ihr Kind nachts nur zu wickeln, wenn Stuhl in der Windel ist oder wenn es einen Ausschlag hat.

❏ Essen Sie gut – nur wenn Sie sich jetzt selbst gut ernähren, können Sie Ihr Baby erfolgreich stillen. Denken Sie immer daran, daß alles, was Sie essen, in die Milch übergeht. Eine gute Mittagsmahlzeit und eine anschließende Ruhephase fördern die Milchproduktion für das abendliche Stillen. Eine ausgewogene, vollwertige Ernährung mit viel frischen Lebensmitteln und Eiweiß, über drei reichliche Mahlzeiten am Tag verteilt, ist jetzt besonders wichtig. Manche Nahrungsmittel, die Sie essen, enthalten Reizstoffe für Ihr Baby. Dazu gehören Alkohol, stark gewürzte Speisen, Obst

(vor allem Zitrusfrüchte und Pflaumen), Milchprodukte und einige Gemüsesorten, vor allem Kohlarten. Nikotin ist ebenfalls ein Reizstoff.
- ❒ Meiden Sie Einsamkeit. Wenn Sie allein mit Ihrem Baby sind, sollten Sie die Gesellschaft von anderen Müttern, Freunden und Ihrer Familie suchen, sofern Sie das Bedürfnis danach haben. Vielleicht können Sie sich einer Krabbelgruppe in Ihrer Nähe anschließen.
- ❒ Sprechen Sie offen mit Ihrem Partner, damit Sie sowohl die Freuden als auch die Belastungen, die Ihnen begegnen, miteinander teilen können, und versuchen Sie, Ihre gegenseitigen Bedürfnisse zu verstehen. Nehmen Sie sich die Zeit, miteinander zu reden, einander zuzuhören und Ihr Zusammensein zu genießen.
- ❒ Bewegen Sie sich regelmäßig, gehen Sie mit Ihrem Baby an der frischen Luft spazieren. Zu Hause sollten Sie unbedingt ein paar einfache Yoga-, Atem- und Entspannungsübungen machen sowie Meditationen – am besten täglich.

Sobald Sie Lust darauf bekommen, können Sie wieder ins Wasser gehen, baden und die Übungen aus Kapitel 4 machen. Vielleicht kann Sie eine Freundin oder Ihr Partner begleiten und Ihr Kind halten, während Sie schwimmen. Das wird Ihrer Gesundheit guttun, Ihnen tiefe Entspannung ermöglichen und Ihre Energiereserven auftanken. Nach der Geburt können Sie dieselben Übungen machen wie zuvor (beachten Sie die spezifischen Hinweise für die Zeit nach der Geburt auf Seite 97).

Das Baby nach der Geburt

In den ersten Stunden nach der Geburt ist Ihr Baby wach, dann wird es in tiefen Schlaf fallen und zwischendurch trinken. Die neuen Abläufe der Verdauung und Ausscheidung setzen ein, unterstützt von dem Kolostrum, das Ihre Brüste in den ersten Tagen vor dem Milcheinschuß produzieren. Das Kolostrum bereitet das Verdauungssystem des Kindes auf die Verarbeitung von Milch vor und wirkt abführend, damit das dunkelgrüne Mekonium, das sich während der Schwangerschaft in seinem Darm angesammelt hat, ausgeschieden wird. Im Kolostrum werden Ihrem Baby auch die nötigen Antikörper zugeführt, die es braucht, um mit dem normalen Bakterienmilieu seiner Umgebung fertigzuwerden. Ihr Kind hat den besten Start ins Leben, wenn es in den ersten Tagen immer, wenn es wach ist, das Kolostrum mit seiner hohen Nährstoffkonzentration trinkt, tags wie nachts. Das Neugeborene

Entwicklung eines harmonischen Rhythmus

durchläuft einen gewaltigen Anpassungsprozeß, erwirbt Wissen und neue Kenntnisse mit einer Geschwindigkeit, die über die Kräfte der meisten Erwachsenen ginge. Da überrascht es nicht, daß es manchen Babys schwerfällt, einen harmonischen Rhythmus zu entwickeln; sie sind vielleicht unruhig oder müssen manchmal weinen. Ihr Kind wird immer mehr Zeit wach verbringen, sich immer mehr für die Kommunikation mit anderen Menschen interessieren und sich von seiner Umgebung anregen lassen.

Ein Baby hat ein breites Spektrum von Bewußtseinszuständen: Tiefschlaf, traumerfüllter REM-Schlaf, leichter, fast wacher Schlaf, ruhiger Wachzustand, unruhiger Wachzustand, wach und schreiend. Der ruhige, aufmerksame Wachzustand dauert nach der Geburt einige Stunden an, tritt in den nächsten Wochen nur kurz wieder auf und dehnt sich dann allmählich aus. Sie werden bald lernen, die ruhigen Zeiten zu erkennen, vorauszusehen und gemeinsam zu genießen.

Der Austausch mit Ihrem Kind ist teils intuitiv, muß aber auch teils erlernt werden. Innerhalb weniger Wochen werden Sie gelernt haben, seine Botschaften zu verstehen und seine Bedürfnisse zu erkennen.

Stillen Wenn Ihr Baby weint, sollten Sie als erstes versuchen, es an die Brust zu legen. Hier ein paar nützliche Hinweise, die das Stillen zu einem Vergnügen machen:

❒ Nehmen Sie sich viel Zeit dafür – Neugeborene trinken ausgiebig und sehr häufig. Sie müssen lange saugen, bis sie am Ende der Mahlzeit an die nahrhafte, »letzte« Milch herankommen, die sehr eiweiß- und kalorienreich ist. Die meisten Babys schlafen zu einer bestimmten Tageszeit länger, zu anderen Zeiten wollen sie fast ununterbrochen trinken. Das ist meist abends der Fall, wenn Sie selbst vielleicht müde sind und nicht mehr soviel Milch haben. Wenn Sie mittags gut essen und sich am Nachmittag ausruhen, nimmt die Abendmilch zu. Denken Sie immer daran, daß ständiges Stillen die natürliche Methode ist, die Milchproduktion anzuregen, und Ihrem Kind das Gefühl der Geborgenheit zu schenken.

❒ Achten Sie beim Stillen auf eine bequeme und entspannte Haltung, umgeben Sie sich mit einem Berg von Kissen. Stillen Sie Ihr Baby von Anfang an in unterschiedlichen Haltungen; so werden die Brustwarzen weniger beansprucht – die beste Art, Probleme zu vermeiden. Die Brüste immer abwechselnd reichen.

Aufrecht sitzen   **Stillhaltungen**

a Legen Sie Ihr Baby quer über Ihren Schoß, schieben Sie ein Kissen unter seinen Rücken und sorgen Sie dafür, daß Ihr Rücken gut abgestützt ist.

b Legen Sie Ihr Baby neben sich auf ein Kissen, so daß sein Köpfchen auf Ihrem Schoß liegt und sein Körper unter Ihrem Arm nach hinten zeigt. Beim nächsten Stillen wechseln Sie die Seite.

Liegen

c Nehmen Sie die Seitenlage ein, auf Kissen gestützt. Legen Sie Ihr Baby neben sich, so daß es mit dem Gesicht Ihrer unteren Brust zugewandt ist.

d Legen Sie sich auf die Seite, stützen Sie dabei Kopf und Schultern gut mit Kissen ab. Beugen Sie sich vorsichtig über Ihr Baby, und halten Sie ihm Ihre obere Brust hin, so daß die Brustwarze ihm regelrecht in den Mund »fällt«.

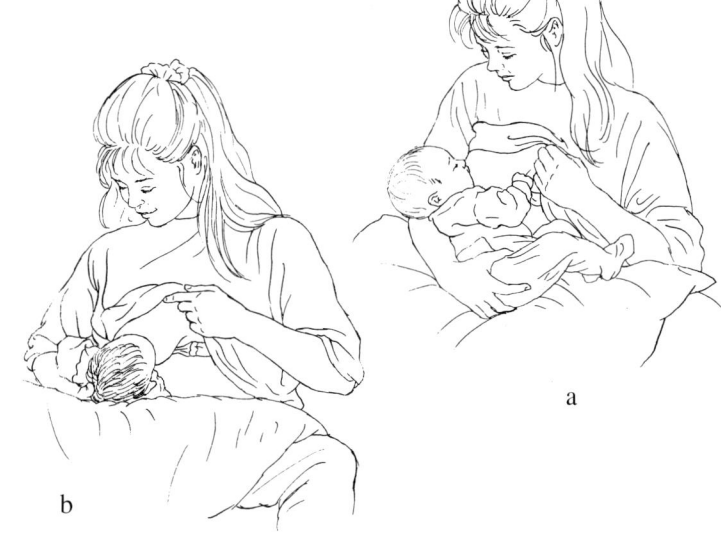

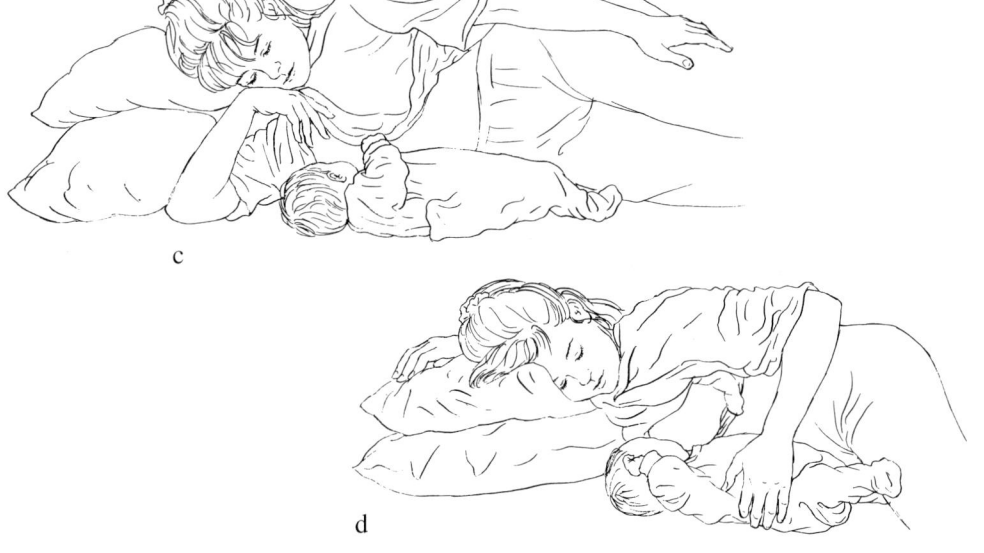

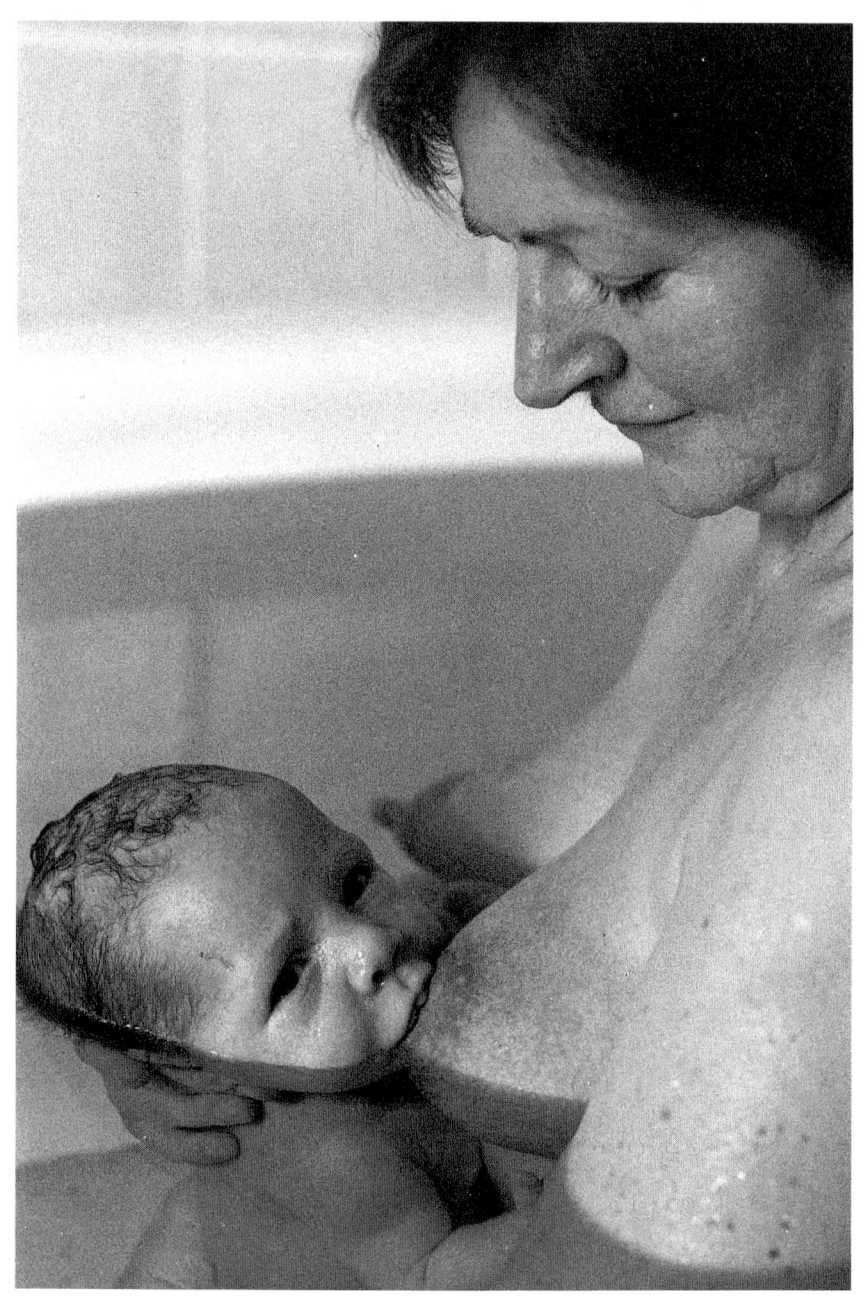

Stillen im Wasser

Im Wasser

- Sie können Ihr Baby auch gut im Wasser stillen, wenn Sie mit ihm zusammen baden – das ist sehr entspannend (s. S. 173).

Wertvolle Hinweise für das Stillen

- Halten Sie Ihr Baby »Bauch an Bauch«, so daß es Ihnen zugewandt ist, das Gesichtchen gegenüber der Brust. Warten Sie, bis Ihr Kind den Mund weit aufmacht, und achten Sie darauf, daß es sowohl die Warze als auch ein gutes Stück des Warzenvorhofs faßt.
- Halten Sie sich beim Stillen nicht an einen Zeitplan, und schränken Sie auch die Stilldauer nicht ein – achten Sie lediglich darauf, jede Mahlzeit in einer anderen Stillhaltung zu beginnen. Wenn Sie regelmäßig die Brüste wechseln und Ihr Baby jedesmal anders hinlegen, beugen Sie dem Wundwerden der Brustwarzen vor, weil kein Brustbereich besonders belastet wird und sämtliche Teile der Brust gleichmäßig geleert werden.
- Waschen Sie Ihre Brüste zwischen den Mahlzeiten nicht, verwenden Sie keine Seife.
- Machen Sie sich anfangs darauf gefaßt, daß die Warzen leicht wund werden. Lassen Sie sie nach dem Stillen an der Luft trocknen, und fetten Sie sie dann mit einem milden Mittel wie Mandelöl, einer leichten Calendula- oder Kamillencreme oder mit Lanolin ein.
- Wenn Ihre Brüste beim Milcheinschuß heiß und prall sind, versuchen Sie es einmal mit einigen rohen Kohlblättern aus dem Kühlschrank, die Sie ein bis zwei Stunden in Ihren BH legen, oder mit Quarkumschlägen – bewährte Hausmittel, um die Hitze und das Spannungsgefühl zu lindern. Diese unangenehmen Begleiterscheinungen dauern in der Regel nicht länger als 24 Stunden.
- Tragen Sie gut sitzende BHs aus reiner Baumwolle.
- Essen Sie gut, trinken Sie reichlich, und ruhen Sie sich viel aus.
- Setzen Sie Ihre Prioritäten neu: Daß Ihr Baby und Sie selbst gut ernährt und versorgt sind, sollte jetzt an erster Stelle stehen.
- Entspannen Sie sich beim Stillen, und atmen Sie tief, dann wird das Stillen auch Ihnen neue Energie schenken! Beschwerden oder unangenehme Empfindungen beim Stillen werden rasch nachlassen, wenn Sie es sich bequem machen und sich entspannen können.

Wenn das Baby schreit

Liebevolle Zuwendung

Oft wollen Babys gar nicht trinken, sondern im Arm gehalten, geschaukelt oder liebkost werden. Wenn Ihr Kind keinen Hunger zu haben scheint, probieren Sie verschiedene Möglichkeiten aus, es zu beruhigen oder aufzuheitern. Dabei können Ihr Partner, andere nahestehende Familienmitglieder oder Freunde helfen, damit Sie einmal eine dringend nötige Pause bekommen. Ihr Baby weint vielleicht, weil es unbequem liegt, gewickelt werden muß, weil ihm zu heiß oder zu kalt ist oder einfach, weil es sich von all den neuen Reizen, die auf es einstürmen, überwältigt fühlt. Helfen kann, wenn Sie sich abends mit ihm in ein ruhiges, abgedunkeltes Zimmer zurückziehen. Manchmal unterschätzen wir, welche Aufregung das Leben in einem ganz normalen Haushalt für ein Neugeborenes bedeuten kann. Beruhigende Musik kann wohltuend wirken, vor allem, wenn Ihr Kind sie schon vor der Geburt gehört hat.

Ein Baby weint auch, wenn es Schmerzen hat, und manchmal ist es selbst für die erfahrenste Mutter unmöglich, herauszufinden, warum es schreit. Nie ist bei jungen Eltern das Gefühl der Hilflosigkeit und Verzweiflung größer, als wenn ihr Kleines unaufhörlich schreit und nicht mehr zu trösten ist (meistens werden Koliken dafür verantwortlich gemacht, doch oft ist die Ursache nicht klärbar). Die meisten Kinder machen in den ersten Wochen solche Schreianfälle durch. Wenn das der Fall ist, dann versuchen Sie, ruhig zu bleiben, und trösten Sie Ihr Baby, so gut Sie eben können. Konzentrieren Sie sich auf Ihre Tiefenatmung; manchmal hilft es, wenn Sie Ihr Kind baden oder massieren (s. S. 169 und 176). Falls Sie mit der Situation nicht mehr fertigwerden, sollten Sie Ihr Baby kurz jemand anderem geben oder es ein paar Minuten lang an einen sicheren Ort legen, bis Sie sich wieder gefaßt haben. Wird das Schreien zum ständigen oder übermächtigen Problem, sollten Sie professionelle Hilfe suchen. Manchmal hat das Schreien psychische, manchmal körperliche Ursachen. Gelegentlich ist der Grund eine Allergie auf etwas, was Sie essen. Durchforsten Sie sorgfältig Ihren Speiseplan, um herauszufinden, ob irgendwelche Speisen Ihrem Kind durch die Milch zu schaffen machen könnten.

Tragen

Sowohl Sie als auch Ihr Partner können ein Babytragetuch benutzen, in dem Sie Ihr Kleines von Anfang an herumtragen. Die meisten Kinder fühlen sich sehr geborgen, wenn sie dicht am Körper getragen werden, lassen sich dort gut beruhigen und schlafen tief, drinnen wie draußen. Nehmen Sie Ihr Baby immer auf den Arm, wenn es schreit. Das kann ihm nur guttun; Sie verwöhnen es damit keineswegs. Es wird lernen, daß Sie da sind, um es in schwierigen Momenten zu trösten. Beobachten Sie den Rhythmus Ihres Kindes im Lauf des Tages. Wenn es Zeiten gibt, in denen es oft unruhig ist oder weint, dann bereiten Sie sich innerlich schon darauf vor und versuchen, ruhig zu bleiben, damit Sie dann ohne Ärger oder Ängste für Ihr Baby da sein können.

Ziehen Sie Ihrem Kind einfache, lockere, bequeme Kleidung an.

Ein Schaffell zum Schlafen kann für Ihr Baby sehr beruhigend sein, zu Hause wie unterwegs.

Kinder lieben es, wenn sie in Bewegung sind, wenn sie geschaukelt, in einer Hängematte gewiegt oder im Wagen hin und her gerollt werden.

Nehmen Sie sich täglich Zeit für ein gemeinsames Bad mit Ihrem Baby. **Bad und Massage** Wasser ist ein wunderbares Mittel, damit es entspannen und sich beruhigen kann, und auch von Ihnen selbst löst sich der Streß. Stillen im Wasser kann bei Ihrem Kind Verdauungsproblemen vorbeugen.

Bald nach der Geburt können Sie damit beginnen, Ihr Baby nach dem Baden zu massieren; auch das hilft ihm, sich zu entspannen und zu beruhigen (s. S. 176).

Wie Wasser nach der Geburt helfen kann

Wasser kann in den Monaten nach der Geburt eine große Hilfe sein. Schließlich **Trost und** hat Ihr Baby den größten Teil seines bisherigen Lebens im Fruchtwasser **Entspannung** verbracht und ist an eine flüssige Umgebung immer noch perfekt angepaßt. Auf die meisten Neugeborenen wirkt das vertraute warme Naß beruhigend, tröstlich und entspannend, und das Baden erweitert Ihre täglichen Aktivitäten um ein zusätzliches Vergnügen.

Kindern macht es meist großen Spaß, im Wasser zu sein. Das tut ihrer Gesundheit gut und verschafft ihnen auf genußvolle Art Bewegung. Forscher wie Igor Tscharkowskij gehen noch weiter und behaupten, daß die Zeit, die ein Baby im Wasser verbringt, seine Entwicklung dramatisch beschleunige, weil es in den ersten Monaten nach der Geburt an das Leben im Wasser besser angepaßt sei als an das Leben an Land. Tscharkowskij hat beobachtet, daß die Bewegungen, die ein Kind in den ersten Monaten macht, im Wasser, wo die Kleinen wesentlich beweglicher sind, viel mehr Sinn ergeben. Er geht davon aus, daß Babys, die ihre Schwimmfähigkeit von der Geburt an behalten lernen, sich leichter und früher an das Leben an Land anpassen, früher krabbeln und früher laufen.

Schwimmen lernen

Tscharkowskijs Gedanken sind faszinierend und interessant, seine Wassertrainingsmethode für Babys wird jedoch stark kritisiert, weil sie sich über die Gefühle des Kindes hinwegsetzt, unnötigen Zwang ausübt und die Kinder extremen Situationen aussetzt. Es gibt andere Methoden, um Babys das Schwimmen beizubringen, in behutsamer, spielerischer Zusammenarbeit zwischen Eltern und Kind, bei der die Reaktionen und Gefühle des Kleinen immer an erster Stelle stehen. Im frühesten Alter schwimmen zu lernen ist möglich, sollte aber nicht als starres Ziel im Vordergrund stehen. Sanfte Lehrmethoden, die den natürlichen Spaß am Lernen und den Forscherdrang anregen, die jedes Baby besitzt, sind besser als ein hartes Training, das einem Kind ungeachtet seiner Bereitschaft zur Mitarbeit aufgezwungen wird. Babys können sich auch ohne Wassererfahrungen bestens entwickeln und haben reichlich Zeit, um Schwimmen zu lernen. Daß Ihr Kind im Wasser glücklich ist, sich sicher fühlt und die regelmäßigen gemeinsamen »Schwimmstunden« mit Ihnen voller Vertrauen genießt, ist weit wichtiger als das Erlernen des Schwimmens noch in der Säuglingszeit.

Allerdings ist es tatsächlich möglich, daß ein Baby das Schwimmen noch vor dem Krabbeln oder Laufen lernt. Vielleicht wollen Sie Ihrem Kind diese Chance geben, wenn es Spaß am Wasser hat. In den meisten Schwimmbädern wird das beliebte Babyschwimmen angeboten, das von speziell ausgebildeten Schwimmlehrern geleitet wird. Wenn Sie Ihr Baby beim Schwimmenlernen unterstützen wollen, dann beginnen Sie am besten schon damit, bevor es sechs Monate alt ist, denn zu dieser Zeit besitzt es noch den angeborenen Reflex, unter Wasser den Atem anzuhalten. Dieses Phänomen ist als »Tauchreflex« bekannt, den es auch bei anderen im Wasser lebenden oder wassernahen Säugetieren gibt (s. S. 181).

Eltern, die sich im Wasser sehr sicher und wohl fühlen, können mit ihrem Kind ab der Geburt bis zum Alter von drei Monaten in der Badewanne zu Hause trainieren. Andere, deren Selbstvertrauen weniger groß ist, sollten warten, bis ihr Baby drei Monate alt ist und unter der Anleitung einer Expertin lernen kann. Doch allein schon das Baden in den ersten Wochen, die im Wasser miteinander verbrachte Zeit, ist ein großer Gewinn.

Baden mit dem Baby

Ein Bad ist etwas, was Sie täglich mit Ihrem Baby genießen können. Der Hauptgrund für das Baden ist Freude und Entspannung, nicht etwa eine Säuberungsaktion. Wenn Sie von Anfang an gemeinsam in der großen Wanne baden, werden Sie feststellen, daß Sie keine Babybadewanne brauchen. Der direkte Hautkontakt, den Sie im Bad genießen, ist Teil des Badevergnügens. Ihr Kind wird auch lernen, sich gleich von Anfang an in einer größeren Wasserumgebung wohl zu fühlen, eine gute Vorbereitung für das spätere Schwimmen.

Vergnügen und Entspannung

Sie können allein mit Ihrem Baby baden oder, falls die Wanne groß genug ist, zusammen mit Ihrem Partner. Auch ältere Geschwister werden viel Spaß dabei haben, mit dem Kleinen zu baden, eine ausgezeichnete Möglichkeit für sie, mit ihm zu spielen.

Wenn alles, was Sie brauchen, zur Hand ist, können Sie sich beim Baden besser entspannen.

Das Bad vorbereiten

❒ Zuallererst sorgen Sie dafür, daß es im Kinder- und im Badezimmer wohlig warm ist. Legen Sie die Kleidung Ihres Babys zurecht und bereiten Sie eine Fläche vor, wo Sie es nach dem Baden massieren und anziehen können. Dann lassen Sie das Wasser einlaufen. Sie brauchen eine Badematte in der Wanne, damit Sie nicht ausrutschen können, wenn Sie Ihr Kind im Arm halten. Beim Füllen der Wanne oder beim Nachfüllen, wenn Sie bereits im Wasser sitzen, gehen Sie immer wie folgt vor:

❒ Beginnen Sie mit dem kalten Wasser, und drehen Sie dann erst das heiße auf. Beim Zudrehen des Wasserhahns beginnen Sie immer mit dem heißen Wasser, dann erst drehen Sie das kalte ab. Wenn Ihr Baby mit kaltem Wasser in Berührung kommt, ist das vielleicht unangenehm, aber nicht gefährlich. Heißes Wasser dagegen (auch der Kontakt mit dem heißen Wasserhahn) kann bei einem kleinen Kind ernsthafte Verbrennungen hervorrufen. Achten Sie unbedingt von Anfang an auf diese Details. Falls doch einmal etwas passieren sollte, halten Sie den betroffenen Körperteil sofort unter kaltes Wasser. Tupfen Sie die Haut vorsichtig trocken, und cremen Sie sie sofort mit einer homöopathischen Brandsalbe ein, die Sie zu Hause vorrätig haben sollten.

❒ Machen Sie die Wanne so voll wie möglich. Das Wasser sollte warm, aber nicht heiß sein. Ihr Baby sollte sich darin wohl fühlen, aber nicht schwitzen. Prüfen Sie die Wassertemperatur mit Ihrem Ellbogen – ideal sind 28 °C. In den Tagen nach der Geburt können Sie ruhig etwas Salz im Wasser auflösen, weil Ihr Kind an salziges Fruchtwasser gewöhnt ist.

❐ Babys werden nicht sehr schmutzig, und ihre Haut reinigt sich selbst, daher ist es nicht notwendig, Seife oder besondere Reinigungslotionen zu verwenden, die die empfindliche Haut nur austrocknen und rissig machen würden. Badeöl ist nicht empfehlenswert, da die Haut Ihres Kindes dadurch sehr glitschig wird. Zwei bis drei Tropfen ätherisches Öl dagegen wirken wohltuend und entspannend. Sie können unter folgenden Ölen wählen: Rose, Geranie, Kamille oder Lavendel.

❐ Sie brauchen ein warmes, trockenes Handtuch für jeden Erwachsenen und eins für Ihr Baby, die Sie gleich neben der Wanne zur Hand haben.

❐ Breiten Sie eine weiche Fußmatte mit einem Handtuch darauf neben der Wanne aus, damit Sie Ihr Kind dort kurz ablegen können. Ein großes, kuscheliges Handtuch oder ein Bademantel für Sie selbst ist nützlich.

❐ Im Bad sollte es warm und ruhig sein, die Beleuchtung angenehm. Kerzenlicht kann sehr meditativ wirken; Babys schauen gern in die Flamme.

Ausziehen und im Wasser sein

Wenn alles vorbereitet ist, ziehen Sie sich als erste aus und stecken sich die Haare hoch, falls nötig. Dann ziehen Sie Ihr Baby langsam aus und schmusen dabei mit ihm. Nehmen Sie es auf den Arm, und halten Sie es dicht an Ihren Körper, dann steigen Sie vorsichtig auf die Matte in der Wanne. Knien Sie sich erst hin, bevor Sie sich langsam setzen und Ihr Kind nach und nach ins Wasser eintauchen, ohne es aus Ihren Armen zu lösen. Ganz kleine Babys mögen es nicht, wenn sie auf Abstand gehalten werden; halten Sie Ihr Kind daher immer dicht an sich geschmiegt, wenn Sie sich bewegen. Folgende drei Positionen eignen sich gut, um Ihr Baby im Wasser zu halten:

Positionen

Bauch an Bauch

Halten Sie anfangs immer großflächigen Körperkontakt mit Ihrem Kind. Sie können es auf Ihre Brust legen, so daß sein Körper unter Wasser ist und sein Köpfchen auf Ihrer Brust oder Schulter ruht. Entspannen Sie sich, streichen Sie behutsam über den kleinen Körper, atmen Sie tief, singen Sie leise, oder erzählen Sie Ihrem Baby etwas. Streicheln Sie ihm sanft über den Kopf, und schöpfen Sie mit der Hand etwas Wasser darüber, so daß auch er naß wird.

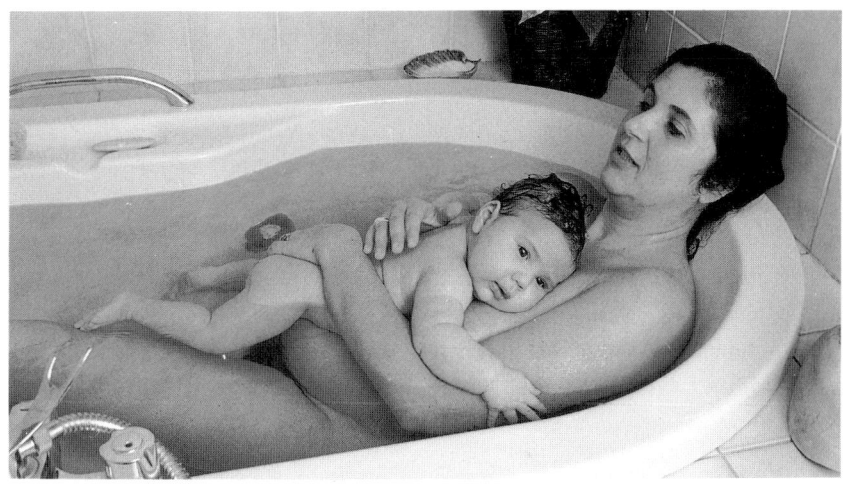

Bauch an Bauch im Wasser

Schwimmposition

Nach ein paar Tagen versuchen Sie einmal, Ihr Baby in der Schwimmposition im Wasser zu halten. Setzen Sie sich aufrecht mit gespreizten Beinen ans Ende der Wanne, oder knien Sie sich hin. Drehen Sie Ihr Kind in die

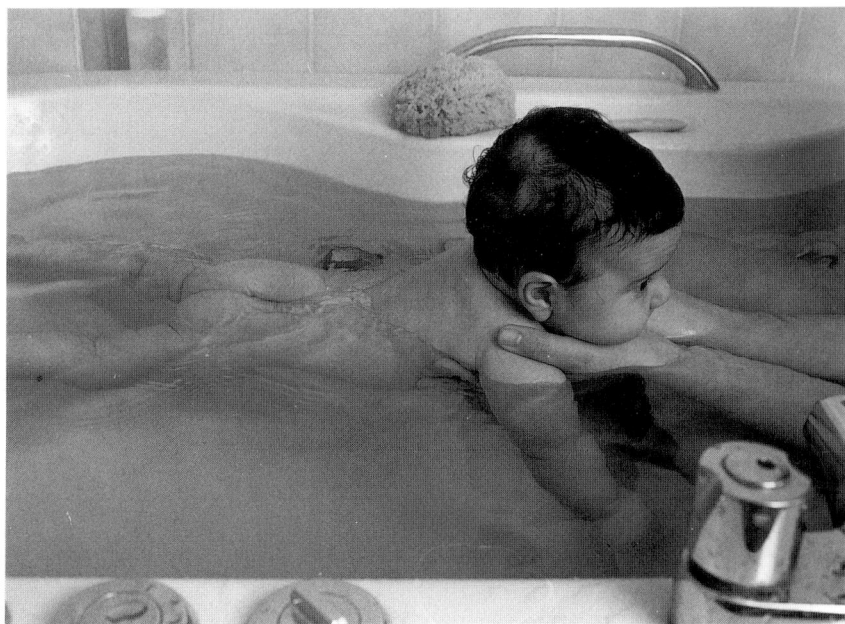

Schwimmposition

Bauchlage, und halten Sie es mit beiden Händen unter der Brust, so daß sein Kinn auf Ihren Handgelenken ruht und das Köpfchen über Wasser ist. In dieser Lage kann es sich entspannen und sich treiben lassen. Mit der Zeit, wenn das Selbstvertrauen bei Ihnen beiden wächst, können Sie Spiele machen, Ihr Baby durchs Wasser auf sich zuziehen, blubbernd ins Wasser blasen und Wasserfontänen machen und mit dem eigenen Gesicht untertauchen.

Wenn Ihr Kind aus Versehen etwas Wasser schluckt, brauchen Sie sich keine Sorgen zu machen, das schadet ihm nicht. Reagieren Sie ruhig, da sich Aufregung nur überträgt. Liebkosen Sie es, oder stillen Sie, warten Sie, bis das Baby sich wieder beruhigt hat, und beginnen Sie dann mit demselben Spiel noch einmal von vorn.

Wiege
Wenn Ihr Baby einmal daran gewöhnt ist, mit Ihnen zu baden, können Sie versuchen, sich zurückzulehnen und die Knie anzuziehen, so daß Ihr Kind auf Ihren Schenkeln wie in einer Wiege liegt. Jetzt können Sie Ihre Knie behutsam senken, damit der Körper des Babys ganz ins Wasser eintaucht und nur noch das Gesicht herausragt.

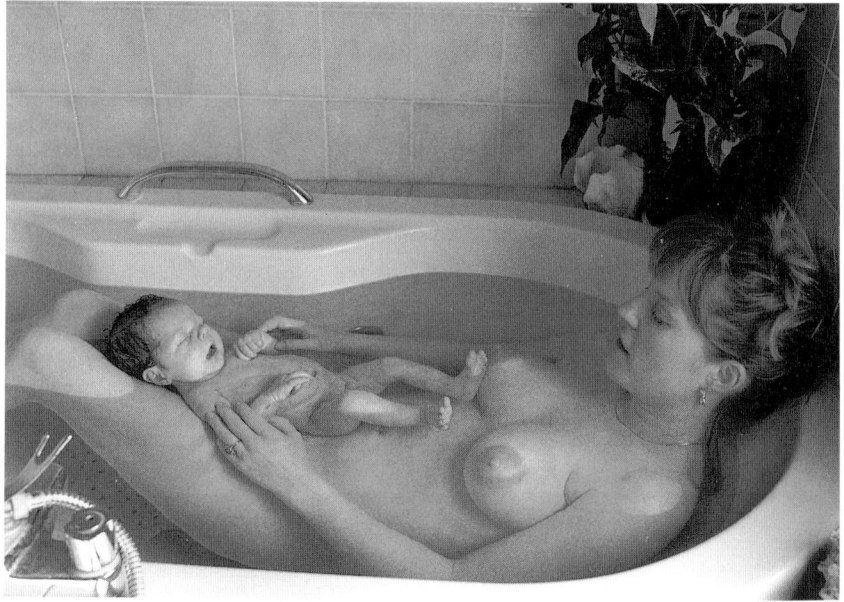

Wiege

Erst sollten Sie Ihr Kind nur bequem im Wasser liegen lassen, mit seinen kleinen Händen und Füßen spielen und es am ganzen Körper streicheln. Mit der Zeit, wenn es ans Wasser gewöhnt ist, bespritzen Sie es am ganzen Körper mit ein wenig Wasser, auch Köpfchen und Gesicht. Dann wird sich Ihr Kleines leichter daran gewöhnen, mit dem Kopf unterzutauchen.

Stillen im Wasser

Ihr Baby in der Badewanne zu stillen ist für Sie beide wunderbar entspannend. Achten Sie darauf, daß das Wasser möglichst tief ist, und nehmen Sie Ihr Kind dann so in die Arme, daß sein Körper ganz unter Wasser ist und nur noch der Kopf herausragt. Vielleicht möchten Sie Ihr Baby streicheln oder ihm etwas vorsingen, während es trinkt. Lassen Sie sich viel Zeit. Wenn das Badezimmer warm ist und die Wassertemperatur angenehm, besteht kein Grund zur Eile. Vielleicht geraten auch die kleinen Ohren unter Wasser, dann trocknen Sie sie nach dem Baden gut ab.

Sich Zeit lassen

Wie lange das Bad dauern darf

Wie lange Sie im Wasser bleiben, hängt ganz von Ihnen ab. Ihr Baby wird nicht auskühlen, wenn Sie dafür sorgen, daß Raum- und Wassertemperatur gleichmäßig warm bleiben. Dann können Sie bedenkenlos eine Stunde oder länger im Wasser verbringen. Falls Ihrem Kind kalt ist, wird es erst im Alter von ein paar Wochen zu zittern beginnen. Bleiben Sie erst einmal bis zu einer halben Stunde im Wasser, und verlängern Sie die Badezeit allmählich. Sie werden bemerken, daß die Haut Ihres Babys das Wasser immer besser verträgt, und nach ein paar Wochen werden auch Sie länger in der Wanne bleiben können, ohne eine schrumpelige Haut zu bekommen.

Die meisten Eltern baden einmal täglich mit ihrem Kind, aber es ist auch nichts dagegen einzuwenden, wenn Sie zweimal baden möchten. Wird Ihr Baby zu bestimmten Tageszeiten unruhig, hilft es sehr, etwa eine Stunde vorher ein Bad zu nehmen und Ihr Kind anschließend zu massieren. Nach einem Bad und einer Massage trinken und schlafen Babys meist ausgesprochen gut.

Unbe-schränktes Badevergnügen

Aus der Wanne steigen

Behutsamkeit ist wichtig

Wenn zwei Erwachsene gemeinsam baden, steigt einer von Ihnen als erster aus der Wanne, trocknet sich ab und nimmt das Baby in Empfang. Wenn Ihr Partner da ist, aber nicht mitbadet, kann er das Kind übernehmen. Wenn Sie allein sind, stehen Sie langsam auf der rutschfesten Matte auf, Ihr Baby im Arm, und wickeln ein warmes Handtuch um es herum. Dann nehmen Sie es auf einen Arm, suchen mit dem anderen festen Halt und steigen langsam und vorsichtig aus der Wanne.

Tupfen Sie Ihr Kind sorgfältig ab, und legen Sie es behutsam auf die Matte mit dem Handtuch, die Sie zuvor zurechtgelegt haben. Dann trocknen Sie sich selbst ab und schlüpfen in einen Bademantel. Jetzt können Sie Ihr Kind hochnehmen und in sein Zimmer gehen, das Sie zuvor geheizt haben.

Vergewissern Sie sich, daß die Falten unter den Armen, im Nacken und in den Leisten trocken sind. Zusätzlich können Sie Ihr Baby auf den Schoß nehmen und diese Bereiche mit einem leichten Babypuder bestäuben (am besten mit Calendula- oder Kamillenpuder). Trocknen Sie die Haare und die Ohrmuscheln Ihres Kindes gut ab, aber nicht den inneren Ohrbereich; verwenden Sie auch keine Wattestäbchen! Beim Abtrocknen halten Sie das Köpfchen kurz erst mit dem einen Ohr, dann mit dem anderen nach unten, damit ggf. Wasser im Gehörgang ablaufen kann. Nutzen Sie diese Tätigkeiten, so gut Sie können, um mit Ihrem Baby zu spielen.

Wenn das Baby wasserscheu ist

Freiwilligkeit vorausgesetzt

Die meisten Babys sind ausgesprochen gern im Wasser. Manchmal jedoch sträubt sich ein Kind dagegen, ausgezogen und ins Wasser getaucht zu werden. Ist das der Fall, dann braucht es nicht unbedingt gebadet zu werden; seine Haut reinigt sich selbst. Sie können es statt dessen ein paar Wochen lang mit dem Waschlappen von Kopf bis Fuß waschen und es dann noch einmal versuchen. Vielleicht hat sich Ihr Baby einmal erschreckt, weil es plötzlich ins Wasser getaucht wurde, und hat dann Wasserangst entwickelt. So gelingt es Ihnen vielleicht, Ihrem Kind seine Ängste überwinden zu helfen:

- ❏ Wickeln Sie Ihr Baby in ein weiches Handtuch, das Sie nicht abnehmen, wenn Sie ins Wasser steigen. Lassen Sie das Handtuch naß werden, und entfernen Sie es dann langsam.
- ❏ Ziehen Sie Ihrem Kind das Unterhemdchen nicht aus, und baden Sie so ein paar Wochen lang mit ihm.
- ❏ Stillen Sie Ihr Baby im Wasser. Das tröstliche Saugen hilft ihm möglicherweise, sich an das Gefühl der relativen Schwerelosigkeit im Wasser zu gewöhnen.
- ❏ Halten Sie Ihr Kind beim Baden immer dicht an Ihren Körper geschmiegt.
- ❏ Wenn Ihr Baby sich weiter wasserscheu zeigt, dann sollten Sie nicht auf das Baden bestehen. Vertrauen Sie Ihrem Kind, und respektieren Sie seine Individualität. Vielleicht ist es einfach kein »Wasserbaby«, es wird später schon selbst das Richtige für sich finden.

Eigene Ängste

Manche Menschen fühlen sich im nassen Element zu Hause wie ein Fisch, doch viele haben Angst vor dem Wasser oder vor dem Schwimmen. Manchmal wurzeln diese Ängste sehr tief und gehen vielleicht auf ein traumatisches Wassererlebnis zurück, einige von uns kamen in der Kindheit nicht oft mit Wasser in Berührung. Solche Ängste können verhindern, daß Sie und Ihr Baby die heilenden und meditativen Kräfte des Wassers erfahren. Manche Eltern scheuen davor zurück, das Köpfchen ihres Kindes kurz unter Wasser zu tauchen, weil sie befürchten, es könne dabei Wasser einatmen oder gar ertrinken. Solche Ängste sind völlig unbegründet, da jedes Baby bereits schwimmen kann. Wenn wir auf es unsere eigenen Ängste übertragen, schränken wir sein Potential ein.

Erkennen und auflösen

Wo immer möglich, sollten Sie versuchen, Ihren Ängsten nachzugehen und sie zu verarbeiten, damit Sie in den Genuß der entspannenden Kräfte des Wassers kommen können. Es hilft, wenn Sie das Licht dämpfen, Kerzen anzünden oder im Bad beruhigende Musik laufen lassen. Wenn Sie die nötige Geduld aufbringen, werden Sie mit der Zeit spüren, wie Ihr Vertrauen zunimmt. Baden Sie auch öfter allein, und tauchen Sie mit dem ganzen Körper und auch mit dem Kopf unter, bis Sie sich wohler fühlen. Fangen Sie ganz langsam an, holen Sie Luft, und tauchen Sie ein paar Sekunden lang unter; verlängern Sie die Zeitspanne allmählich. Es ist jedoch wichtig, sich die eigenen Ängste einzugestehen und nie etwas zu versuchen, wobei Sie sich nicht ganz sicher mit Ihrem Baby fühlen.

Babymassage

Weiterentwicklung natürlicher Fähigkeiten

Sie berühren Ihr Baby ganz instinktiv, und im Lauf eines Tages massieren Sie es automatisch, ohne spezielle Techniken erlernen zu müssen. Doch Sie können diese natürliche Fähigkeit, »Hand an Ihr Kind zu legen«, noch weiterentwickeln – davon werden Sie beide etwas haben. Vor oder nach einem gemeinsamen Bad ist ein guter Zeitpunkt für eine Massage. Dieses entspannende Vergnügen bereichert die spielerische Kommunikation, die täglich zwischen Ihnen und Ihrem Kind stattfindet. Massieren kann besonders nützlich sein, wenn Ihr Baby unruhig oder nicht ganz wohlauf ist.

Vorbereitung

Sie können am Tag nach der Geburt beginnen oder später, wann Sie sich bereit dazu fühlen. Neugeborene haben eine sehr kurze Aufmerksamkeitsspanne, daher sollte die ganze Massage nicht länger als eine halbe Stunde dauern. Sorgen Sie dafür, daß der Raum wohlig warm und zugfrei ist. Setzen Sie sich mit ausgestreckten Beinen auf den Boden, am besten lehnen Sie Ihren Rücken an. Legen Sie Ihr Baby auf Ihre Oberschenkel, längs oder quer, so daß es Ihnen ins Gesicht schauen kann; der Kontakt mit Ihnen gibt ihm Sicherheit. Ist Ihr Kind einmal ans Massieren gewöhnt, können Sie auch ein Lammfell oder eine dicke Decke auf dem Boden ausbreiten, mit einem

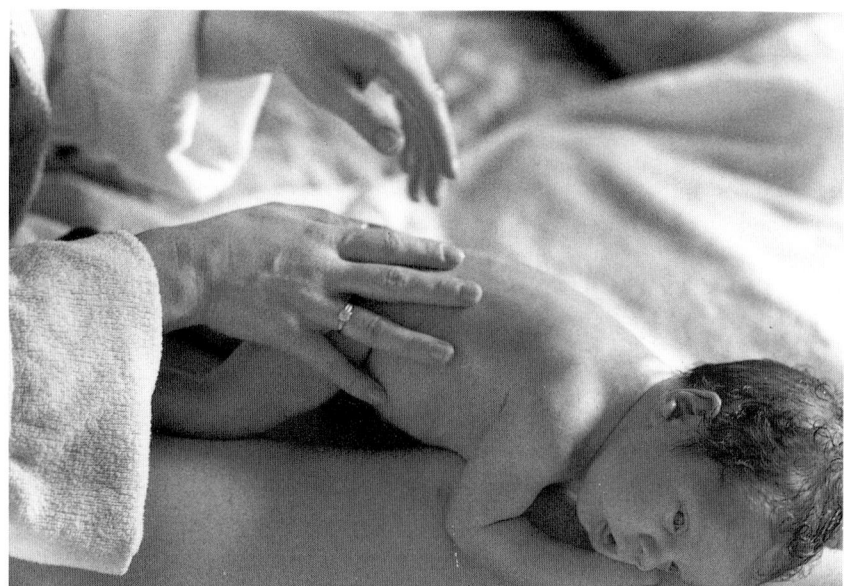

Babymassage nach dem Baden

weichen Handtuch abdecken und Ihr Kleines zur Abwechslung auf diese Unterlage betten.

Bevor Sie Ihr Baby berühren, entspannen Sie sich, atmen tief und wärmen Ihre Hände an. Verwenden Sie ein leichtes Massageöl, zum Beispiel Mandelöl, Traubenkernöl oder ein spezielles Calendula- oder Kamillen-Babyöl. Wenn sich Ihr Kind nicht gern ausziehen läßt, können Sie es anfangs auch bekleidet massieren (das Öl erübrigt sich hier). Beginnen Sie mit sehr leichten Berührungen, und steigern Sie langsam den Druck, sobald Ihr Selbstvertrauen wächst. Gehen Sie immer auf die Reaktionen des Babys ein. Wenn es zuerst ein bißchen unruhig wird, kann behutsames Weitermassieren manchmal seine Spannungen lösen; doch wenn es weiter protestiert, dann hören Sie auf, versuchen es mit einem anderen Körperteil oder warten eine bessere Gelegenheit ab. Hat sich Ihr Kind erst einmal daran gewöhnt, massiert zu werden, wird es Ihre Berührungen wahrscheinlich lieben und sein Behagen lustvoll zum Ausdruck bringen.

In diesem Buch richten wir die Aufmerksamkeit vor allem auf die Massage von Bauch, Brust und Rücken, die Bereiche, in denen sich bei kleinen Babys die Spannungen konzentrieren (weitere Empfehlungen s. Literatur). Lassen Sie sich von Ihrer Intuition leiten, wenn Sie bei den Schenkeln, Waden und Füßen, bei den Armen, Händen und Fingern, beim Kopf und Gesicht weitermassieren. Und betrachten Sie das Ganze immer als Spiel, singen Sie, reden Sie, und scherzen Sie beim Massieren mit Ihrem Kleinen. Richten Sie sich immer nach Ihrem Gefühl, und benutzen Sie unsere Vorschläge lediglich als Anhaltspunkt.

Babymassage ist etwas ganz Unkompliziertes, ein herrliches Vergnügen! Sie brauchen keine schwierigen Techniken zu erlernen und werden bald genau wissen, was zu tun ist.

Bauch- und Brustmassage

Legen Sie Ihr Baby mit dem Gesicht nach oben auf Ihre Beine. Gießen Sie etwas angewärmtes Öl in Ihre Hände (oder wärmen Sie es in Ihren Händen an), und verteilen Sie es gleichmäßig auf dem kleinen Körper. Beginnen Sie die Massage bei Brust und Bauch, wie im folgenden illustriert, und massieren Sie dann in Eigenregie Schultern, Arme und Beine, Hände und Füße.

Brust und Bauch
Streichen Sie beidhändig mit den Fingern die Mittellinie des Körpers entlang, von der Brust bis zur Schamgegend. Ohne in der Bewegung zu stocken, teilen Sie dann Ihre Hände und streichen sanft an den Seiten des Rumpfs

bis zu den Achseln hoch. Umkreisen Sie die Brust, und streichen Sie dann wieder in der Mitte nach unten. Wiederholen Sie das in einem langsamen, kontinuierlichen Rhythmus, bis zu drei Minuten lang.

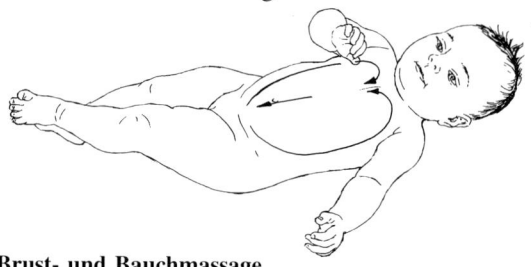

Brust- und Bauchmassage

Schräges Streichen

Mit leichtem, gleichmäßigem Druck streichen Sie mit den Fingern der rechten Hand von der linken Schulter bis zur rechten Hüfte, quer über den Körper Ihres Babys. Dann nehmen Sie die andere Hand und streichen Sie von der rechten Schulter zur linken Hüfte hinunter. Machen Sie das immer abwechselnd etwa eine Minute lang.

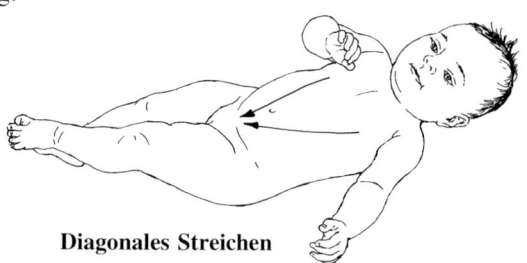

Diagonales Streichen

Nabelkreisen

Mit den Fingerspitzen oder dem Daumen reiben Sie sachte um den Nabel herum, im Uhrzeigersinn. Üben Sie dabei einen gleichmäßigen, sanften Druck aus. Diese Bauchmassage stimuliert den Darm und löst Spannungen im Bauch bei Krämpfen oder Blähungen. Massieren Sie etwa eine Minute lang. Hat Ihr Baby Durchfall, massieren Sie in Gegenrichtung.

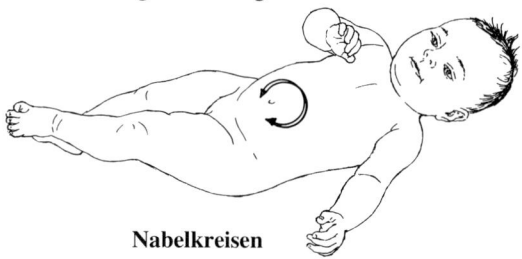

Nabelkreisen

Klopfen

Lockern Sie Ihre Handgelenke, bis sie ganz entspannt sind, und klopfen Sie dann Ihrem Kind mit den Fingerspitzen leicht auf die Brust. Beginnen Sie langsam, und klopfen Sie dann immer schneller. Das macht Babys in der Regel großen Spaß. Bei Erkältungen unterstützt diese Klopfmassage die Lösung des Schleims.

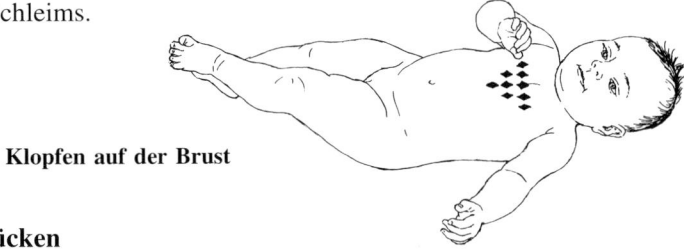

Klopfen auf der Brust

Gesamter Rücken

Rückenmassage

Legen Sie Ihr Baby mit dem Gesicht nach unten auf Ihre Beine oder auf ein Lammfell. Mit leichtem Druck massieren Sie mit den Fingern links und rechts der Wirbelsäule von oben nach unten. Am Steißbein trennen sich Ihre Hände; streichen Sie um die Pobacken herum, und führen Sie Ihre Hände dann mit leichtem Druck seitlich am Körper zu den Achseln hoch. Umkreisen Sie die Schulterblätter, dann geht es wieder an der Wirbelsäule entlang nach unten. Massieren Sie auf diese Weise mit langsamen, ununterbrochenen Bewegungen bis zu drei Minuten lang.

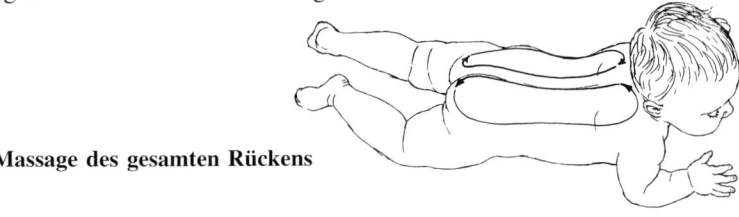

Massage des gesamten Rückens

Hüfte

Beschreiben Sie mit zwei Fingern einen Kreis, mit festem, gleichmäßigem Druck. Beginnen Sie unter den Pobacken, fahren Sie um den Hüftknochen herum, und beenden Sie den Kreis am oberen Ende der Oberschenkel. Massieren Sie auf diese Weise bis zu drei Minuten lang. Sie können Ihr Baby auch auf die Seite legen und eine Hüfte nach der anderen massieren, wenn Sie möchten.

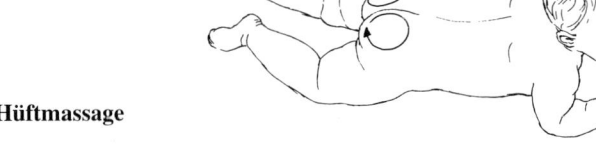

Hüftmassage

Nach unten streifen

Legen Sie Ihre Hände auf die Schulterblätter Ihres Babys. Streifen Sie leicht zum Kreuzbereich hinunter, wo sich Ihre Hände trennen und über die Hüften, Schenkel und Waden bis zu den Füßen hinunterstreichen. Machen Sie langsame, leichte, »bürstende« Bewegungen, bis zu zwei Minuten lang.

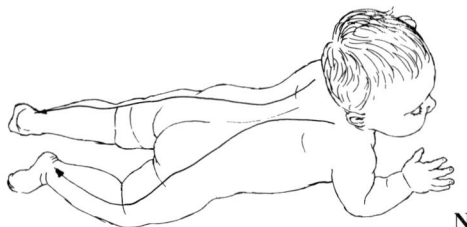

Nach unten streifen

Klopfen zwischen den Schulterblättern

Schließen Sie Ihre Finger zu lockeren Fäusten. Mit völlig entspannten Handgelenken klopfen Sie jeweils mit der Seite, auf der der kleine Finger liegt, sachte zwischen die Schulterblätter Ihres Babys. Klopfen Sie gleichmäßig, und werden Sie allmählich schneller. Führen Sie diese Klopfmassage, die ebenfalls schleimlösend wirkt, bis zu drei Minuten lang fort.

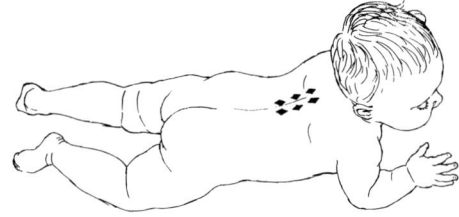

Klopfen zwischen den Schulterblättern

Erste Schwimmerfahrungen

Gegenseitiges Vertrauen als Bedingung

Wenn Sie zusammen mit Ihrem Baby baden, werden Sie manchmal ruhig im Wasser beieinanderliegen, manchmal wird Ihr Kind an Ihrer Brust trinken, aber es wird auch verspieltere Momente geben, wenn Ihr Kleines aktiv ist und schwimmen, verschiedene Positionen ausprobieren und das nasse Element erkunden möchte. Vielleicht sind Sie ganz zufrieden mit den Anregungen, die Sie bisher in diesem Buch bekommen haben, und warten ab, bis Ihr Baby drei Monate alt ist, um mit ihm zum Babyschwimmen zu gehen. Aber vielleicht möchten Sie auch schon vorher anfangen, ihm erste Schwimmerfahrungen zu ermöglichen. Dann sollte sich Ihr Kind im Wasser völlig entspannen können und sich ans tägliche Baden gewöhnt haben; Sie selbst sollten sich mit dem Kleinen im Wasser wohl und absolut sicher fühlen. Fehlt dieses Gefühl gegenseitigen Vertrauens und der völligen Entspanntheit im Wasser jedoch, dann sollten Sie mit diesen Übungen unbedingt warten, bis Ihnen ein Babyschwimmlehrer zur Seite steht!

Schwimmstunden in der Badewanne

Babys können bereits schwimmen. Sie kommen mit einem angeborenen Schwimm- und Tauchreflex zur Welt, den sie in der wäßrigen Umgebung des Mutterleibs entwickeln. Wird der Kopf eines kleinen Kindes unter Wasser getaucht, schließen sich die Luftwege automatisch, damit es kein Wasser einatmen kann. Einem Baby das Schwimmen beizubringen bedeutet im Grunde nur, diese Reflexe zu trainieren, damit Ihr Kleines das Schwimmen nicht *verlernt*. Am einfachsten geht das, wenn Sie möglichst früh damit anfangen – vielleicht sogar schon ein paar Tage nach der Geburt. Allerdings bleibt der Tauchreflex bis zu einem Alter von sechs Monaten aktiv, fangen Sie also an, wenn Sie die Zeit dafür für reif halten. Nach sechs Monaten wird es schwieriger für das Baby, unter Wasser den Atem anzuhalten, und Sie müssen dann vielleicht warten, bis es alt genug ist, um das Untertauchen durch Spiele zu lernen (etwa im Alter von 18 Monaten). Aber auch Kinder, die erst später schwimmen lernen, fühlen sich im und unter Wasser bald völlig zu Hause.

Sobald Ihnen das Baden mit Ihrem Baby vertraut ist, können Sie anfangen, mit ihm in der Badewanne schwimmen zu üben. Sollten Sie sich dabei unsicher fühlen, dann warten Sie lieber, bis Ihr Kind drei Monate alt ist, und befolgen dann die Anweisungen eines Schwimmlehrers. Wenn Sie aber zuversichtlich und entspannt sind, können Sie mit der folgenden Übung den natürlichen Tauchreflex Ihres Babys unterstützen.

Wichtig ist eine ruhige, friedvolle Atmosphäre. Beruhigende Musik in einem anderen Raum oder die Gegenwart Ihres Partners helfen Ihnen vielleicht, sich zu entspannen.

Tauchen üben

Baden Sie erst einmal miteinander wie sonst auch. Dann setzen oder knien Sie sich ins Wasser und halten Ihr Baby auf Armeslänge von sich entfernt; fassen Sie es dabei mit beiden Händen um den Brustkorb. Schauen Sie Ihrem Kind in die Augen, lächeln Sie es an, und holen Sie dann tief Luft. Jetzt blasen Sie Ihrem Baby die Luft direkt ins Gesicht und stoßen dabei ein langes »Fjuuuuuuuuh« aus. Ganz von selbst wird es Atem holen und die Luftröhre schließen. Ohne zu zögern, tauchen Sie es jetzt behutsam unter, auch den ganzen Kopf, halten es nur eine Sekunde lang unter Wasser, ziehen es sanft an sich und heben es langsam wieder aus dem Wasser. Beobachten Sie es dabei sehr sorgfältig. Knuddeln und küssen Sie es liebevoll. Wiederholen Sie das Eintauchen noch einmal, und steigern Sie sich langsam auf drei- bis viermal pro Bad.

Wenn Sie Ihrem Baby ins Gesicht blasen, atmet es ein; gleichzeitig entwickelt sich das Blasen zum Signal, daß es gleich untertauchen wird. Sollte Ihr Kind etwas Wasser schlucken, wird es ein bißchen husten und prusten. Trösten Sie es ruhig, und machen Sie sich keine Sorgen – es schadet ihm nicht, und es wird sich bald ans Untertauchen gewöhnen. Auch das Laufenlernen geht nicht ganz ohne Stolpern und ohne Beulen ab!

Sehr wichtig ist, daß Sie selbst gelassen bleiben, da sich alle Spannungen und Ängste auf Ihr Kind übertragen. Denken Sie daran, daß Ihr Baby unter Wasser, wo es der Schwerkraft nicht so stark ausgesetzt ist, viel weniger Sauerstoff braucht und über eine Minute lang ohne Probleme unter Wasser bleiben kann. Doch Sie sollten das Untertauchen aus Sicherheitsgründen immer nur auf ein paar Sekunden beschränken!

Bis Ihr Kind richtig schwimmen kann, braucht es Ihre Hilfe, um wieder nach oben zu kommen. Wenn Sie mit dieser Übung vertraut sind, werden Sie die Signale Ihres Babys verstehen, daß es Zeit ist, wieder aufzutauchen. Manche kleinen Kinder fühlen sich bei diesen Tauchversuchen gleich wie ein Fisch im Wasser, andere weinen vielleicht zuerst ein bißchen, bis sie sich daran gewöhnen. Falls Sie oder Ihr Baby wirklich keinen Spaß an der Sache haben, sollten Sie nichts erzwingen und lieber warten, bis es etwas älter ist und unter der Anweisung eines Lehrers einen zweiten Anlauf machen kann.

Nach dem Aussteigen aus der Wanne legen Sie Ihr Kind auf Ihrem Schoß oder einer weichen Unterlage auf den Bauch, damit ggf. Wasser aus Nase und Mund ablaufen kann. Dann packen Sie es warm in Tücher oder seine Kleider ein.

Vorsicht ist der beste Schutz

❒ Manche Babys mögen es nicht, mit dem Kopf unter Wasser zu tauchen. So etwas läßt sich nur dann durchführen, wenn Ihr Kind damit einverstanden ist und mitmacht. Falls es sich längere Zeit dagegen sträubt, dann sollten Sie seine Bedürfnisse respektieren.

❒ Bauen Sie Ihr eigenes Selbstvertrauen im Wasser auf, bevor Sie mit Ihrem Baby Schwimmübungen machen. Sie können damit anfangen, in der sicheren Umgebung Ihrer Badewanne ein paar Sekunden mit dem Kopf unterzutauchen, und allmählich lernen, Ihre Augen zu öffnen und länger unter Wasser zu bleiben (s. S. 175).

- **Oberste Sicherheitsregel:** Richten Sie ständig Ihre gesamte, ungeteilte Aufmerksamkeit auf Ihr Baby, wenn es untergetaucht ist. Ein einziger Moment der Unaufmerksamkeit kann zur Folge haben, daß Ihr Kind Wasser einatmet.
Sollte das tatsächlich passieren, dann bleiben Sie ruhig! Geraten Sie nicht in Panik, sondern holen Sie es behutsam hoch. Halten Sie es mit dem Gesicht nach unten in Ihren Armen, an sich gedrückt, und reiben Sie ihm sanft den Rücken, bis es sich wieder erholt.
- Lassen Sie Ihr Kind nie ohne Aufsicht in der Badewanne allein, auch nicht mit einem älteren Kind.
- Nach dem Untertauchen in der Badewanne oder im Schwimmbad sollten Sie die Ohren Ihres Kleinen gründlich abtrocknen. Tupfen Sie die Ohrmuschel mit einem Handtuch trocken, und drehen Sie dann das Köpfchen zur Seite, damit Wasser aus dem Gehörgang ablaufen kann; dann wiederholen Sie dasselbe auf der anderen Seite. Ziehen Sie Ihrem Baby für den Nachhauseweg eine warme Mütze über.
- Schwimmen Sie nie mit Ihrem Kind, wenn es eine Infektion in den Ohren hat oder sich sonst unwohl fühlt.

Das Schwimmbad erproben

Allgemein wird geraten, daß ein Baby vor dem ersten Schwimmbadbesuch bereits geimpft sein sollte, daher beginnen Sie am besten, wenn Ihr Kind drei Monate alt ist. Gehen Sie erst einmal selbst ins Schwimmbad, damit Sie sich an die Räumlichkeiten gewöhnen und die Lage erkunden können. Überzeugen Sie sich davon, daß der Schwimmlehrer eine Spezialausbildung für die Arbeit mit Babys besitzt. Die Fotos auf den Seiten 186 und 187 zeigen einen Babyschwimmkurs in einem öffentlichen Bad.
Wenn Sie an einem solchen Kurs teilnehmen möchten, müssen Sie sich nach Angeboten in Ihrer näheren Umgebung erkundigen. Manche Eltern haben Bedenken, daß das Chlor im Wasser ihrem Kind schaden könnte. Ungechlortes Wasser wäre natürlich vorzuziehen, aber der Nutzen der Wasserspiele überwiegt die Nachteile des Chlors. Es ist unwahrscheinlich, daß dadurch Probleme entstehen, es sei denn, Ihr Baby leidet an einem schweren Ekzem oder ist gegen Chlor allergisch. Es ist ratsam, Ihr Kind nach dem Schwimmen in einem öffentlichen Bad mit einer milden Seife zu waschen und auch die Haare zu reinigen, damit das Chlor entfernt wird. Schließen Sie daran eine Massage mit einem Babyöl oder einer milden Feuchtigkeitslotion an.

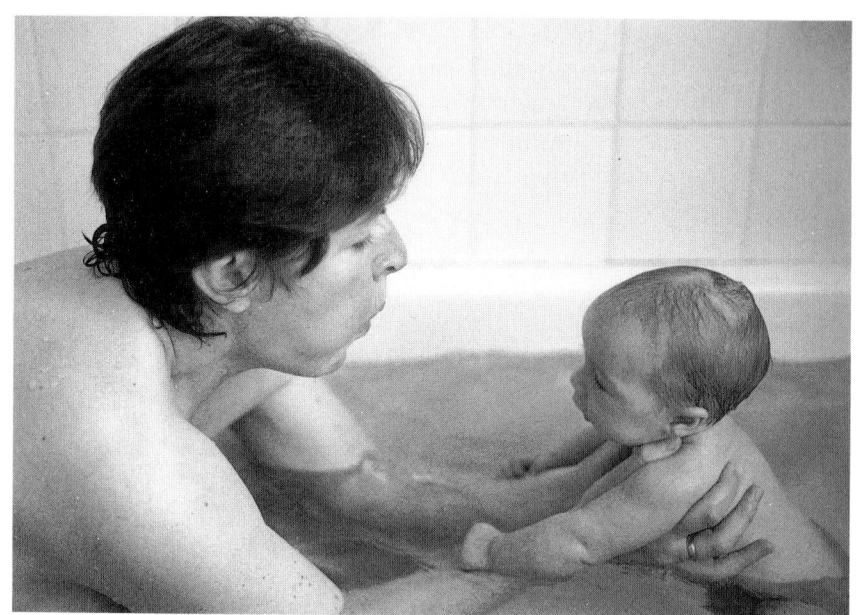
Erst blasen Sie Ihrem Baby, das Sie sicher halten, ins Gesicht ...

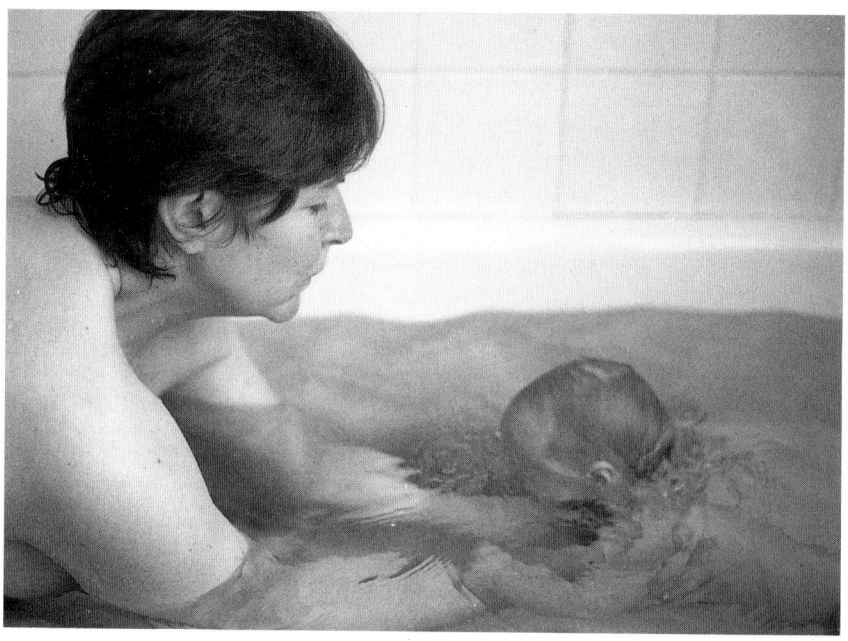
... dann tauchen Sie es mit dem Köpfchen wenige Sekunden unter ...

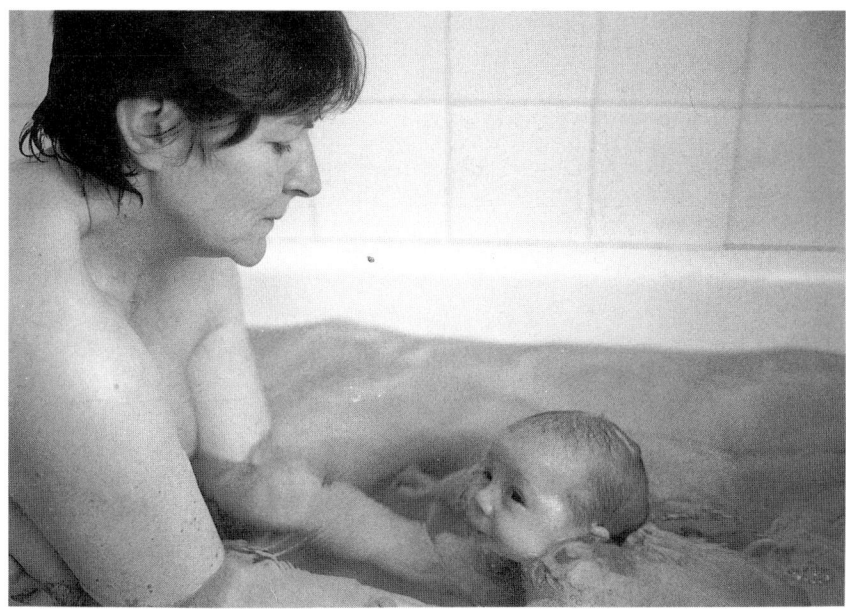
... und holen es behutsam wieder hoch.

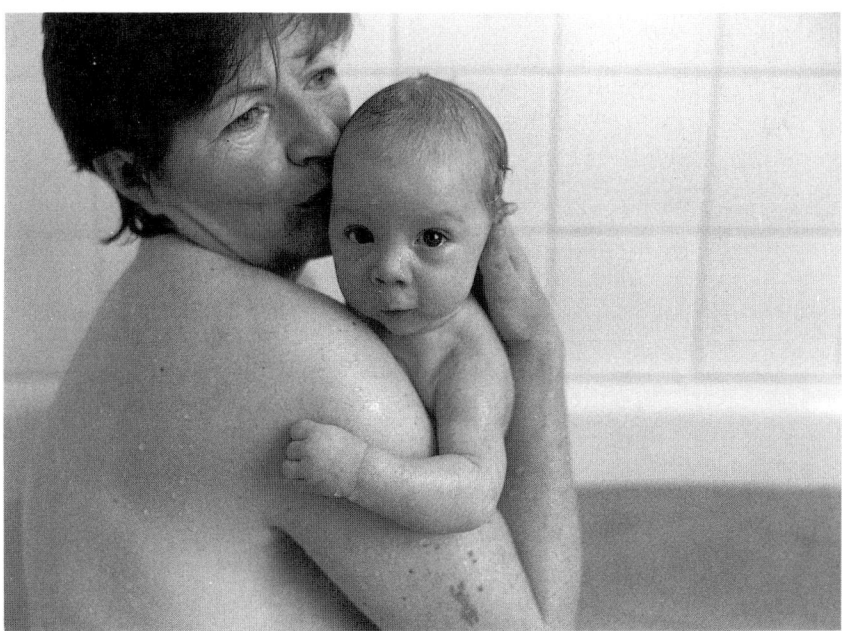
Nehmen Sie es sanft in die Arme, und wiederholen Sie das zwei- bis dreimal.

Es gibt verschiedene Methoden, Babys das Schwimmen beizubringen, und am besten besuchen Sie mehrere Gruppen, bevor Sie sich für eine entscheiden. Falls Sie nicht an einem geschlossenen Kurs teilnehmen möchten, macht es ebenfalls Spaß, wenn Sie mit Ihrem Kind häufig ins nächste Schwimmbad gehen und dort mit ihm herumplanschen. Viele Eltern bringen ihrem Baby das Schwimmen am liebsten selber bei, auf langsame und intuitive Weise. Am wichtigsten überhaupt ist das positive Wassererlebnis.

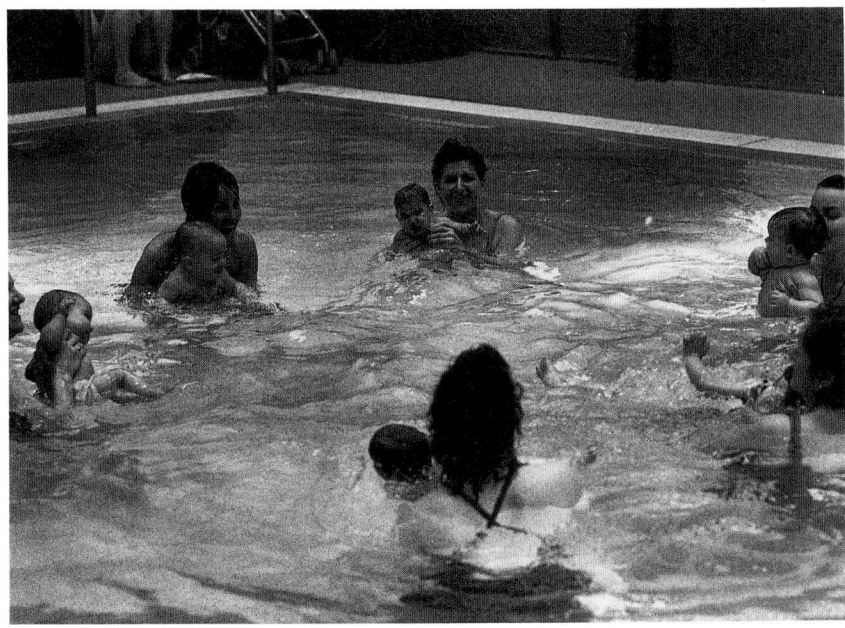

Babyschwimmkurs in einem öffentlichen Bad

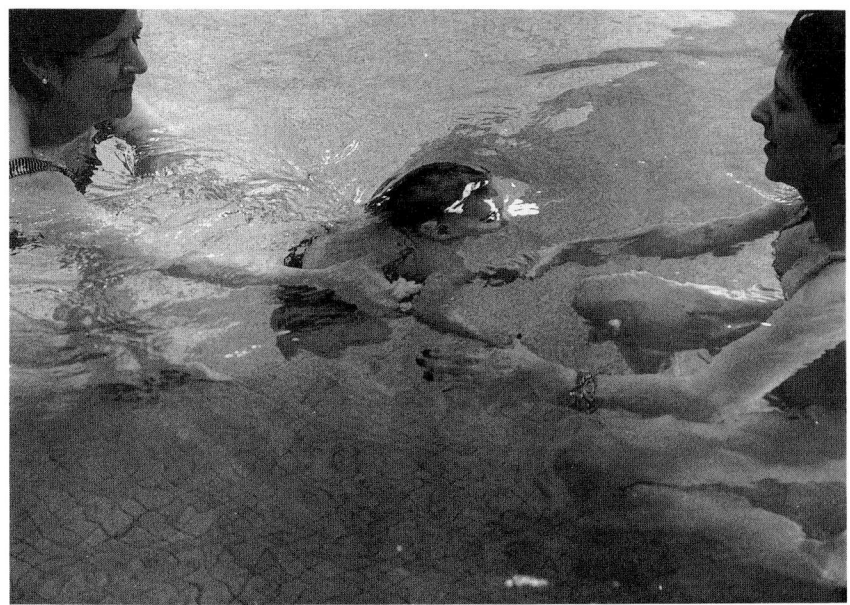

Tauchlektion im Schwimmbecken

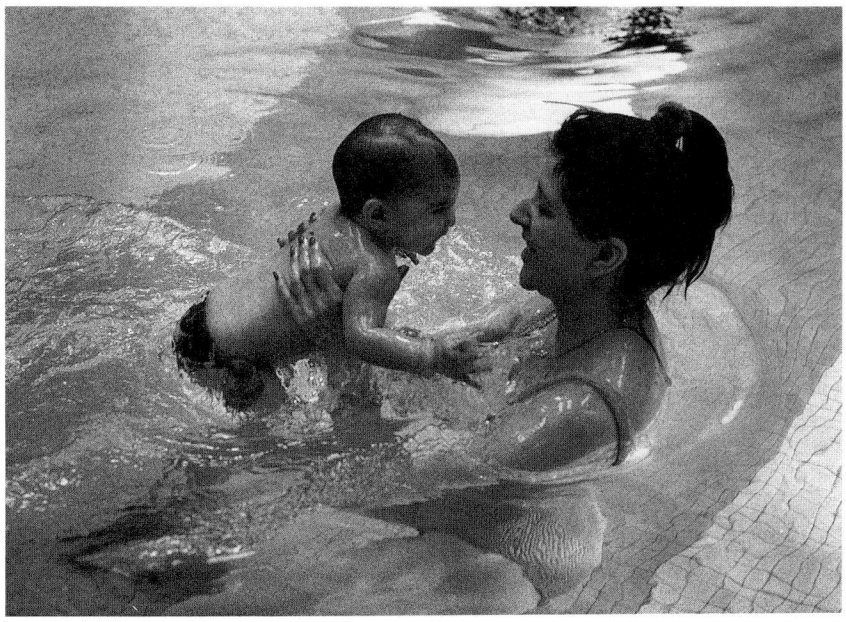

Auftauchen – und freudig empfangen werden

Lebensfreude fördern

Hauptsache, Ihr Kind kann möglichst oft die Erfahrung genießen, mit Ihnen im Wasser zu sein, in einer liebevollen Atmosphäre des Vertrauens. Wenn Sie mit Ihrem Baby im Wasser spielen, fördern Sie seine Entwicklung und seine Lebensfreude. Hier kann es seine Energie wunderbar verausgaben und danach herrlich schlafen. Schwimmen ist für Sie und Ihr Kind eine gesunde, kräftigende Form der Bewegung, mit einem großen körperlichen und psychischen Nutzen für Sie beide (für das Baby vor allem in den ersten acht Monaten, wenn es an Land noch nicht so beweglich ist).

Der Mensch besitzt die natürliche Fähigkeit, sich im Wasser zu bewegen – schon lange vor der Geburt. Alle Babys können instinktiv unter Wasser ihren Atem kontrollieren, und ganz kleine haben noch nicht gelernt, sich vor dem Wasser zu fürchten. Diese natürlichen Instinkte lassen sich unterstützen und weiterentwickeln. Darauf sollte sich eine Mutter möglichst schon in der Schwangerschaft vorbereiten. Überwinden Sie Ihre eigenen Ängste, und bauen Sie Ihr Vertrauen zum Wasser wieder auf, damit Sie Ihr Vertrauen an Ihr Kind weitergeben können.

7
Für Partner, Hebammen und Ärzte

Seit Wasser die Geburtszimmer erobert, stürmt auf die Partner wie auf die Geburtshelfer viel Neues ein. In diesem Kapitel werden wir versuchen, einige der Fragen zu beantworten, die unweigerlich auftauchen, wenn sich das Thema Wasser zum ersten Mal stellt.

Neue Erfahrungen machen

Viele Hebammen und Ärzte begrüßen die neue Möglichkeit, Wehen und Geburt auf gefahrlose Weise zu erleichtern, Schmerzen zu lindern und die Notwendigkeit von Eingriffen zu verringern. Wenn sie erst einmal einige Erfahrungen mit dem Wasser gesammelt haben, werden sie bald erkennen, daß die Probleme und Risiken minimal sind.

Zwar sind die positiven Auswirkungen von Wasser auf Mutter und Baby längst bekannt, doch das Bereitstellen eines Wasserbeckens und die Geburtshilfe bei einer Frau, die im Wasser ihre Wehen verarbeitet oder sogar ihr Kind zur Welt bringt, ist ein recht neues Phänomen. Da ist es nur verständlich, wenn sich viele Partner, Hebammen und Geburtshelfer Sorgen machen, ob Mutter und Baby im Wasser auch nicht gefährdet sind. Solche Bedenken sind im allgemeinen grundlos; sie wurzeln manchmal nur in den ureigenen Ängsten des Helfers.

Wasser erweitert die Möglichkeiten der Hebamme, ihre Fähigkeiten einzusetzen, verstärkt sozusagen ihre gütige, warmherzige, einfühlsame und mütterliche Gegenwart, die für eine Gebärende so wichtig ist. Die Anzahl der natürlichen, aktiven Geburten wird steigen, was jeder Hebamme enorme berufliche Befriedigung verschafft. Was könnte befriedigender sein, als einer Frau beizustehen, die mit Hilfe des heilenden Wassers, das die Wehen vorantreibt und Hemmungen abbauen hilft, ihr Baby zur Welt bringt? Ein Wasserbecken unterstützt nicht zuletzt die Hebamme und hilft allen Anwesenden, sich zu entspannen und Ebbe und Flut der Wehen anzunehmen. Für die Geburtsarbeit über Wasser verfügen zu können ist ein sehr realer und wichtiger Schritt nach vorn auf dem Weg zur natürlichen, physiologischen Geburt.

Ein Wasserbecken zu Hause aufstellen

Üben der Handhabung

Für den Gebrauch zu Hause gibt es inzwischen verschiedene Modelle tragbarer Wasserbecken, die gekauft oder gemietet werden können (s. S. 221). Am besten mieten Sie das Becken für einen Zeitraum von vier Wochen, so daß es zwei Wochen vor und zwei Wochen nach dem erwarteten Geburtstermin bereitsteht. Mehrere hundert Liter Wasser (je nach Modell), die Sie etwa brauchen werden, sind keine Kleinigkeit, daher sollten Sie sich als erstes vergewissern, daß der Boden Ihrer Wohnung dieses Gewicht aushält, daß die nötige Ausrüstung auch reibungslos funktioniert und daß Sie wissen, wie das Becken aufzustellen ist und die Anweisungen auszuführen sind. Der Beckenverleih sollte eine ausführliche, praktische Anleitung mitliefern, wie das Becken zu installieren und zu warten ist. Aufgrund der Nähe von Wasser und Elektrizität im Haushalt ist es ratsam, vom Elektriker zur Sicherheit eine Fehlstrom-Schutzschaltung einbauen zu lassen. Wenn Sie das Wasserbecken erhalten, sollten Sie es übungshalber gleich einmal aufstellen, damit Sie am Tag der Geburt nicht über technische Hindernisse stolpern. Der werdenden Mutter tut es übrigens gut, sich bereits vor dem Geburtstermin im Becken zu entspannen. Die Details beim Heizen, Auffüllen und Leeren des Beckens dürfen Ihnen keine Schwierigkeiten mehr bereiten.

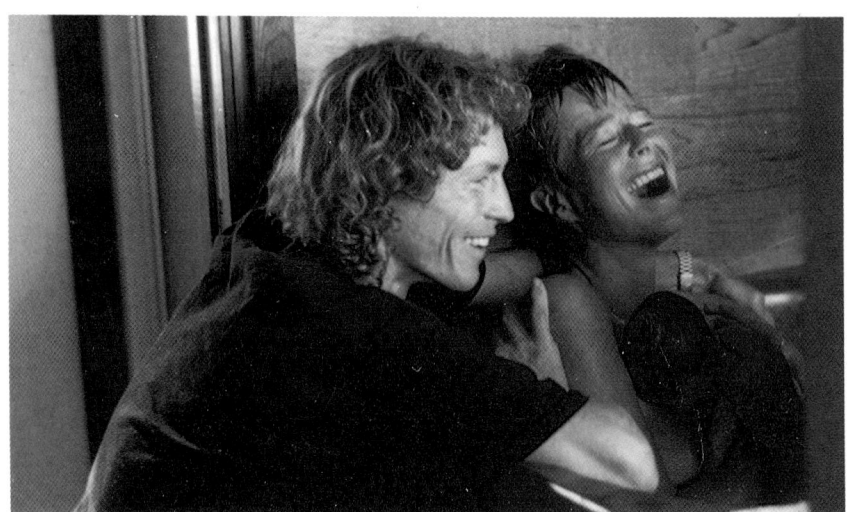

Eine unerwartete Wassergeburt in der Badewanne zu Hause. Die Eltern teilen die Freude, als die Mutter ihr Baby zum ersten Mal in die Arme nimmt.

Kriterien für die Wahl des richtigen Beckens

Das Wasserbecken sollte aus einem nichtporösen Material wie Fiberglas oder Hartplastik bestehen, das sich leicht reinigen läßt und keine Brutstätte für Bakterien ist. Undurchsichtiges Material bietet der Privatsphäre der Mutter besseren Schutz.

Manche Becken bestehen aus einem einzigen Teil, andere werden aus mehreren Teilen zusammengebaut. Bei einteiligen Becken ist es von Vorteil, wenn das Wasser durch ein Loch im Boden abfließen kann, denn dann ist es leicht zu reinigen und auszuspülen. Bei einem mehrteiligen Becken sollten Sie sich vergewissern, daß es sich leicht zusammensetzen läßt. Bei diesem Beckentyp bildet ein Rahmen das Gerüst für die Seitenwände; Boden und Wände bestehen aus einer doppelten PVC-Folie, die über den Rahmen geschlagen wird (s. S. 216). Die Folien werden mitgeliefert: eine dicke Außenfolie sowie ein Innenfutter, das nur einmal verwendet wird, was ein Maximum an Hygiene garantiert und die Reinigung stark vereinfacht. Darüber hinaus wird vielleicht ein Heizgerät benötigt. Unerläßlich sind eine Pumpe und zwei Schläuche, der eine zum Füllen, der andere zum Leeren des Beckens.

Größe und Form

Ein ovales oder elliptisches Becken bietet der Gebärenden einen geschützten, mutterleibähnlichen Raum und ist für die Helfer leicht zugänglich. Das Becken sollte groß genug sein, damit sich die Mutter frei bewegen kann und ein weiterer Erwachsener Platz hat, falls der Partner oder die Hebamme ins Wasser steigen. Es sollte jedoch auch nicht zu groß sein, weil ein kleinerer Raum während der Wehen mehr Geborgenheit vermittelt.

Das Wasser im Becken sollte etwa 60 cm tief sein, tief genug, damit der ganze Bauch der Mutter in verschiedenen aufrechten Positionen untergetaucht bleiben kann. Die Ränder des Beckens sollten glatt und abgerundet sein, damit man sich gut festhalten kann, oder ein zusätzliches Polster haben. Wird eine Wegwerf-Innenfolie benutzt, können Sie zwischen Außen- und Innenfolie einen Schaumstoffstreifen schieben; das ergibt ein bequemes Polster rings um den Rand, an das man sich lehnen kann (weitere Informationen über verschiedene Beckenausführungen s. S. 194).

Wasserheiz- und Pumpsysteme

Umwälzpumpen sollten zum Füllen und Leeren des Beckens nicht verwendet werden, da sie Bakterien beherbergen könnten. Aus demselben Grund sollten Sie das Becken nie mit demselben Schlauch füllen und leeren (weitere Einzelheiten s. S. 216).

Wasserdichte Tauchsieder sind ideal, dürfen aber nur eingesetzt werden, solange die Mutter *nicht* im Becken ist. Die Wärme läßt sich mit Hilfe einer isolierenden Abdeckung speichern. Ein Thermostat ist nicht notwendig, wenn Sie ein Thermometer benutzen.

Wo soll das Becken stehen?

Ideal wäre ein Platz im Halbdunkel, wo Zurückgezogenheit und Intimität möglich sind – mit einer Toilette ganz in der Nähe. Die Mutter sollte sich einen Ort aussuchen, an dem sie ihr Baby am liebsten zur Welt bringen möchte, und dabei an ihr Bedürfnis einer geschützten Intimsphäre denken (s. S. 119). Der Platz muß geräumig genug sein, damit die Geburt auch neben dem Becken auf dem Boden stattfinden kann.

Vom praktischen Standpunkt her ist es wichtig zu klären, daß der Boden das Gewicht des Beckens tragen kann. Falls hier Zweifel bestehen, ist es ratsam, einen Statiker kommen zu lassen (im Branchenverzeichnis nachschlagen). Das Becken muß nicht unbedingt im Erdgeschoß stehen, doch auf gleicher Höhe wie die Wasserquelle oder etwas unterhalb.

Der beste Platz in einem Zimmer für das Wasserbecken ist der belastbarste Teil des Fußbodens, zum Beispiel in einer Ecke, einem Erkerfenster oder über einer tragenden Wand darunter. (Einzelheiten über das Aufstellen eines tragbaren Beckens finden Sie auf Seite 216.)

Die Installation eines Beckens in der Klinik

Ausgereifte Modelle

Die Wasserbecken in der Klinik sind heute wesentlich ausgereifter als damals, als Michel Odent zum ersten Mal ein aufblasbares Kinder-Planschbecken ins Geburtszimmer von Pithiviers gestellt hat. Inzwischen sind für die feste Installation in der Klinik Geburtsbecken aus Fiberglas von ausgezeichnetem Design erhältlich (s. S. 221). Es gibt auch Becken auf Rädern, die sich von einem Geburtszimmer ins andere rollen lassen. Natürlich können auch die oben beschriebenen tragbaren Becken von den Eltern oder der Klinik gemietet oder gekauft und einfach im Geburtszimmer aufgestellt werden.

Die beste Beckenform für den Klinikgebrauch sind ovale oder elliptische Becken (s. S. 194). Die feste Installation ist sehr einfach, die Pflege nicht aufwendiger als bei einer großen Badewanne.

Für die meisten Klinikgebäude ist das Gewicht eines solchen Beckens – im Grunde nichts anderes als eine große Badewanne – kein Problem; das Becken ist ja auch nur wenige Stunden lang gefüllt. Im allgemeinen ist es daher nicht notwendig, das Becken im Erdgeschoß aufzustellen.

Der Geburtsraum

Das Becken sollte in einem Raum installiert werden, der nicht weitläufiger ist als ein mittelgroßes Badezimmer, am besten mit einer eigenen Toilette neben dem Becken. Ein zu großer Raum vermittelt nicht genügend Geborgenheit. Er muß jedoch ausreichend Platz bieten, damit die Geburt, falls nötig, auch neben dem Becken stattfinden kann. Ein Waschbecken sollte ebenfalls zur Verfügung stehen. Wünschenswert wäre außerdem der Anschluß eines kräftigen Brausekopfs zur Hydrotherapie-Massage, mit dem sich auch das Becken während der Wehen leise auffüllen läßt.

Bei der Innengestaltung können natürliche Erdtöne, Pflanzen und Polster den Raum so wohnlich machen wie eine häusliche Umgebung. Ist eine Toilette vorhanden, kann die Mutter ungezwungen Darm und Blase entleeren; die Gebärende fühlt sich dann sicherer und geschützter und kann zulassen, daß sich ihr Körper ohne Hemmungen öffnet und seine Ausscheidungen abgibt, ohne die störende Unterbrechung, den Raum verlassen zu müssen. Manche Mütter finden es auch bequem, bei der Eröffnungsphase auf der Toilette zu sitzen, und natürlich ist es ideal, wenn sie dazu nicht über den Gang zu laufen brauchen.

Der Boden des Geburtszimmers sollte mit einem leicht zu reinigenden, rutschfesten Material bedeckt sein. Ein tragbares Treppchen erleichtert es der Frau, ins Becken und wieder herauszusteigen, und kann auch als Hocker verwendet werden.

Auch die Bedürfnisse und die Bequemlichkeit der Hebamme und der Geburtshelfer sind wichtig. Sitzsäcke, niedrige Sessel oder Hocker dienen diesem Zweck und ermöglichen es den Anwesenden, sich bequem niederzulassen, ohne über der Mutter zu thronen und sie im Becken zu beobachten. Was sonst noch im Geburtszimmer benötigt wird, ist unter »Notwendige Ausstattung« auf Seite 195 aufgelistet.

Sterilität

Die Oberflächen im Geburtszimmer und das Becken selbst sollten einfach zu säubern sein, mit den in der Klinik üblichen antiseptischen Reinigungsmitteln. Bei tragbaren Becken ist unbedingt eine Innenfolie zum einmaligen Gebrauch erforderlich, die nach jeder Geburt ausgetauscht wird. Geburtsbecken müssen genauso gepflegt werden wie normale Badewannen zu Hause oder in der Klinik.

Beleuchtung

Das Licht im Raum ist von wirklich großer Bedeutung. Dimmer an den Lichtschaltern, Vorhänge oder Jalousien am Fenster sorgen für das optimale Dämmerlicht, das bei den Wehen die Privatsphäre schützt und die Entspannung fördert. Leuchtstoffröhren sind ungeeignet. Gute Sicht im Wasser läßt sich leicht durch wasserfeste Taschenlampen erreichen; sie können auf der Wasseroberfläche schwimmen, strahlen sanftes Licht ab und sind auch unter Wasser einsetzbar. Nach einiger Erfahrung ist es jedoch meist nicht mehr notwendig, die Scheidenöffnung im Blick zu behalten, und zur Überwachung der Geburt genügt dann der allgemeine Lichtpegel im Raum. Die Laute der Mutter in der Austreibungsphase zeigen die Geburt ihres Babys an (s. S. 126), und die Hebamme kann mit den Händen ertasten, was geschieht, falls das überhaupt nötig sein sollte.

Größe und Form des Beckens

Die gerundeten Umrisse eines ovalen oder elliptischen Beckens eignen sich am besten dazu, eine mutterleibähnliche Umgebung zu schaffen, die die Geburt begünstigt. Solche Becken nehmen weniger Raum ein als runde Becken und haben mehrere Vorzüge. Am schmalen Ende fühlt sich die Mutter umhüllt und geborgen und kann sich gut anlehnen; die Hebamme hat an der breiteren Seite bequemen Zugang. Die benötigte Wassermenge ist geringer und belastet den Fußboden weniger. Die Becken sind lang und breit genug, um der Frau eine Vielfalt von Positionen zu ermöglichen, die Hebamme hat genug Platz, das Baby zu entbinden, und auch der Partner kann noch ins Becken steigen falls nötig.

Länge: Das Becken sollte mindestens 1,70 Meter lang sein, damit die Mutter sich völlig frei im Wasser treiben lassen kann. Die Seitenwände sollten größtenteils senkrecht sein, damit sie sich am Rand festhalten und bequem knien oder hocken kann. Es gibt ovale Becken, bei denen die Wand an einer Seite abgeschrägt ist, ein zusätzlicher Vorteil für die Frau, die sich dort bequem zurücklehnen kann, vor allem in der Eröffnungsphase.

Breite: In einem ovalen Becken kann sich die Mutter auch quer hineinlegen und sich mit den Füßen gegen die Seitenwände stemmen. Eine gute Breite ist 1,20 Meter.

Tiefe: Das Wasser muß mindestens 60 cm tief sein. Dann ist der Bauch bedeckt, wenn die Frau kniet oder hockt. Bei dieser Wassertiefe ist auch der Auftrieb groß genug, um sie zu entlasten.

Der Rand des Beckens sollte möglichst abgerundet sein und eine Art Griffschiene mit mindestens 4 cm Durchmesser haben, an der sich die Mutter festhalten kann, vor allem in der Austreibungsphase, um die Geburt zu erleichtern. Das Becken sollte stabil genug sein, damit der Partner oder der Geburtshelfer darauf sitzen kann, während er die Frau von außen oder im Becken stützt. Senkrechte Seitenwände machen dem Helfer diese Aufgabe leichter. Wird das Becken in Fußbodenhöhe installiert, sollte das Abflußrohr groß genug sein, so daß das Becken einfach und rasch geleert werden kann und das Rohr nicht verstopft.

Auch sollten verschiedene Kissen mit Plastiküberzug bereitliegen, die die Gebärende im Wasser benutzen kann. Sie kann ihren Kopf darauf legen oder die Knie damit abpolstern, falls sie viel kniet.

Notwendige Ausstattung für eine Wassergeburt

- ❐ Leistungsstarkes tragbares Heizgerät, das das Geburtszimmer rasch erwärmen kann.
- ❐ Großes Sieb und Eimer, um Ausscheidungen zu entfernen.
- ❐ Digitalthermometer zur Überprüfung der Wassertemperatur. Sie sind in der Apotheke erhältlich und später, falls Sie es selbst kaufen müssen, für das Baby nützlich.
- ❐ Viele angewärmte Handtücher, eines für das Baby reserviert.
- ❐ Frotteebademantel.
- ❐ Ein bis zwei niedrige Hocker für den Partner und die Helfer und als Hilfe zum Ein- und Aussteigen aus dem Becken. Plastikhocker können auch im Becken benutzt werden.
- ❐ Rutschfeste Matten. Eine große rutschfeste Bademate ist ideal und leistet später beim Baden mit Ihrem Baby gute Dienste.
- ❐ Ein bequemer Sessel und ein Sitzsack oder ein Berg von Kissen und Polstern.
- ❐ Eine Fläche am Boden, die mit rutschfesten Matten belegt ist, falls die Mutter das Becken verlassen möchte.

Temperatur

Raumtemperatur

Im Geburtszimmer sollte es so warm sein, wie es der Gebärenden während der Wehen angenehm ist. Das ist oft mehrere Grad kühler als später für das Baby notwendig. Ist die Temperatur des Wassers oder im Raum zu hoch, kann die Mutter in der feuchten Luft vielleicht nicht mehr schwitzen und Körperhitze abgeben. Dann besteht die Gefahr der Überhitzung und Erschöpfung.

Kommt das Baby im Wasser zur Welt, sollte der Raum behaglich warm sein. Sobald sich die Atmung stabilisiert hat, muß das Zimmer gut aufgeheizt werden, bevor Mutter und Baby das Becken verlassen. Zusätzlich zum normalen Heizkörper sollte daher ein leistungsstarkes Heizgerät bereitstehen, damit die Raumtemperatur nach der Geburt rasch erhöht werden kann.

Wassertemperatur Die Temperatur einer größeren Wassermenge ändert sich nur sehr langsam. Wichtig ist, daß die richtige Temperatur konstant bleibt, was einfach zu bewerkstelligen ist. Oft macht es den Vätern Spaß, die Wassertemperatur zu überwachen und aufrechtzuerhalten. Sie sollte etwa der Körpertemperatur entsprechen und zwischen 35 und 37 °C liegen. Ist das Wasser zu kühl, sinkt auch die Körpertemperatur der Mutter, vor allem, wenn sie lange im Becken bleibt. Im Wasser funktioniert die Temperaturregulierung durch Schwitzen nicht; ist das Wasser zu warm, steigt die Körpertemperatur der Frau, was ihre Energie verbraucht. Wird ihr kalt, sollte natürlich heißes Wasser zugegossen werden. Die Wassertemperatur läßt sich gut mit dem Ellbogen abschätzen, so wie Sie auch das Badewasser für das Baby kontrollieren würden.

Die Körpertemperatur der Frau kann immer wieder einmal überprüft werden, um sicherzugehen, daß sie konstant bleibt. Das ist besonders wichtig, wenn sie sich sehr lange im Wasser aufhält. Durchschnittlich verbringt eine Gebärende ein bis zwei Stunden im Wasser, doch es ist nicht ungewöhnlich, daß eine Frau im Lauf der Wehen über vier Stunden im Wasser ist.

Bei der Geburt und unmittelbar danach sollte die Körpertemperatur des Babys nicht absinken. Vielleicht muß heißes Wasser nachgegossen werden. Stimmt die Wassertemperatur, dann bleibt auch die Körpertemperatur der Mutter normal; gleichzeitig nimmt ihre Haut Wasser auf, wodurch sich die Gefahr der Austrocknung auf ein Minimum beschränkt (diese entsteht, wenn die Gebärende während der Wehen wenig Flüssigkeit zu sich nimmt).

Die Benutzung des Wasserbeckens

Das Wasserbecken ist nützlich in den Tagen vor der Geburt, während der Wehen, für die Geburt selbst und in den Stunden und Tagen danach. Wie eine Frau und ihr Partner das Becken nutzen, hängt von ihren individuellen Bedürfnissen und den Umständen ab. Hinweise, wann und wie sich das Becken einsetzen läßt und wie lange eine Gebärende im Wasser bleiben sollte, finden Sie im Kapitel 5.

Die Überwachung der kindlichen Herztöne

Es ist anzuraten, die kindlichen Herztöne unmittelbar vor dem Einstieg ins Becken zu kontrollieren. Während die Mutter im Wasser ist, kann der kindliche Herzschlag leicht in Abständen überwacht werden. Treibt die Frau auf dem Rücken im Wasser, ist es am einfachsten, sie zu bitten, zur Oberfläche zu kommen, damit der Herzschlag des Babys mit einem Handstethoskop oder einem elektronischen Dopton kontrolliert werden kann. Dazu wird die Haut abgetrocknet und das Dopton auf den Bauch der Frau gelegt. Geschieht dies unmittelbar nach einer Wehe, dann lassen sich die gefährlichen Typ-2-Dezelerationen feststellen. Elektronische Monitore lassen sich auch unter Wasser benutzen, um den Herzschlag in Abständen oder kontinuierlich zu überwachen. Bei telemetrischen Systemen wird der Herzschlag von einem Mikrofon, das an den Bauch der Mutter gehalten wird, abgenommen und als Signal an den Monitor an einem Ort außerhalb des Naßbereichs gesandt.

Wenn die Mutter sich in einer Hockstellung auf Händen und Füßen niedergelassen hat, ist der kindliche Herzschlag vielleicht nur unter Wasser hörbar. Die neueren elektronischen Monitortypen können auch unter Wasser benutzt werden.

Bei normalem Wehenverlauf sollten die kindlichen Herztöne in der Eröffnungsphase alle 30 bis 60 Minuten abgehört werden, später dann öfter. [Die Überwachung muß entsprechend der Richtlinien der Perinatalmedizin durchgeführt werden, entweder durch externe Intervallregistrierung, ggf. auch kontinuierlich, A.d.R.] In der Austreibungsphase läßt sich der kindliche Herzschlag häufig überwachen, ohne der Mutter größere Unannehmlichkeiten zu bereiten, so daß das Wohlbefinden des Babys immer ein zentraler Punkt bleibt.

Untersuchungen

Puls und Körpertemperatur der Frau können leicht innerhalb und außerhalb des Beckens überwacht werden. Der Blutdruck wird vor dem Einstieg ins Becken abgenommen, oder man bittet die Mutter, sich auf den Rand zu setzen. Eine Kontrolle der Körpertemperatur läßt eine Unterkühlung oder Überhitzung rechtzeitig erkennen.

Bauchuntersuchungen lassen sich im Wasser leicht durchführen. Eine nötige vaginale Untersuchung (mit Handschuhen) ist einfach, wenn die Frau im Wasser liegt, kniet oder hockt oder von ihrem Partner gehalten wird. Manchmal ist es für die Hebamme oder den Arzt rein mechanisch schwieriger, wenn die Frau die Hocke einnimmt. Die Hebamme muß sich dann über das Becken beugen und Hand und Arm bis zur Schulter ins Wasser tauchen. Das ist weiter nicht schwierig, wenn die Hebamme einen geschmeidigen Rücken hat (Übungen für die Hebamme, s. S. 207). Wurde das Wasserbecken vor dieser Geburt desinfiziert bzw. mit einer neuen Innenfolie ausgekleidet, ist das Risiko, daß sich die Frau aufgrund der vaginalen Untersuchung eine Infektion zuzieht, gering. Theoretisch gelangen im Wasser bei einer vaginalen Untersuchung weniger Organismen von den äußeren Genitalien der Mutter in die Scheide als bei derselben Untersuchung an Land (s. S. 202).

Sicht und Zugang

Bei der Wassergeburt gilt grundsätzlich: Hände weg! Wenn die Mutter kniet, liegt oder im Wasser treibt, sind die äußeren Genitalien leicht zu sehen, die Geburt gut zu beobachten. In der Hocke versperrt der Beckenrand der Hebamme manchmal die Sicht. Eine Unterwasserbeleuchtung und ein Spiegel verbessern die Sicht, sind aber in der Regel nicht nötig, weil die Hebamme das Geschehen aufgrund ihrer Erfahrung einschätzen kann.

Wie gut die Geburtshelfer Zugang zur Gebärenden und ihrem Baby haben, hängt von zwei Faktoren ab: ihrer Beziehung zur Mutter und der Form des Wasserbeckens. Ist die Beziehung gut, dann läßt sich die Geburt leicht so einrichten, daß sie nahe genug am Beckenrand stattfindet; andernfalls kann es tatsächlich – wenn auch sehr selten – vorkommen, daß die Hebamme ins Wasser steigen muß. Wenn Hebammen bei Wassergeburten leichte Baumwollhosen tragen und sich umziehen können, falls ihre Kleidung naß wird, ist es kein Problem, kurzfristig ins Becken zu steigen. Eine Hebamme sollte bereit sein, dies in Notfällen zu tun; aber, wie gesagt, es ist selten nötig, und die meisten Hebammen brauchen nie ins Becken zu steigen. Manche Wasserbecken sind besonders gestaltet, um den Zugang zur Gebärenden von allen Seiten gut zu ermöglichen.

Dammschutz, Risse und Episiotomie

Hebammen, die aktive Geburten begleiten, minimal eingreifen und den Verlauf, wann immer möglich, der Gebärenden überlassen, werden mehr und mehr Vertrauen entwickeln, wenn sie Geburtshilfe bei den unterschiedlichsten Gebärhaltungen (Hocken, Knien, Liegen, Stehen) und den verschiedensten Situationen leisten – auf dem Bett, dem Fußboden, einem Gebärhocker. Je mehr Erfahrungen sie mit aktiven Geburten sammeln, desto einfacher ist der Übergang zur Wassergeburt.

Die erfahrene Hebamme legt ihre Hand auf das Köpfchen des Babys, sobald es auftaucht und durchzutreten beginnt. In manchen Kliniken werden die Mütter dazu aufgefordert, dies selbst zu tun, was zu einer spürbaren Abnahme von Rissen führt. Mit etwas Übung ist es sehr einfach, zu spüren, wie weit sich das Scheidengewebe dehnt und nachgibt. Das Wasser macht die Haut weich und dehnbar, so daß tiefe Risse sehr selten sind. Mit steigender Erfahrung wird es immer unwichtiger, den Damm ständig zu beobachten oder zu berühren oder sonstwie in den spontanen Ablauf der Geburt einzugreifen.

Wasser minimiert Risse

Wenn die Mutter liegen und sich treiben lassen möchte, kann der Damm, falls nötig, leicht geschützt werden. Falls sie lieber in der Hocke gebären möchte, ist die Sicht vielleicht eingeschränkter. Unter diesen Umständen kann die Hebamme, die ihre Hände auf den Kopf des Kindes legt, den Damm spüren. Die Hocke erleichtert das Tiefertreten des Babys und die Geburt am meisten; der Beistand der Hebamme wird selten gebraucht. Vorausgesetzt, daß niemand das Gefühl hat, die Geburt sollte rasch vorangetrieben werden, ist eine allmähliche Geburt des Köpfchens möglich, die das Gewebe nur minimal einreißen läßt. Das Wasser ermöglicht der Haut eine stärkere Dehnung als die Luft, und die relative Schwerelosigkeit verringert den äußeren Druck auf das Scheidengewebe. Sollte es bei einer Wassergeburt dennoch reißen, dann meist nicht sehr tief. Im allgemeinen kommen oberflächliche Einrisse oder ein etwas tieferer Riß in der Dammitte vor, die einfach zu nähen sind. Das kann in aller Ruhe auf dem Trockenen geschehen, dann, wenn die Geburt des Kindes und der Plazenta vorüber und das Baby auf der Welt begrüßt worden ist. Für die Mutter ist es unbedenklich, wenn sie nach dem Nähen wieder ins Becken steigt. Ein Dammschnitt ist bei Wassergeburten selten nötig; tritt dieser Fall dennoch ein, können Scheide und Damm eingeschnitten werden, während die Frau auf dem Rücken treibt oder kniet.

Geburt im Wasser

In der Austreibungsphase lassen sich das Wohlbefinden von Mutter und Kind leicht durch die traditionellen Hebammenpraktiken und Überwachungsmethoden beobachten. Gedämpftes Licht und eine Atmosphäre der Geborgenheit und Wärme fördern einen normalen Geburtsverlauf. Die kindlichen Herztöne lassen sich auch bei schwachem Licht leicht kontrollieren. Die Temperatur und die Sitzmöglichkeiten im Geburtszimmer sind wichtig für das Wohlbefinden der Hebamme und Helfer. Direkter Blickkontakt und das Herabschauen auf die Gebärende sind während der Wehen möglichst zu vermeiden.

Je nach der Position, für die sich die Frau entscheidet, ist der durchtretende Kopf des Kindes mehr oder weniger sichtbar. Die Hebamme kann auch behutsam mit der Hand nachtasten. Mit wachsender Erfahrung nimmt die Notwendigkeit von Eingriffen jedoch ab. Das Durchtreten braucht nicht beschleunigt zu werden. Nach der Geburt des Köpfchens sollte die nächste Wehe abgewartet werden, was zwei bis drei Minuten dauern kann. In diesen

Augenblicken müssen die Geburtshelfer Ruhe bewahren. Das Baby öffnet vielleicht unter Wasser die Augen. Die Nabelschnur pulsiert währenddessen weiter, das Kind wird weiter durch die Plazenta versorgt. Mit der nächsten Wehe wird der ganze Körper herausgeschoben; im allgemeinen ist kein Eingreifen nötig. Gelegentlich unterstützt ein behutsames Ziehen am Köpfchen die Geburt. Ein langsames Herausgleiten der Schultern verringert die Gefahr von Rissen in Scheidengewebe und Damm. Zum Schutz der Nabelschnur kann der Körper nach der Geburt der Schultern sanft im Wasserbecken angehoben werden. Das Baby schwimmt nicht spontan, sondern sinkt zum Boden des Beckens hinunter. Dabei pulsiert die Nabelschnur weiter, was leicht kontrolliert werden kann, egal, welche Haltung die Mutter einnimmt. Wird das Baby zu hastig nach oben geholt, ist der Zug auf die Nabelschnur übermäßig stark, was sogar zu deren Reißen führen kann. Wenn die Nabelschnur um den Hals des Babys gewickelt ist, dreht man einfach den kleinen Körper sofort nach der Geburt unter Wasser so lange im Kreis, bis die Nabelschnur gelöst ist.

Erstes Atmen Innerhalb einer Minute nach der Geburt sollte das Kind an die Wasseroberfläche gehoben werden, ggf. mit dem Gesicht nach unten, damit Fruchtwasser aus dem Mund und den Atemwegen ablaufen kann. Jetzt atmet das Baby und wird der Mutter behutsam überreicht. Die Hebamme umfaßt dabei mit der Hand den Brustkorb und stützt den Rumpf mit dem Unterarm. Ein Neugeborenes länger unter Wasser liegen zu lassen ist gefährlich. Die Sauerstoffversorgung ist durch einen Schutzmechanismus gesichert: In den ersten Minuten nach der Geburt, während die Atmung sich stabilisiert, versorgt die Plazenta das Kind weiterhin mit Sauerstoff. Ein Absaugen der Nase und Luftwege ist selten erforderlich, läßt sich aber, falls nötig, durchführen, während das Baby auf der Brust seiner Mutter ruht. Ist eine intensivere Reanimation notwendig, muß die Nabelschnur durchtrennt und das Neugeborene behandelt werden.

Nun ist Zeit, das Baby willkommen zu heißen und das Wunder neuen Lebens zu bestaunen. Hier gibt es keinen Grund zur Eile, die Nabelschnur kann bis zu 30 Minuten lang weiterpulsieren und braucht nicht abgeklemmt zu werden. Die nächste Kontraktion kann fünf bis zehn Minuten auf sich warten lassen; sie führt zur Loslösung der Plazenta. Der normale Prozeß der Mutter-Kind-Bindung, der sich in dieser Zeit abspielt, schließt auch das erste Stillen mit ein, was den Uterus zu erneuten Kontraktionen stimuliert. Eine routinemäßige Gabe von Kontraktionsmitteln wie Syntometrin ist nicht angezeigt. Auch die Plazenta kann, falls das für die Mutter einfacher ist, im Becken geboren werden. Vielleicht kniet oder hockt sie sich dazu hin. Treten starke Blutungen oder Schwächezustände auf, muß der Mutter geholfen werden, das Becken zu verlassen, um ggf. eingreifen zu können.

Viele Eltern und Geburtshelfer machen sich Sorgen darüber, daß das Baby im Augenblick der Geburt Wasser einatmen könnte. Wenn das Köpfchen unter Wasser geboren wird, ist die Brust noch im Geburtskanal, und aufgrund des Tauchreflexes atmet das Kind nicht mit der Lunge. Der Anreiz zum ersten Atemzug ist der Wegfall des Wasserreizes am Kopf des Neugeborenen, der erst dann stattfindet, wenn das Baby nach oben geholt wird. Während der Geburt wird es von der Plazenta ernährt und mit Sauerstoff versorgt, und es besteht keine Gefahr, daß Wasser eingeatmet wird, wenn es dem Kind gutgeht und man nicht eventuelle Gefahrenzustände übersehen hat.

Kann das Neugeborene Wasser einatmen?

Das Neugeborene wird also erst zu atmen beginnen, wenn sein Körper mit Luft in Berührung kommt. Steht die Mutter im Moment der Geburt auf und bringt ihr Baby außerhalb des Wassers zur Welt, sollte die Hebamme es auch außerhalb des Wassers in Empfang nehmen und es der Mutter direkt überreichen (s.a. Fotos auf S. 154).

Mutter wie Baby können im Wasserbecken unmöglich ertrinken, vorausgesetzt, bei der Geburt sind Helfer anwesend. Solche unrealistischen Ängste sind jedoch in manchen Menschen, die Angst vor Wasser haben, tief verwurzelt. Wird das Neugeborene in der ersten Minute nach der Geburt behutsam aus dem Wasser gehoben, besteht keinerlei Gefahr. Nach der Stabilisierung der Atmung kann sein Körper wieder ins Wasser getaucht werden; Köpfchen und Gesicht bleiben natürlich außerhalb.

Im unwahrscheinlichen Fall, daß die Geburt der Schultern gestört verläuft, beugt sich die Hebamme ins Wasser und zieht am Köpfchen des Babys, um der vorderen Schulter unter dem Schambein durchzuhelfen. Hat das keinen Erfolg, wechselt die Mutter die Position in eine stehende Hocke, von hinten abgestützt, so daß sie mit größtmöglicher Kraft nach unten pressen kann, um die Geburt voranzubringen (s. S. 133). Vielleicht muß sie das Becken verlassen, um die Schwerkraft optimal zu nutzen und damit die Hebamme oder der Arzt bei Komplikationen ungehindert eingreifen kann.

Erschwerte Geburt der Schultern

Bei einer Wassergeburt kann es zur Ausscheidung von Urin, Stuhl und Blut kommen. Die austretende Menge Urin ist meist minimal und verteilt sich rasch in der großen Wassermenge, so daß das Baby davon bei der Geburt nicht beeinträchtigt wird. Stuhl läßt sich sehr leicht mit Hilfe eines Haushaltssiebs und Plastikeimers entfernen. Eine Toilette im Geburtsraum ver-

Ausscheidungen

einfacht das Entfernen zusätzlich. Die bei einer Geburt ausgeschiedenen Stuhlmengen sind meist nicht sehr groß und lassen sich leicht in den Griff bekommen. Nach der Geburt ist das Wasser manchmal blutrot. Schon wenig Blut verfärbt das Wasser, weil es sich rasch verteilt; die Eltern sollten darauf vorbereitet sein. Es können ebenso Blutklümpchen aus der Scheide ins Wasser geraten; sie haben für Mutter und Kind keine Bedeutung und lassen sich mit einem Sieb aufnehmen oder werden, wenn sie kleiner sind, einfach durch den Abfluß weggespült. Es ist nicht nötig, das Becken zu leeren, wenn Fruchtwasser, Blut, Urin oder Stuhl ins Wasser gelangen, weil das Infektionsrisiko minimal ist.

Infektionsrisiko   **Mutter und Baby**

Haut und Scheide einer Schwangeren sind immer von Organismen besiedelt. Sie gehören zu ihrem Körper, sie sind lebenslänglich vorhanden und richten nur dann Schaden an, wenn das natürliche Immunsystem oder die Abwehrkräfte der Mutter geschwächt sind. Das Baby bekommt von seiner Mutter Antikörper und ist daher gegen ihre Mikroorganismen gerüstet. Wenn es in ein Wasserbecken hineingeboren wird, das diese Organismen enthält, besteht also keine Gefahr. Es ist ganz normal, daß Ausscheidungen aus dem mütterlichen Körper ins Wasser dringen, aber nach Wassergeburten ist keine Erhöhung der Infektionsrate festzustellen.

Wurde das Geburtsbecken nicht richtig gereinigt oder sitzen im Wasserzulauf Bakterien, droht natürlich eine zusätzliche Infektionsquelle. Wird das Becken nach jedem Gebrauch vollständig geleert und desinfiziert, ist das Infektionsrisiko jedoch nicht größer, als wenn sich die Frau nach der Geburt in die Badewanne legt, was viele Mütter tun.

Ist die Fruchtblase gesprungen, dann ist der Schutz gegen Mikroorganismen, die vom oberen Ende der Scheide in die Gebärmutter wandern könnten, nicht mehr gegeben. Nach einer längeren Zeitspanne, das heißt nach über 24 Stunden, besteht theoretisch die Gefahr einer Infektion des Fruchtwassers und des Fötus. Dieses Risiko erhöht sich durch vaginale Untersuchungen, die Bakterien von außen, auch von den äußeren Hautregionen der Mutter, in die Scheide einbringen können. Wahrscheinlich verringert sich diese Gefahr sogar, wenn sich die Mutter im Wasser befindet. Es ist nicht nötig, eine Frau nach dem Blasensprung von der Benutzung des Geburtsbeckens abzuhalten, da die Scheidenwände verhindern, daß Wasser in den Muttermund oder den Uterus eindringt. Auch eine vaginale Untersuchung kann im Wasserbecken in relativer Sicherheit durchgeführt werden, vorausgesetzt, das Becken wurde zwischen den einzelnen Geburten entsprechend gründlich gereinigt. Nach einem Blasensprung sollten innere Untersuchungen ohnehin vermieden werden, falls sie nicht unbedingt erforderlich sind.

Hebamme
Theoretisch können sich die Geburtshelfer mit HIV- und Hepatitisviren anstecken, aber bisher ist kein Fall einer durch Wasser übertragenen HIV-(AIDS-)Infektion bekannt. Das Risiko ist am größten, wenn die Mutter Trägerin des Virus ist und ihr Blut in Berührung mit einer offenen Wunde des Geburtshelfers kommt, oder wenn das infizierte Blut bei einer versehentlichen Hautverletzung, zum Beispiel einem Einstich mit einer Nadel, in tiefere Gewebe der Haut dringt. Gelangt infiziertes Blut ins Becken, dann sind die Viren im Wasser, was die Ansteckungsgefahr zwar verringert, aber nicht ausschließt.

Immerhin besteht für die Geburtshelfer ein Risiko, und vielleicht sollten alle Frauen, die bei den Wehen und der Geburt ein Wasserbecken benutzen möchten, auf HIV und Hepatitis hin untersucht werden. Zur Zeit schützen sich die Geburtshelfer mit Gummihandschuhen. In manchen Kliniken werden längere Handschuhe benutzt, so daß die Hebamme gefahrlos die Arme ins Becken tauchen kann.

Wieviel Blut eine Frau während und nach der Geburt verliert, ist schwierig abzuschätzen, wenn sie sich im Wasser befindet. Im Becken wirkt die Blutmenge immer größer, daher wird eher zuviel geschätzt als zuwenig, so daß Irrtümer nicht zu Lasten der Sicherheit gehen. Hier ist klinische Erfahrung mit Wassergeburten sehr wichtig. Wenn die Blutung abnorm erscheint, sollte die Mutter sofort das Wasser verlassen, damit der Befund genauer festgestellt und entsprechend gehandelt werden kann. In diesem Fall findet die Nachgeburtsphase außerhalb des Beckens statt. **Blutungen**

Es gibt ein unwahrscheinliches, theoretisches Risiko, daß bei der Geburt der Plazenta Wasser in den Uterus eindringen könnte und von dort aus in den mütterlichen Blutkreislauf über die Blutgefäße an der Verwachsungsstelle der Plazenta. Mit wachsenden Wassergeburts-Erfahrungen zeigt sich, daß dieses Risiko wohl in der Theorie, nicht aber in der Praxis besteht. **Wasserembolie**

1983 formulierte Michel Odent das Problem, ob vielleicht Wasser in Scheide und Uterus eindringen könnte, wenn die Plazenta noch im Wasser geboren wird. Seit damals hat es viele Wassergeburten gegeben, viele Plazenten sind im Wasser geboren worden, ohne daß es je zu einem Fall von Wasserembolie gekommen wäre. Tatsächlich berühren sich die Scheidenwände gleich nach der Geburt wieder, sogar wenn Risse vorliegen, so daß die Scheide nur potentiell, nicht jedoch real eine Öffnung darstellt. Die Plazenta ist weich und formbar, von leberartiger Konsistenz. Wenn sie im unteren Teil der Scheide ausgestoßen wird, liegen die oberen Scheidenwände bereits wieder aneinander, was es extrem unwahrscheinlich macht, daß auch nur eine Spur von Wasser den Uterus erreichen könnte.

Unfallgefahr innerhalb und außerhalb des Wasserbeckens

Solange die Frau während der Wehen nie ohne Begleitperson gelassen wird, besteht keine Gefahr, daß sie im Becken oder beim Aussteigen zu Schaden kommen könnte.

Sorgfältiges Auslegen mit rutschfesten Matten sowohl am Boden des Wasserbeckens als auch außerhalb, genügend Handtücher zum Abtrocknen, ein niedriger Hocker als Treppchen, ausreichende Beheizung des Raums beim Verlassen des Wassers sind alles Vorkehrungen zur Vermeidung von Unfällen. Nach der Geburt ist besondere Aufmerksamkeit notwendig, da sich die Mütter in den ersten sechs Stunden sehr geschwächt fühlen können. Die Beachtung dieser Punkte wird einer Hebamme zur zweiten Natur, wenn sie mit dem Wasserbecken vertraut wird.

In den seltenen Fällen, wenn eine Frau tatsächlich im Wasser ohnmächtig wird (was selten plötzlich vorkommt, da es dafür frühzeitig Anzeichen gibt), sind zwei Personen nötig, um ihr herauszuhelfen, und sie müssen dazu ins Becken steigen. Es hilft, wenn der Partner im Becken ist und die Mutter hochheben kann. Sie sollte von zwei Personen unter den Achseln gefaßt und herausgehoben werden. Dann legt man sie flach auf den Boden oder auf ein Bett, mit hochgelagerten Füßen, damit das Blut zum Kopf hin fließt und sie wieder zu sich kommt. Der Kopf sollte zur Seite gedreht werden, für den Fall, daß die Frau erbricht.

Wann Wasser nicht angezeigt ist

Eröffnungs-phase

In der ersten Geburtsphase gibt es relativ wenige Gründe, die gegen den Einsatz eines Wasserbeckens sprechen.

❒ Der wichtigste: Die Mutter möchte nicht im Wasser sein.
❒ Wenn beim Baby eine kontinuierliche Überwachung des Herzschlags notwendig ist, weil Anzeichen für einen Sauerstoffmangel bestehen, Mekonium im Fruchtwasser festgestellt wurde oder das Kind möglicherweise in schlechtem Zustand ist. Mekonium steigt in der Regel an die Wasser-

oberfläche und ist leicht zu erkennen. Eine kontinuierliche Überwachung durch Telemetrie oder Induktions-CTG ist inzwischen auch im Wasser möglich, ohne die Fruchtblase zu sprengen.

- ❒ Starke Blutungen vor der Entbindung.
- ❒ Schwere prä-eklamptische Schwangerschaftstoxikose mit stark erhöhtem Blutdruck und der Gefahr einer Eklampsie.
- ❒ Die große Mehrzahl der Frauen kann das Geburtsbecken ohne Bedenken zur Schmerzlinderung benutzen, vorausgesetzt, die Eröffnungsphase macht befriedigende Fortschritte.

Austreibungsphase

- ❒ Zwillingsschwangerschaft aufgrund der Komplikationen, die sie begleiten können.
- ❒ Babys in Steißlage, die vaginal entbunden werden sollen, sollten im allgemeinen nicht im Wasser geboren werden. Bei einer Steißgeburt darf nur eine begrenzte Zeitspanne zwischen der Geburt des Nabels und der Geburt des Köpfchens verstreichen, da der kindliche Brustkorb die Nabelschnur gegen das Schambein der Mutter preßt und der Blutfluß dann nur noch minimal ist. Im Idealfall sollte diese Zeitspanne fünf Minuten nicht überschreiten. Um die Geburt voranzutreiben, sollte die Schwerkraft durch aufrechte Haltungen, vor allem die abgestützte stehende Hocke (s. S. 133), maximal genutzt werden, um den Preßreflex und die Geburt des Babys zu unterstützen.
- ❒ Kommt ein Baby extrem früh zur Welt, braucht es sofort nach der Geburt künstliche Beatmung oder sonstige Intensivversorgung; daher sollte die Geburt in einer konventionelleren Entbindungsstation einer Klinik stattfinden, die auch über eine Säuglingsintensivstation verfügt.
- ❒ Verschlechtert sich der Zustand des Kindes während der Wehen, ist es möglich, daß Intensivmaßnahmen nötig sind. Die Geburt sollte daher nicht im Wasser stattfinden. Wichtigstes Warnzeichen ist eine Veränderung der kindlichen Herztöne. Sauerstoffgaben und Reanimationsmaßnahmen sind natürlich einfacher durchzuführen, wenn die Geburt in der Nähe der notwendigen Geräte erfolgt. Auch hier wird die Hilfe der Schwerkraft bei aufrechten Positionen nötig sein, damit das Baby so schnell wie möglich zur Welt kommt.
- ❒ Bei einer verlängerten Austreibungsphase, wenn aufrechte Positionen an Land, die die Schwerkraft optimal nutzen, die Geburt beschleunigen.
- ❒ Wenn die Geburt zu rasch vorangeht und die Frau zum Beispiel in den Vierfüßlerstand gehen soll.

Nach-
geburtsphase

❐ Zögert sich die Geburt der Plazenta hinaus, sollte die Frau das Wasser verlassen.

❐ Bei schweren vaginalen Blutungen oder dem erhöhten Risiko einer Nachgeburtsblutung sollte die Nachgeburtsphase außerhalb des Wassers beendet werden.

❐ Wenn das Baby Wiederbelebungsmaßnahmen oder Sauerstoff braucht, sollte die Mutter das Becken verlassen.

❐ Wenn sich die Frau schwach fühlt, sollte sie das Becken verlassen, oder das Wasser sollte abgelassen werden.

Nach der Geburt

Es gibt im Grunde keine Gegenanzeigen, die nach der Geburt die Nutzung von Wasser ausschließen. Unmittelbar nach der Geburt, das heißt ein bis sechs Stunden danach, besteht bei der Mutter das Risiko eines Schwächezustands, vor allem bei langer Wehendauer oder hohem Blutverlust während der Geburt. Die Wassertemperatur muß dabei sorgfältig kontrolliert werden, und es sollte immer jemand anwesend sein, der der Frau beim Aussteigen aus dem Becken hilft, um einen Sturz zu vermeiden. Das ist eine wichtige Sicherheitsregel.

Die meisten Babys lassen sich sehr gern bereits ein paar Minuten oder Stunden nach der Geburt baden. Das hängt jedoch vom Zustand des Kindes ab. Falls es Probleme mit der Atmung oder der Temperaturregelung hat, muß das erste Bad natürlich verschoben werden.

Stillen im Wasser ist möglich und lustvoll (s. S. 173), und vorausgesetzt, die Wassertemperatur im Geburtsbecken wird ständig überwacht, besteht für das Baby auch keine Gefahr der Hypo- oder Hyperthermie (s. S. 195).

Der Rücken – der wunde Punkt einer Hebamme

Verbesserung der Haltung

Die Verwendung eines Geburtsbeckens bedeutet, daß die Hebamme einige Zeit damit verbringen wird, neben dem Becken zu knien oder zu sitzen. Leidet die Hebamme an Rückenproblemen, werden diese dadurch womöglich verschlimmert. Das Knien oder Hocken auf einem niedrigen Hocker ist jedoch therapeutisch sehr wirkungsvoll, denn im Lauf einiger Monate kräftigen sich dadurch die Muskeln der unteren Rückenpartie, und auf lange Sicht verbessert sich die Haltung. Es gibt ein paar Grundübungen, die Hebammen vielleicht durchführen möchten, um ihre Haltung und die Kraft und Flexibilität der Wirbelsäule zu verbessern.

Diese Stellungen und Übungen sind hilfreich und von großem Nutzen. Rückenprobleme kommen bei Hebammen sehr häufig vor; eine Kräftigung der Rückenmuskulatur und die Verbesserung der Flexibilität und des Tonus im Wirbelsäulenbereich ist ein großer Bonus.

Das Wasserübungsprogramm in Kapitel 4 nützt Hebammen genauso wie Schwangeren. Gemeinsam mit den Frauen, denen Sie bei der Geburt beistehen werden, im Wasser zu üben ist eine ausgezeichnete Möglichkeit, Vertrauen und Sicherheit herzustellen. Yoga ist eine der besten Therapien für die Gesundheit allgemein und kann Ihre Haltung und den Zustand Ihrer Wirbelsäule dauerhaft verbessern. Außerdem wirkt Yoga sehr entspannend und meditativ, so daß Sie zu sich finden – eine große Hilfe für Hebammen wie für Mütter.

Versuchen Sie, sich bewußt zu werden, wie Sie sich bücken, um schwere Gegenstände aufzuheben oder eine Gebärende während der Wehen zu stützen (s. S. 210). Mit etwas umsichtiger Überlegung und guten Haltungsgewohnheiten läßt sich eine Überlastung der Wirbelsäule fast immer vermeiden.

Beckenheben in Rückenlage

Übungen für Hebammen zur Rückenkräftigung

Legen Sie sich barfuß mit dem Rücken auf den Fußboden, und ziehen Sie die Knie an. Falls es für Sie bequemer ist, können Sie ein Buch unter den Kopf schieben. Ihre Füße sollten etwa 30 cm voneinander entfernt parallel stehen, die Fersen dicht unter dem Po. Legen Sie die Arme seitlich ab, mit den Handflächen nach unten. Atmen Sie tief, und spüren Sie nach, wie Ihr Rücken den Boden berührt. Entspannen Sie Ihre Schultern, und lassen Sie den Nacken lang werden, indem Sie das Kinn zur Brust hin fallen lassen. Ziehen Sie das Schambein ein, so daß sich das Kreuz streckt und der Rücken in der Taille den Boden berührt. Liegen Sie so, tief atmend, etwa fünf Minuten lang, bevor Sie mit den Übungen beginnen, aber auch immer, wenn Sie müde sind. (Eine Weile auf dem Rücken zu liegen wirkt ausgesprochen therapeutisch, auch wenn Sie sonst keine Übungen machen.)

Zu Beginn dieser Übung atmen Sie aus, drücken gleichzeitig die Fersen gegen den Boden, strecken die untere Rückenpartie und heben langsam das Becken. Nacken und Schultern bleiben entspannt. Atmen Sie ein, wenn Sie oben sind, und atmen Sie weiter. Halten Sie diese Stellung ein paar Augenblicke lang.

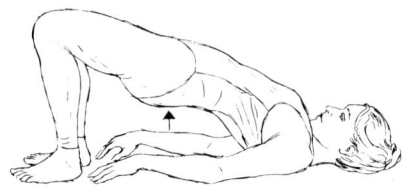

Beckenheben

Dann atmen Sie aus und kommen ganz langsam wieder nach unten, rollen dabei die Wirbelsäule Wirbel für Wirbel auf dem Boden ab, vom Nacken abwärts, bis die untere Rückenpartie wieder ganz auf dem Boden aufliegt und sich entspannen kann.

Wiederholen Sie das langsam vier- bis sechsmal, dann ziehen Sie die Knie behutsam mit den Armen an Ihre Brust, um die untere Rückenpartie zu lockern.

Rückendrehung

Immer noch in Rückenlage breiten Sie Ihre Arme seitlich in Schulterhöhe aus. Ziehen Sie beide Knie an, und führen Sie sie mit geschlossenen Knöcheln zur Brust. Atmen und entspannen. Jetzt drehen Sie den Kopf und schauen Ihre linke Hand an. Beim Ausatmen drehen Sie Ihren Rücken langsam nach rechts, die Knie in Richtung Fußboden, so daß Ihre Wirbelsäule sanft gedreht wird. Drehen Sie sich nur soweit, wie Sie es ohne Zerrung und Überanstrengung können, und lassen Sie die Schultern und Arme am Boden liegen. Atmen und entspannen Sie sich in dieser Lage einige Sekunden lang, dann kommen Sie wieder zur Mitte und wiederholen das Ganze auf der anderen Seite. Falls es Ihnen leichter fällt, können Sie mit der Ihnen abgewandten Hand den oberen Oberschenkel festhalten.

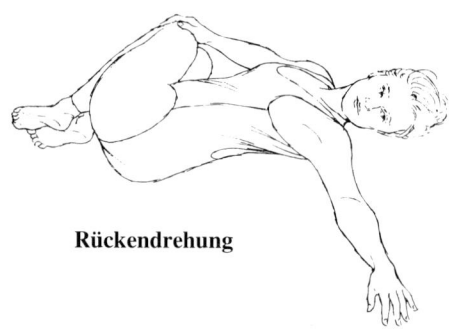

Rückendrehung

Runder Rücken im Vierfüßlerstand

Knien Sie auf allen Vieren am Boden, die Hände und Knie jeweils ungefähr 30 cm voneinander entfernt. Atmen Sie aus, und lassen Sie den Rücken in Richtung Fersen lang werden, so daß Sie das Schambein einziehen und der Rücken rund wird. Einatmen und entspannen, zur Ruhelage zurückkehren. Zehnmal wiederholen.

Nach vorn beugen

Stellen Sie sich barfuß hin, die Füße sind 30 cm voneinander entfernt, parallel, die Zehen gespreizt. Lassen Sie Ihr Gewicht in Ihre Fersen hineinfallen, dann besonders Ihre untere Rückenpartie. Jetzt beugen Sie sich langsam aus der Hüfte heraus nach vorn und lassen Sie den Rumpf locker hängen wie einen schlaffen Sack. Entspannen Sie Nacken und Schultern, und lassen Sie den Kopf hängen. Bleiben Sie mit gestreckten Knien in dieser Haltung, und atmen Sie tief. Beim Ausatmen spüren Sie, wie die Muskeln an der Rückseite der Oberschenkel gedehnt werden. Halten Sie diese Position ein paar Minuten lang, und konzentrieren Sie sich auf langes, langsames, lösendes Ausatmen, dann richten Sie sich, Wirbel für Wirbel, langsam wieder auf. Regelmäßige Übung wird Ihre Muskeln auf der Rückseite der Oberschenkel verlängern, so daß Sie in der Hüfte beweglicher werden. Dann ist die Belastung der Kreuzgegend beim Vorbeugen geringer. (Sind die Oberschenkelmuskeln verspannt, beugen Sie sich nämlich nicht aus den Hüftgelenken, sondern aus dem unteren Wirbelsäulenbereich heraus vor und bekommen dadurch Rückenschmerzen.)

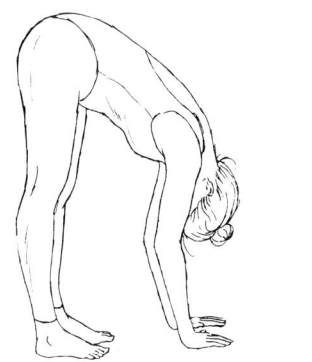

Nach vorn beugen

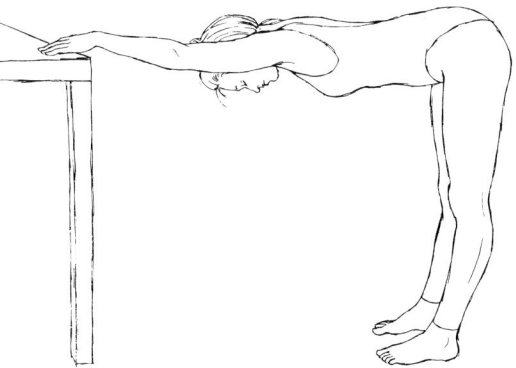

Nach vorn beugen mit Aufstützen

Wenn Ihr Rücken sehr steif ist, versuchen Sie, Ihre Handflächen beim Vorbeugen auf einen Tisch zu legen. Halten Sie dabei die Arme und Ellbogen gestreckt, so daß Ihr Rumpf einen rechten Winkel zu Ihren Beinen bildet. Diese Übung ist einfacher, da der Rücken dabei einen Stütze hat.

Körperhaltungen bei einer Wassergeburt

Sitzen

Benutzen Sie beim Sitzen neben dem Becken einen niedrigen Hocker. Gehen Sie mit geöffneten Knien in die Hocke, die Füße parallel. Senken Sie Ihr Becken zum Hocker hin, und entspannen Sie die Kreuzgegend, indem Sie sie in Richtung Hocker lang machen. Die Wirbelsäule bleibt gerade. Hocken hilft oft, den Rücken zu verbessern und zu kräftigen.

Knien

Knien Sie mit leicht gespreizten Knien auf einer weichen Unterlage; die Füße zeigen nach innen. Vielleicht ist es für Sie bequemer, wenn Sie ein bis zwei Kissen zwischen Gesäß und Waden schieben. Entspannen Sie die Kreuzgegend, indem Sie, wenn Sie sich auf Ihre Fersen setzen, den unteren Rückenbereich zu den Fersen hin lang werden lassen, so als hätten Sie einen langen Schwanz.

Bücken

Versuchen Sie, unnötiges Bücken zu vermeiden. Wenn Sie sich dennoch bücken müssen, öffnen Sie die Beine und setzen die Füße parallel auf. Mit leicht gebeugten Knien beugen Sie sich aus den Hüftgelenken heraus vor und halten dabei die Wirbelsäule so gerade wie möglich. Ist das schwierig, versuchen Sie statt dessen, auf einem niedrigen Hocker zu knien.

Heben

Beugen Sie immer die Knie, oder hocken Sie sich hin, anstatt sich zu bücken, um schwere Gegenstände aufzuheben.

Eine Hocke unterstützen

Wenn Sie die Mutter in einer stehenden Hocke stützen, beugen Sie unbedingt die Knie und lehnen sich *zurück*, so daß Sie das Gewicht der Gebärenden mit dem Becken und den Oberschenkeln abstützen und nicht mit dem Rücken. Achten Sie darauf, daß Schultern und Arme entspannt bleiben.
Wenn Sie Rückenprobleme haben, verwenden Sie die Partner-Hocke von Seite 133, oder setzen Sie sich auf einen Stuhl und lassen die Mutter zwischen Ihren Beinen hocken. Instruieren Sie die Väter, damit sie das Abstützen ihrer Partnerin an Ihrer Stelle übernehmen können, wann immer möglich.

Das Recht der Eltern auf eine Wassergeburt

Wir danken Beverley Lawrence Beech von AIMS (Association for the Improvement in Maternity Services – Verband zur Verbesserung der Geburtshilfe) für ihren Rat in diesem Abschnitt.

Bei Gesundheitsämtern, Aufsichtsbehörden oder bei Hebammenverbänden (s. S. 220) können Sie sich nach Hebammen erkundigen, die ausreichend Erfahrung mit Wassergeburten haben. Für die Bereitstellung eines Wasserbeckens müssen Sie allerdings selbst sorgen (Bezugsquellen s. S. 221). Ihre Hebamme wird Sie dabei beraten und Ihnen auch weitere hilfreiche Tips geben können, um sich für eine Wassergeburt optimal auszurüsten.

Wassergeburt zu Hause

Eine Wassergeburt in der Klinik oder im Geburtshaus zu organisieren kann einfacher sein als eine Wassergeburt zu Hause. Manche Einrichtungen haben bereits ein Geburtsbecken; diesem Beispiel werden in Zukunft wohl viele weitere folgen. Einige Kliniken im deutschsprachigen Raum, die über ein Becken verfügen, werden im Anhang genannt (s. S. 219).
Theoretisch haben Sie das Recht, sich zur Geburt an jede Klinik Ihrer Wahl zu wenden. Manche Kliniken gestatten vielleicht, daß Sie ein gemietetes Becken mitbringen. Am besten verständigen Sie sich direkt mit den Hebammen; schreiben Sie dazu an die Leitende Hebamme oder den Leitenden Arzt der betreffenden Klinik. Informieren Sie sie, daß Sie zur Geburt Ihres Babys gern ihre Klinik aufsuchen und für die Wehen und die Geburt ein transportables Wasserbecken mitbringen möchten, und bitten Sie sie, die nötigen Vorbereitungen zu treffen.

Wassergeburt in der Klinik oder im Geburtshaus

Falls Ihnen bei den Vorbereitungen für eine Wassergeburt zu Hause oder in der Klinik Probleme begegnen, rät AIMS zu folgender Taktik:
- Wenn die Hebammen oder das medizinische Personal Einwände haben, schreiben Sie direkt an die Klinikleitung und bitten um Hilfe. Oft werden Sie auf großes Verständnis stoßen.
- Bitten Sie die Hebammen oder das medizinische Personal, Ihnen ihre Einwände *schriftlich* mitzuteilen.

Grundsätzlich gilt, daß es um Ihren Körper, Ihr Baby und Ihre Geburt geht. Geburtshelfer und Hebammen sind lediglich Hilfspersonal, das Sie unterstützen und beraten soll. Diese Personen haben jedes Recht dazu, Ihnen Ratschläge zu erteilen, aber Sie als Betroffene sind weder juristisch noch sonstwie verpflichtet, diese Ratschläge anzunehmen.

Anhang

Die Autoren

Janet Balaskas ist auf dem Gebiet der Geburtsvorbereitung und Geburt neue, revolutionäre Wege gegangen. Sie führte sowohl in Großbritannien als auch über die Grenzen hinaus die aufrechte Gebärhaltung ein und prägte den Begriff »Aktive Geburt«. 1982 gründete sie die Bewegung Aktive Geburt (Active Birth Movement).
Sie hält weltweit Vorträge und engagiert sich unermüdlich für die Rechte der Frauen bei der Geburt, was sie sehr bekannt gemacht hat. Sie ist Autorin mehrerer Bücher, darunter *Aktive Geburt, Väter begleiten die Aktive Geburt* und *Yoga für werdende Mütter*; gemeinsam mit Yehudi Gordon hat sie *Mein Baby und ich. Schwangerschaft, Geburt, die ersten Wochen* verfaßt.
Janet Balaskas lebt und arbeitet mit ihren vier Kindern und ihrem Mann Keith Brainin in London. Gemeinsam leiten sie das International Active Birth Centre, Anlaufstelle und Ausbildungszentrum auch für Wassergeburten. Gemeinsam haben sie dazu beigetragen, daß in Großbritannien und anderswo Wassergeburten heute so gut wie überall durchführbar sind.

Yehudi Gordon ist Facharzt für Geburtshilfe am Garden Hospital in London und Vater dreier Kinder. Er hat in Südafrika studiert und erhielt ein Forschungsstipendium am Royal College of Obstetricians. Über seine biochemischen Forschungen zum fötalen Wohlbefinden hat er zahlreiche wissenschaftliche Artikel veröffentlicht. Yehudi Gordon ist in Großbritannien ein Pionier auf dem Gebiet der natürlichen, aktiven Geburt und vor allem dafür bekannt, daß er in den Kliniken eine unterstützende, der häuslichen Umgebung ähnliche Geburtsatmosphäre geschaffen hat.
Seit 1982 arbeitet er in der Geburtshilfe mit Wasserbecken. Er gehörte zu den hauptaktiven Mitgliedern der Bewegung Aktive Geburt (Active Birth Movement) und hat ein einzigartiges Vorbereitungs- und Nachsorgeprogramm rund um Geburt entwickelt, dessen Betonung auf Selbsthilfe liegt. Gemeinsam mit Janet Balaskas hat er das Buch *Mein Baby und ich. Schwangerschaft, Geburt, die ersten Wochen* verfaßt.

Dank

Wir danken den mutigen Müttern, die sich bei den Wehen und der Geburt der Hilfe des Wassers anvertraut haben. Möglich wurde das durch das Engagement der Hebammen und Geburtshelfer, die zu Hause und in Kliniken Wasserbecken bereitgestellt und den Frauen damit eine neue Dimension der Wahlmöglichkeiten und der Freiheit eröffnet haben.

Wir danken unseren Familien für ihre Unterstützung während der Arbeit an diesem Buch. Besonders dankbar sind wir allen Müttern, Vätern und Helfern, die sich haben fotografieren lassen, und Gena Naccache für ihre sensiblen Fotos. Ein Dankeschön auch an ihren Mann Adrian für seine Hilfe in der Dunkelkammer und an Lucy Su für ihre anmutigen Illustrationen. Ann Herrboudt und Deborah Quinn-Scoggins danken wir für ihre Beratung zum Thema Babyschwimmen und für die Fotos dazu. Sie wurden bei einem Babyschwimmkurs im Freizeitzentrum von Hackney aufgenommen; wir bedanken uns beim Zentrum und seinen Mitarbeitern, daß sie uns ihre Einrichtung zur Verfügung gestellt haben.

Danke auch an Stephen Russel für die Babymassage, Caroline Holliday, Gill Driver, Suzie Kent und Alice Charlwood fürs Tippen des Manuskripts und Clare Ford vom Verlag Unwin Hyman für ihren Zuspruch. Nicht zuletzt danken wir Keith Brainin für seine genialen Geburtsbecken, die ihren Teil dazu beigetragen haben, daß der Traum von der Wassergeburt wahr wurde. Die Autoren und der Verlag möchten auch Michel Odent und dem Verlag Arkana danken, daß wir einen Abschnitt aus *Water and Sexuality* abdrucken durften, ebenso Heathcote Williams und seinem Verlag Jonathan Cape Ltd. für Auszüge aus seinen Gedichten *Kontinent der Wale* und *Falling for a Dolphin*.

Anmerkungen

1 Warum Wasser?

1. Inch, Sally, *Birth Rights*, Green Print, 1989
2. Roberts, Joyyce, »Maternal Position During the First Stage of Labour«, in: Chalmers/Enkin/Kierse (Hg.), *Effective Care in Pregnancy and Childbirth*, Band 2:55, S. 883, Oxford University Press, 1989
3. Balaskas, Janet, *Aktive Geburt. Ein praktischer Ratgeber für junge Eltern*, Kösel, 1993
   Balaskas, Janet/Gordon, Yehudi, *Mein Baby und ich. Schwangerschaft, Geburt, die ersten Wochen*, Trias, 1994
4. Naaktegeboren, Cornelis, »The Biology of Childbirth«, in: Chalmers u.a., *Effective Care in Pregnancy and Childbirth*, Band 2:48, S. 795 (s. Anm. 2)
5. Odent, Michel, »The Fetus Ejection Reflex«, *Birth* (USA), 14, Juni 1987
6. Sidenbladh, Erik, *Wasserbabies. Geburt und Entwicklung in unserem Urelement*, Synthesis Verlag, 1983
7. Leboyer, Frédérick, *Geburt ohne Gewalt*, Kösel, ^{8}1995
   Leboyer, Frédérick, *Geburt mit Leboyer. I Geburt*, Kösel, 1987
8. Leboyer, Frédérick, *Geburt mit Leboyer. III Wellen des Lebens*, Kösel, 1987
9. Odent, Michel, *Erfahrungen mit der sanften Geburt*, Kösel, 1986
10. Odent, Michel, »Birth Under Water«, *Lancet*, 24/31, Dezember 1983
11. Informationsquellen zu Cetaceen:
    Anderson, K., *Whales, Dolphins and Porpoises*, Intercontinental Publishing Ltd., Hongkong, 1988
    Encyclopaedia Britannica
    Whales, Dolphins and Porpoises of the Pacific, aus der Reihe *Shorelines of America*, K.L. Publications, Nevada, 1985
    Williams, Heathcote, *Falling for a Dolphin*, Jonathan Cape Ltd., 1988
    Williams, Heathcote, *Falling for a Dolphin*, Tonkassette (vom Autor selbst gelesen), Die Grüne Kraft, o.J.
    Williams, Heathcote, *Kontinent der Wale*, Zweitausendeins, ^{5}1988
12. Nollman, Jim, *Die Botschaft der Delphine. Tiere lehren uns die Natur verstehen*, Ullstein, 1989
13. Dobbs, Horace, *Delphine*, Hugendubel, 1993
    Cochrane, Amanda/Callen, Karena, *Das Geheimis der Delphine*, Scherz, 1996
14. Odent, Michel, *Water and Sexuality*, Arkana, 1990
15. Morgan, Elaine, *Kinder des Ozeans: Der Mensch kam aus dem Meer*, Goldmann, 1988
    Morgan, Elaine, *Der Mythos vom schwachen Geschlecht. Wie die Frauen wurden, was sie sind*, Econ, 1972
    Hardy, Alister, »Was Man More Aquatic in the Past?«, *New Scientist*, Bd. 7, S. 642-645, April 1960
16. Griscom, Chris, *Meergeboren. Geburt als spirituelle Einweihung*, Goldmann, 1989

2 Wasser und Leben

1   Zitiert nach: Chochod, Louis, *Occultisme et Magic en Extreme-Orient*, Paris, 1945

Allgemeine Quellen:
   Cirlot, J.E., *A Dictionary of Symbols*, Routledge, 1988
   Cooper, Jean C., *Illustriertes Lexikon der traditionellen Symbole*, Drei-Lilien, 1986
   Guyton, Arthur C., *Textbook of Medical Physiology*, W.B. Sauncers & Co., 1986
   Gwynn, Richard, *Way of the Sea*, Green Books, 1987
   Lovelock, James, *Gaia – Die Erde ist ein Lebewesen*, Scherz, 1992
   Odent, Michel/Jessica Johnson, *Wir alle sind Kinder des Wassers*, Kösel, 1994
   Sadler, T.W., *Langmans Medical Embryology*, Williams and Wilkins, 1985

3 Die Wirkung von Wasser bei Wehen und Geburt

1   Balaskas, Janet, *Aktive Geburt. Ein praktischer Ratgeber für junge Eltern*, Kösel, 1993
    Balaskas, Janet/Gordon, Yehudi, *Mein Baby und ich. Schwangerschaft, Geburt, die ersten Wochen*, Trias, 1994
2   Roberts, Joyce, in: Chalmers/Enkin/Kierse (Hg.), *Effective Care in Pregnancy and Childbirth*, Band 2:55, S. 883, Oxford University Press, 1989
3   Simkin, Penny, »Stress, Pain and Catecholamines in Labour«, *Birth* (USA), 13, S. 227-233
4   Simkin, Penny, »Non-Pharmacological Methods of Pain Relief in Labour«, in: Chalmers u.a, *Effective Care in Pregnancy and Childbirth*, Band 2:22, S. 895 (s. Anm. 2)
5   Odent, Michel, »The Fetus Ejection Reflex«, *Birth* (USA), 14, Juni 1987
6   Brown, C., »Therapeutic Effects of Bathing During Labour«, *J. Nurse Midwifery*, Band 27, S. 13-16, 1983
7   Odent, Michel, »Birth under Water«, *Lancet* II, S. 1976-1977, 1983
8   Rosenthal, Michael, »Water Birth: An American Experience«, in: Daniels, Karil, *Water Baby Information Book*, Point of View Productions, San Francisco, überarbeitete Aufl. 1988
9   *Health Committee Report on Maternity Services – House of Commons*, S. XCVIII, Abschn. 327, H.M.S.O. Publications Centre, London, Februar 1992

Das Aufstellen eines transportablen Wasserbeckens

Transportable Becken können zu Hause oder in der Klinik benutzt werden und lassen sich sehr schnell aufstellen und wieder leeren. Es kann jedoch mehrere Stunden dauern, das Becken zu füllen und die richtige Wassertemperatur zu erreichen, je nach Verfügbarkeit von heißem Wasser. Am besten wird das Becken noch vor den Wehen oder gleich zu Wehenbeginn installiert, damit es bereitsteht, wenn die werdende Mutter es braucht.

Der Fußboden Decken Sie den Fußboden an der Stelle, wo das Wasserbecken stehen soll, mit dicker Plastikfolie aus dem Heimwerkermarkt oder Malergeschäft ab. Wenn dort kein Teppich liegt, sollten Sie den Boden bei Folienbecken unter der Abdeckung polstern, damit es für die Frau während der Wehen angenehmer ist. Ideal wäre ein 2,5 cm dickes Schaumstoffstück, auf Beckengröße zurechtgeschnitten; Sie können aber auch Decken verwenden. Stellen Sie das Wasserbecken auf, und montieren Sie sämtliche Teile fest zusammen. Soll das Becken mit einer Einweg-Innenfolie ausgekleidet werden, überzeugen Sie sich vor dem Einfüllen, daß diese exakt eingepaßt ist. Auch die Polsterung muß richtig plaziert sein, denn nach dem Einfüllen läßt sie sich nicht mehr verschieben.

Das Füllen des Beckens Vor dem Geburtstermin sollten Sie – trotz des nicht geringen Aufwands – unbedingt eine Generalprobe machen. Sie brauchen zwei Schläuche: einen zum Einfüllen des Wassers, einen zweiten zum Entleeren des benutzten Beckens. Besorgen Sie sich rechtzeitig die passenden Anschlußstücke, mit denen Sie die Schläuche am Wasserzu- und -abfluß befestigen können – sonst droht womöglich eine Überschwemmung!

Ist das Becken einmal gefüllt, kann es die nächsten 24 Stunden für die Geburt benutzt werden. Danach müssen Sie das Wasser wechseln. Sie können normales Leitungswasser ohne Zusätze verwenden; manche geben auch Salz zu, damit der Salzgehalt des Wassers dem des Fruchtwassers ähnelt (einen Eßlöffel auf fünf Liter Wasser).

Unbeschränkter Heißwasserzufluß
Wenn Ihnen heißes Wasser in unbegrenzten Mengen zur Verfügung steht, benötigen Sie kein Wasserheizgerät, sondern können einfach heißes und kaltes Wasser aus den Hähnen zulaufen lassen.

Füllen Sie das Becken mit etwas wärmerem und etwas weniger Wasser, als Sie später brauchen werden (s. S. 196). Dann versehen Sie das Becken mit einer isolierenden Abdeckung, die mitgeliefert werden sollte. Falls Sie keine entsprechende Abdeckung besitzen, können Sie statt dessen eine dicke Blisterfolie nehmen, die Sie bei Geschäften für Swimmingpoolbedarf erhalten. Schneiden Sie die Folie so zu, daß sie genau in den Beckenrand paßt; waschen Sie sie vor Gebrauch mit einem milden Haushalts-Desinfektionsmittel, und spülen Sie sie gründlich ab.

Wenn die Frau ins Becken steigen möchte, nehmen Sie die Abdeckung ab und bringen das Wasser durch Zugießen von heißem oder kaltem Wasser auf die richtige Temperatur und Tiefe. Dann ist das Becken gebrauchsbereit. Ist es zuviel Wasser, schöpfen Sie es am besten mit einem Eimer ab, anstatt die Pumpe zu benutzen; ist es zuwenig, dann füllen Sie mit dem Schlauch Wasser nach.

Heißwasserversorgung mit Boiler
Viele Haushalte sind mit einem Heißwasserboiler ausgestattet, der nur etwa 120 Liter Wasser faßt. In diesem Fall brauchen Sie unbedingt ein Aufheizgerät und eine Pumpe, die mit dem Becken mitgeliefert werden. Vor dem Füllen des Beckens schalten Sie Ihren Boiler auf die höchste Stufe, um sehr heißes Wasser zu erhalten. Sie müssen dann das Becken schrittweise füllen und das Wasser immer wieder erhitzen. Wenn Sie ein Folienbecken haben, lassen Sie erst einmal kaltes Wasser einlaufen. So können Sie mit den Händen eventuelle Falten in den beiden Folien glattstreichen, während das Wasser zuläuft, damit die Frau auf einer glatten Fläche knien kann. Dann fügen Sie soviel heißes Wasser hinzu wie möglich. Anschließend füllen Sie das Becken so weit auf, daß Sie das Aufheizgerät hineinstellen und sogleich in Betrieb nehmen können, um das Wasser weiter zu erwärmen. Decken Sie das Becken mit der Abdeckung ab, und warten Sie, bis Ihr Boiler die nächste Ladung Wasser erhitzt hat. Füllen Sie es mit dem Schlauch ins Becken, und wiederholen Sie diesen Vorgang solange wie nötig – das Wasser sollte ein paar Grad wärmer sein, als Sie es letztlich brauchen (s. S. 196). Decken Sie das Becken ab, bis die Frau es benutzen möchte.

Das Becken sollte nie höher als bis zehn Zentimeter unter den Rand gefüllt werden, weil das Wasser sonst überschwappt, wenn die Frau einsteigt.

Ist das Becken gefüllt und abgedeckt, entfernen Sie sämtliche Pumpen und Heizgeräte aus dem Zimmer, damit kein technisches Gerät unnötig herumsteht. Das Wasser kann später weiter erwärmt werden, indem Sie mit dem Schlauch heißes Wasser zulaufen lassen.

Wasser aufheizen

Wenn Ihr Haushalt durch einen Heißwasserboiler versorgt wird, brauchen Sie ein Gerät zum Aufheizen des Wassers. Empfohlen wird ein Tauchsieder, kein Durchlaufgerät mit Umwälzpumpe. Letzteres ist für ein Geburtsbecken ungeeignet, weil sich Bakterien und Keime im immer wieder durchlaufenden Wasser vermehren könnten. **Achtung:** *Während des Betriebs elektrischer Heizgeräte darf sich die Mutter nicht im Becken aufhalten, auch wenn der Hersteller erklärt, dies sei unbedenklich.*

Das Wasser sollte auf die richtige Temperatur gebracht sein, bevor die Frau ins Becken steigt; ist alles bereit, sollte das Wasser mit einer isolierenden Abdeckung warm gehalten werden. Dann kühlt es nur etwa 1 °C in der Stunde ab. Die Temperatur läßt sich mit heißem Wasser aus dem Boiler leicht erhöhen, wenn die Frau das Becken benötigt. (Detaillierte Informationen über die Wassertemperatur s. S. 196.)

Wasserbecken leeren

Im Idealfall wird bei einem transportablen Becken eine elektrische Wasserpumpe mitgeliefert. Davon gibt es zwei Typen: eine wird ins Wasser getaucht, die andere steht neben dem Becken. Die Tauchversion ist leistungsstärker und kann das Becken in zehn Minuten leeren. Vergewissern Sie sich, daß alle Anschlußstücke fest verschraubt sind und daß der Schlauch, über den das Becken entleert wird, in eine Badewanne oder zu einem Abfluß führt, der große, rasch fließende Wassermengen aufnehmen kann (ein Waschbecken oder eine Küchenspüle sind ungeeignet). Bevor Sie die Pumpe anschalten, entfernen Sie gröbere Verschmutzungen mit einem Sieb.

Einteilige Becken werden nach dem Leeren mit Desinfektionsmittel ausgewaschen und mit Wasser nachgespült. Bei Folienbecken werfen Sie die Innenfolie einfach weg. Falls Sie das Becken noch einmal benutzen möchten, müssen Sie die Innenfolie in der Badewanne mit Desinfektionsmittel reinigen. Säubern und trocknen Sie alle Teile des Beckens gründlich, und geben Sie es rechtzeitig an den Verleih zurück, weil der nächste wahrscheinlich schon darauf wartet!

Adressen

Internationale Kontakte für Wassergeburten
Active Birth Centre
55 Dartmouth Park Road
GB-London NW5 1SL
(Das Active Birth Centre, u.a. Anlaufstelle und Ausbildungszentrum für Wassergeburt, wird von Janet Balaskas und ihrem Mann Keith Brainin geführt, der selbst Geburtsbecken entworfen hat.)

Water Birth International
PO Box 366
West Linn, Oregon 97608
U.S.A.

Geburtshäuser/Kliniken
Es gibt es immer mehr Geburtshäuser und Kliniken mit der Möglichkeit zur Wassergeburt; die hier angegebenen Klinikadressen können daher nur eine kleine Auswahl darstellen. Erkundigen Sie sich bei den entsprechenden Stellen in Ihrer Umgebung (s.a. Adressen auf S. 220).

Netzwerk zur Förderung der Idee der Geburtshäuser in Europa e.V.
c/o Gacinski
Seelingstr. 21
D-14059 Berlin
Tel./Fax: 030/326 51 92
(Di–Do 9–12 Uhr)
(Informationen über Geburtshäuser und Adressenvermittlung)

Deutschland:
Katholisches Krankenhaus
St. Josef
Probsteistr. 2
45239 Essen

Evangelisches Krankenhaus
Wertgasse 30
45468 Mülheim/Ruhr

Bethesda-Krankenhaus
Duisburg
Heerstr. 219
Postfach 10 01 65
47001 Duisburg

Vinzenz Pallotti Hospital
Vinzenz-Pallotti-Str. 20-24
51429 Bensberg
(Im Fortbildungszentrum der Elternschule am Vinzenz Pallotti Hospital werden Trainings für Fachpersonal zum Thema Wassergeburt veranstaltet.)

Universitäts-Frauenklinik
Oscar-Orth-Straße
66421 Homburg/Saar

St.-Elisabeth-Klinik
Kapuzinerstr. 4
66750 Saarlois

Städtisches Krankenhaus
Pforzheim
Kanzlerstr. 2-6
75175 Pforzheim

Kreiskrankenhaus Blaubeuren
Ulmer Str. 6
89143 Blaubeuren

Österreich:
Universitätsklinik für Frauenheilkunde
Allgemeines Krankenhaus –
Wien
Währinger Gürtel 18-20
1090 Wien

Schweiz:
Hospital Monney de District
Schanzenstr. 46
1618 Chantel-St.-Denis

Frauenspital Bern
Schanzeneggstr. 1
3000 Bern

Salemspital
Schänzlistr. 39
3013 Bern

Universitäts-Frauenklinik
Schanzenstr. 46
4031 Basel

Bürgerspital
Schöngrünstraße
4500 Solothurn

Klinik St. Anna
St.-Anna-Str. 32
6006 Luzern

Rotkreuzspital
Gloriastr. 18
8028 Zürich

Thurgauisches Kantonsspital
8501 Frauenfeld

Hebammenverbände
Bund freiberuflicher Hebammen Deutschlands e.V.
Clea Nuss-Troles
Geschäftsstelle: Am Alten Nordkanal 9
D-41748 Viersen
Tel.: 02162/35 21 49
Fax: 02162/35 85 92

Bund Deutscher Hebammen e.V.
Geschäftsstelle: Postfach 17 24
D-76006 Karlsruhe
Tel.: 0721/98 18 90
Fax: 0721/981 89 20

Österreichisches Hebammengremium
Postfach 584
A-1061 Wien
Tel./Fax: 0222/597 14 04

Schweizerischer Hebammen-Verband
Zentralsekretariat: Flurstr. 26
CH-3000 Bern 22
Tel.: 031/332 63 40
Fax: 031/332 76 19 40

Beratungsstellen für werdende und junge Eltern

Deutschland:
Mütterzentren Bundesverband e.V.
Geschäftsstelle:
Müggenkampstr. 30 a
20257 Hamburg
Tel.: 040/40 17 06 06

GfG – Gesellschaft für Geburtsvorbereitung
Bundesverband e.V.
Postfach 22 01 06
40608 Düsseldorf
Tel./Fax: 0211/25 26 07

Notmütterdienst, Familien- und Altenhilfe e.V.
Sophienstr. 28
60487 Frankfurt
Tel.: 069/77 66 11 oder 77 90 81, Fax: 069/77 90 83

Pro Familia
Deutsche Gesellschaft für Familienplanung, Sexualpädagogik und Sexualberatung e.V.
Bundesverband
Stresemannallee 3
60596 Frankfurt
Tel.: 069/63 90 02
Fax: 069/63 98 52

AIDS-Telefonberatung:
(Vorwahl der nächstgelegenen größeren Stadt)/194 11 oder 0221/899 20 (Bundeszentrale für gesundheitliche Aufklärung, Köln)

Österreich:
NANAYA
Beratungsstelle für natürliche Geburt und Leben mit Kindern
Zollergasse 37
1070 Wien
Tel.: 0222/523 17 11
Fax: 0222/523 17 64

Eltern-Kind-Zentrum
Hauptstr. 20
2340 Mödling
Tel.: 02236/252 35

Verein WEGE
Beratungsstelle für natürliche Geburt, Elternschaft und ganzheitliches Wachstum e.V.
Eva und Roman Schreuer
Rankar 12
4692 Niederthalheim
Tel.: 07676/70 17
Fax: 07676/73 65

Schweiz:
Dachverband Schweizerischer Mütterzentren
Muristr. 27
3006 Bern
Tel.: 031/351 51 41

Marie-Meierhofer-Institut für das Kind
Schulhausstr. 64
8002 Zürich
Tel.: 01/202 17 60

Schweizerischer Verein der Mütterberatungsschwestern
Seehofstr. 15
8024 Zürich
Tel. 01/251 72 44

Stillgruppen
La Leche Liga Deutschland e.V.
Postfach 65 00 96
D-81214 München

LLL–Österreich
Postfach
A-6500 Landeck

LLL–Schweiz
Postfach 197
CH-8053 Zürich

Arbeitsgemeinschaft Freier Stillgruppen (AFS)
Geschäftsstelle: Gertraudgasse 4
D-97070 Würzburg
Tel.: 0931/57 34 93

Laktationsberatung
Bund Deutscher Laktationsberaterinnen e.V.
Elke Sporleder
Delpweg 14
D-30457 Hannover
Tel./Fax: 0511/46 58 49

Verein der Still- und Laktationsberaterinnen Österreichs
Ilse Bichler
Steinfeldgasse 11
A-2511 Pfaffstätten
Tel.: 02252/465 11

Berufsverband Schweizerischer Stillberaterinnen
Vreni Marchant
Postfach 686
CH-3000 Bern 25
Tel.: 031/332 33 23

Videofilme über Wassergeburt
Water and Birth
Active Birth Centre
55 Dartmouth Park Road
GB-London NW5 1SL

Water Baby
Karil Daniels
Point of View Productions
2477 Folsom Street
San Francisco, CA 94110
U.S.A.

Kinder kriegen
Geburtshaus Nußdorf
Heiligenstädter Str. 217
A-1190 Wien

Wasserbecken
Theo Kleinheyer
Hardenbergstr. 28
D-41236 Mönchengladbach
Tel.: 02166/489 35

Herbert Rehle-Reich
An der Bundesstr. 3
D-87509 Immenstadt
Tel.: 08323/522 44

Aqua Birth Pools
Kastanienweg 3
CH-6353 Weggis
Tel.: 041/390 02 02

Firma Apal et Sunset
Rue de la Fontaine 25
B-4670 Blegny
(Hersteller von Geburtsbecken mit Tür, externem Heizsystem und CTG-Ableitung im Bekkenkorpus)

Klinikbedarf
Firma Lehnecke
Postfach 13 03
D-26412 Schortens
Tel.: 94461/840 56
(lange Handschuhe bis zur Schulter)

Kranzbühler GmbH
GE-Ultraschall
Beethovenstr. 239
D-42655 Solingen
Tel.: 0212/280 20
(wasserdichtes CTG, Telemetriesysteme)

Semperit Technische Produkte GmbH
Rosendahlerstr. 37-39
D-58285 Gevelsberg
Tel.: 023/327 00 90
(gynäkologische Latexhandschuhe)

Hewlett Packart
Schickardstr. 4
D-71034 Böblingen
Tel.: 07031/140
Fax: 07031/14 44 77
(wasserdichtes Ultraschallgerät, fetale Telemetrieeinheit)

Naturheilkunde
Institute für Bach-Blütentherapie Forschung und Lehre,
Mechthild Scheffer:

Dr. Edward Bach Centre
German Office
Lippmannstr. 57
D-22769 Hamburg
Tel.: 040/43 25 77 10
Fax: 040/43 52 53

Dr. Edward Bach Centre
Austrian Office
Seidengasse 32/1
A-1070 Wien
Tel.: 0222/52 65 65 10
Fax: 0222/526 56 51 15

Dr. Edward Bach Centre
Swiss Office
Mainaustr. 15
CH-8034 Zürich
Tel.: 01/382 33 14
Fax: 01/382 33 19

Firma La Florina
Lanzenhainer Str. 5
D-36369 Lautertal
Tel.: 06643/85 05
Fax: 06643/73 66
(Ätherische Öle, Massageöle etc.)

Literatur

Wasser bei der Geburt und in der Zeit danach
- Balaskas, Janet, *Aktive Geburt. Ein praktischer Ratgeber für junge Eltern*, Kösel, 1993
- Enning, Cornelia, *Erlebnis Wassergeburt. Ratgeber für Eltern und Geburtshelfer*, vgs, 1995
- Odent, Michel, *Erfahrungen mit der sanften Geburt*, Kösel, 1986
- Odent, Michel/Johnson, Jessica, *Wir alle sind Kinder des Wassers*, Kösel, 1994
- Sidenbladh, Erik, *Wasserbabies. Geburt und Entwicklung in unserem Urelement*, Synthesis Verlag, 1983

Allgemein
- Balaskas, Janet, *Massage und Gymnastik für Schwangere. Die natürliche Vorbereitung auf die Geburt. Massage, Ernährung, Yoga und Gymnastik*, Mosaik, 1996
- Balaskas, Janet, *Väter begleiten die Aktive Geburt. Gemeinsam Schwangerschaft und Geburt erleben*, Kösel, 1994
- Balaskas, Janet, *Yoga für Schwangere* (Übungsprogramm mit zwei Tonkassetten), Kösel, [2]1996
- Balaskas, Janet, *Yoga für werdende Mütter*, Kösel, 1995
- Balaskas, Janet/Gordon, Yehudi, *Mein Baby und ich. Schwangerschaft, Geburt und die ersten Wochen*, Trias, 1994
- Blume, Angelika/Bopp, Annette (Hg.), *Das erste Jahr. Das umfassende Handbuch für die junge Familie*, Kösel, 1993
- Chamberlain, David, *Woran Babys sich erinnern. Die Anfänge unseres Bewußtseins im Mutterleib*, Kösel, [3]1994
- Charlish, Anne, *Gesund und entspannt in der Schwangerschaft. Sanfte Heilmethoden*, Kösel, 1995
- Fischer-Rizzi, Susanne, *Himmlische Düfte. Aromatherapie: Anwendung wohlriechender Pflanzenessenzen und ihre Wirkung auf Körper und Seele*, Hugendubel, 1994
- Kitzinger, Sheila, *Geburt ist Frauensache. Leitfaden für eine selbstbestimmte Geburt*, Kösel, 1993
- Kitzinger, Sheila, *Hausgeburt. Ein Ratgeber für werdende Eltern*, Kösel, 1994
- Kitzinger, Sheila, *Schwangerschaft und Geburt. Das umfassende Handbuch für junge Eltern*, Kösel, [8]1995
- Kitzinger, Sheila, *Wenn mein Baby weint. Praktische Hilfen und Informationen für Eltern*, Kösel, [3]1993
- Leboyer, Frédérick, *Geburt mit Leboyer. I Geburt* (Video), Kösel, 1987
- Leboyer, Frédérick, *Geburt mit Leboyer. II Sanfte Hände* (Video), Kösel, 1987
- Leboyer, Frédérick, *Geburt mit Leboyer. III Wellen des Lebens* (Video), Kösel, 1987
- Leboyer, Frédérick, *Sanfte Hände. Die traditionelle Kunst der indischen Baby-Massage*, Kösel, [15]1996
- Lothrop, Hannah, *Das Stillbuch*, Kösel, [21]1996
- Montague, Ashley, *Körperkontakt. Die Bedeutung der Haut für die Entwicklung des Menschen*, Klett-Cotta, [8]1995
- Odent, Michel, *Die sanfte Geburt*, Bastei-Lübbe, 1990
- Peterson, Gayle, *9 Monate... und viele Fragen. Wie ich mich emotional auf die Geburt vorbereite*, Kösel, 1995
- Scheffer, Mechthild, *Bach-Blütentherapie. Theorie und Praxis*, Hugendubel, [24]1995
- Sichtermann, Barbara, *Leben mit einem Neugeborenen. Ein Buch über das erste halbe Jahr*, Fischer, [18]1995
- Solter, Aletha, *Warum Babys weinen. Die Gefühle von Kleinkindern*, Kösel, [7]1996
- Stukane, Eileen, *Träume in der Schwangerschaft. Eine Hilfe für werdende Eltern, sich selbst und ihr Baby besser zu verstehen*, Kösel, 1996
- Tomatis, Alfred, *Klangwelt Mutterleib. Die Anfänge der Kommunikation zwischen Mutter und Kind*, Kösel, [2]1996
- Walker, Peter, *Das entspannte Baby. Mehr Wohlbefinden für Ihr Kind durch Massage und Gymnastik*, Kösel, [2]1993
- Walker, Peter, *Babymassage. Körperliches und seelisches Wohlbefinden für Ihr Baby*, Mosaik, 1996

Register

Kursiv gedruckte Zahlen verweisen auf Abbildungen oder Fotos.

A
Active Birth Centre 10, 36
aktive Geburt und Schwerkraft 38 ff.
Ängste
○ Auseinandersetzung damit 58 ff.
○ vor dem Wasser 175
Aquasphäre 30 f.
Atemmeditation 55 f.
aufrechte Haltungen und Schwerkraft 39 f.
Auftrieb im Wasser 38 ff.

B
Baby
○ am Geburtstermin 102, *106*
○ Baden mit dem Baby 169 ff.
○ Durchtrennen der Nabelschnur 142
○ Durchtreten des Köpfchens *115, 138*
○ Empfang durch Hebamme und Vater *154*
○ erster Kontakt der Eltern *155*
○ Geburt im Wasser *106, 190*, 199 f.
○ Geburt mit einer Wehe *139*
○ Infektionsrisiko 198 ff.
○ Massage 176 ff., *176*
 Brust und Bauch 177 ff., *178 f.*
 Rücken 179 f., *179 f.*
○ nach der Geburt *141 f., 153*, 161 ff.
○ Schreien *166* f.
○ Schwimmen
 Besuche im Schwimmbad 183, 186 ff., *186 f.*
 erste Erfahrungen 180 ff.
 Regeln der Vorsicht 182 f.
 Schwimmstunden in der Badewanne 181 f., 184 f.
○ Stillen
 erstes Stillen *137*
 Haltungen *163*, 163

 im Wasser *164*, 173
 Mahlzeiten 160 ff.
○ Übergabe an die Mutter im Wasser *155*
○ Überwachung der Herztöne 197
○ ungeplante Wassergeburt in der Badewanne zu Hause *190*
○ vor Beginn der Wehen 103 f.
○ während Wehen und Geburt 61 f., 144 ff.
○ Wasser einatmen 201
○ Wasser nach der Geburt *167* f.
○ willkommen heißen 134 ff., 151
Bedeutung von Wasser im Leben 29 ff.
Bequemlichkeit und Beweglichkeit 45
Bewußtseinsveränderung im Wasser 46
Blutdruck, im Wasser sinkender 46
Blutungen 201

C
Cetaceen, *siehe Wassersäuger*
Chinesische Medizin 32, 55

D
Delphine und Schwangerschaft 25 ff.
Druck im Bauch, Verringerung von 45
Duftöle fürs Badewasser 49 ff.

E
Eintauchen ins Wasser, Wirkungen bei Wehen und Geburt 36 ff.
Energie
○ bewahren 46
○ freigesetzt durch Schreien beim Gebären *137*
○ während der Wehen 112 f.
entspannende Wasser-Visualisierungen 55
Entspannung und Meditation im Bad 54

F
Fortpflanzungsverhalten und Säugetierinstinkte 22 ff.

G
Geburt ohne Gewalt, 18 f.
Gefühle in der Schwangerschaft 58 ff.
Gegenanzeigen bei Benutzung eines Wasserbeckens 204 ff.
○ Austreibungsphase 205
○ Eröffnungsphase 204 f.
○ nach der Geburt 206
○ Nachgeburtsphase 206
Geschichte der Wasseranwendung bei der Geburt 18 ff.
gestörter Wehenverlauf/Beschleunigung der Geburt durch Wasser 46

H
Hebamme
○ Infektionsrisiko 203
○ Positionen bei Wassergeburten 210
○ Rückenprobleme 206 ff.
○ Übungen zur Rückenkräftigung 207 ff.
Hilfsmittel für die Wassergeburt 195
Hormone, schmerzlindernde 44 f.

I
Infektionsrisiko 202 f.
Installation des Wasserbeckens, *siehe Wasserbecken*

K
Kliniken mit Wasserbecken 219
Körper, Wassergehalt im 29 f.

L
Leboyer, Frédérick 18 f.
liegende Positionen und Schwerkraft 39 f.

M
Massage, *siehe auch Baby*
○ nach dem Baden 53
○ unter Wasser 53
Meditation über den Atem 55 f.
meditative Kräfte des Wassers 54 ff.

N
nach der Geburt 158 ff.
○ Baby nach der Geburt, *siehe Baby*
○ die ersten drei Monate 159 f.
○ eigene Bedürfnisse erfüllen 160 f.

O
Odent, Michel 11 ff., 19 f., 26, 28, 47 f.

P
Pithiviers, Entbindungsstation an der Klinik von 13, 19
Privatsphäre 119

R
rituelle Anwendung von Wasser bei Geburten 34 f.
Ruhe, innere 57 f.

S
Säugetierinstinkte und Fortpflanzungsverhalten 20 ff.
Schmerz 110 f.
○ Linderung im Wasser 43 f.
○ Schmerzdämpfungstheorie 42 ff., *43*
○ schmerzlindernde Hormone 44 f.
○ Ursachen bei den Wehen 41 f.
○ Wahrnehmung 42 ff.
○ warmes Wasser bei starken Wehen zur Linderung *136*
Schmerzdämpfungstheorie 42 ff., *43*
Schwangerschaft, Wehen und Geburt 99 ff.
○ Abhören der kindlichen Herztöne unter Wasser 115
○ Anwendung von Wasser 49 ff.
○ Aufstehen beim Durchtreten des Köpfchens *138*
 nach den Wehen im Wasser *154*
○ Austreibungsphase, durch Wasser erleichtert 47

- Baby, *siehe Baby*
- Delphine 25 ff.
- Ende der Schwangerschaft 104 f.
- Entspannung
  in Seitenlage *121*
  nach der Geburt *118*
- erste Kontakte mit dem Baby 135, *155 f.*
- Geburt 127 ff.
  Becken verlassen 132 ff.
  Durchtrennen der Nabelschnur *142*
  Durchtreten des Köpfchens, Geburt unter Wasser 131 f.
  Empfindungen 128 ff.
  Erholung und Ausruhen danach 143 f.
  erschwerte Geburt der Schulter 201
  Geburt der Plazenta im Wasserbecken *118*
  Haltungen, die die Schwerkraft nutzen *133*
  Hebamme und Vater empfangen das Baby 154
  Körperausscheidungen 201 f.
  Moment danach *141 f., 153*
  Nutzung von Wasser 131
  ungeplante Geburt in der Badewanne zu Hause *190*
  unter Wasser 116 f., 199 f.
- Gefühle 58 ff.
- gestörter Wehenverlauf, Erleichterung durch Wasser 46
- Hocken während der Wehen
  mit dem Partner im Becken *122*
  unter Wasser *121*
  zurückgelehnt gegen den Beckenrand *123*
- Hockpositionen
  Aufstehen für die Geburt *130*
  Festhalten am Beckenrand *129*
  gestützte hängende Hocke *133*
  gestützte stehende Hocke 128, *133*

mit dem Partner außerhalb des Beckens *130*
Hocke mit dem Partner im Becken *128*
Partner-Hocke *133*
- Mutter
  im Wasser kniend, wenn das Baby ihr gereicht wird *155*
  und Baby nach der Geburt *113*
- Nachgeburtsphase, durch Wasser erleichtert 47 f.
- Phasen 105 ff.
- Planen einer Wassergeburt 100 f.
- Schmerz, *siehe Schmerz*
- Treiben im Wasser
  Ausruhen zwischen den Wehen *114*
  bei der Geburt des Babys *131*
  Herumdrehen, Kopf unter Wasser *122*
  in Seitenlage *121*
  mit gesenktem Kopf *136*
- Ursachen von Schmerz 41 f.
- Vater, *siehe Vater*
- vorgebeugt knien und sich am Beckenrand festhalten *121*
- Vorwehen 107 f.
- Wehen 108 ff.
  Atmen 119 f.
  Bewegungen und Haltungen 120 ff., *121 f.*
  Gefühle dabei 110
  Ende der Wehen 125 ff.
  Energie währenddessen 112 f.
  ins Becken steigen 124 f.
  Nutzen von Wasser 120 f.
  Schmerz erleben 110 ff.
  ungestörte Privatsphäre 119
  Schwerkraft
- aktive Geburt 38 ff.
- aufrechte Haltungen 39 f.
- Auftrieb 38 ff., *38*
- Auswirkung bei halb liegenden Positionen 39 f.
  Schwimmen
- Babyschwimmen, *siehe Baby*

- in der Schwangerschaft 62
Stillen, *siehe Baby*
Sturzgefahr 204
symbolische Bedeutung von Wasser 31 ff.
T
Tscharkowskij, Igor 14, 18, 25 f., 167 f.
U
Übungen für die Hebamme, *siehe Hebamme*
Übungen im Wasser 62 ff.
- nützliche Tips 66 ff.
- Sicherheit 66
- Vorzüge 63 ff.
  Atmung 66
  Beweglichkeit 64
  Haltung 65
  kardio-respiratorisch 63 f.
  körperliche Erscheinung 66
  Körperzusammensetzung 64 f.
  Kraft und Ausdauer 64
  Schlaf, Entspannung, Energie 65
  Schwangerschaftsbeschwerden 65
  Sexualität 66
Übungsprogramm 68 ff.
- Atemkreis 71 ff., *71 f.*
- Bauchmuskeln kräftigen 91 ff., *92 f.*
- Beckenbodenübungen 95 ff., *96*
- Beckenkreisen 81 ff., *82*
- Bein- und Knöchelkreisen 80 ff., *80*
- Beine heben und schwingen 77 ff.
- Beine spreizen 87 f., *88*
- Beinübungen 77 ff.
- Dehnung der Oberschenkel 83 f., *83 f.*
- Drehung der Wirbelsäule 86 f., *86 f.*
- Flügelschlag 73 f., *73 f.*
- halber Schulterstand 97 f., *98*
- Hocke im Wasser 89 f., *90*
- Partner-Hocke 90 f., *91*
- Schneidersitz im Wasser 88 f., *89*
- seitliche Dehnung 75 ff., *75 f.*

- tiefe Bauchatmung 68 ff., 68
- Wasserbaum 84 ff., *84 f.*
Unterwassermassage 53
V
Vater
- Gefühle 60
- Rolle bei der Geburt und danach 149 ff.
Verletzungsrisiko 204
Visualisierung, entspannende 55
W
Wasserbecken
- Benutzung 196 ff.
  Dammschutz und Risse 198 f.
  Geburt im Wasser 199 f.
  Infektionsrisiko 202 f.
  Sicht und Zugang 198
  Überwachung der kindlichen Herztöne 197
  Untersuchungen 197 f.
- Einsteigen 37 f.
- Gegenanzeigen, *siehe Gegenanzeigen*
- Hilfsmittel für die Wassergeburt 195
- Installation eines transportablen Beckens 216 ff.
  Füllen 216 f.
  Fußboden 216
  Heizung 218
  Leeren 218
- Installation in der Klinik 192 ff.
  Beleuchtung 193 f.
  Geburtsraum 193
  Größe und Form 194 f.
  Sterilität 193
- Installation zu Hause 190 ff.
  Größe und Form 191
  Kriterien zur Auswahl 191
  richtiger Platz 191 f.
  Wasserheizung und Pumpsysteme 191 f.
- Kliniken mit Wasserbecken 219
- Temperatur 195 f.
Wasserembolie 203 f.
Wassersäuger 22 ff.
Wehen, *siehe Schwangerschaft, Wehen und Geburt*